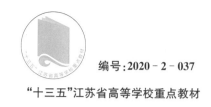

编号:2020－2－037

"十三五"江苏省高等学校重点教材

口腔医学人文教育新探

主　编　孙卫斌　王　磊

U0380277

东南大学出版社

SOUTHEAST UNIVERSITY PRESS

·南京·

图书在版编目(CIP)数据

口腔医学人文教育新探/ 孙卫斌,王磊主编. — 南京:
东南大学出版社,2020.12

口腔住院医师规培与专业硕士双向接轨培养教材

ISBN 978 - 7 - 5641 - 9254 - 9

Ⅰ. ①口… Ⅱ. ①孙… ②王… Ⅲ. ①口腔科学-医
学教育-人文素质教育-职业培训-教材 Ⅳ. ①R78

中国版本图书馆 CIP 数据核字(2020)第 240208 号

口腔医学人文教育新探

Kouqiang Yixue Renwen Jiaoyu Xintan

主 编	孙卫斌 王 磊
出版发行	东南大学出版社
出 版 人	江建中
社 址	南京市四牌楼 2 号
邮 编	210096
责任编辑	陈潇潇

经 销	新华书店
印 刷	南京工大印务有限公司
开 本	787 mm×1092 mm 1/16
印 张	15
字 数	370 千字
版 次	2020 年 12 月第 1 版
印 次	2020 年 12 月第 1 次印刷
书 号	ISBN 978 - 7 - 5641 - 9254 - 9
定 价	66.00 元

* 本社图书若有印装质量问题,请直接与营销部联系,电话:025 - 83791830

序

2014年，教育部等六部门下发《关于医教协同深化临床医学人才培养改革的意见》（教研〔2014〕2号），2017年国务院办公厅下达了《关于深化医教协同进一步推进医学教育改革与发展的意见》（国办发〔2017〕63号），其核心思想就是加快构建以"5+3"（5年临床医学本科教育+3年住院医师规范化培训或3年临床医学硕士专业学位研究生教育）为主体的临床医学人才培养体系。实现医学专业学位与住院医师规培双向接轨不仅是国家"医教协同"大政方针的要求，事实上也是满足临床医学人才队伍建设的迫切需要。

改革开放以来，我国高等医学教育事业有了长足的发展，医学研究生培养已经具备了相当的规模，培养质量也得到了跨越式的提高。但毋庸讳言，医学研究生培养中高分低能的问题突出，尤其是许多专业学位研究生偏向于基础科学研究，以完成导师承担的自然科学研究基金项目为任务，临床专业培训不足的现象比较普遍。但另一方面，医学面临的是人体疾病这个自然界最复杂的问题，从事临床医学从本质上必须具备科学研究能力，临床医师培养不仅需要临床实践，更需要系统的理论教育和科学研究能力培养。"住院医师规范化培训"在我国已经推行了二十多年，但目前面临的最迫切的问题仍然是"规范化"，也就是说事实上目前还没有形成成熟的培养"规范"。如果不把培养规范首先建立起来，"规培"面临的最大问题就是单纯的技能化和事务化，青年医师规培实际上就流于形式。

国家医教协同医学人才培养改革正是要解决这两个偏向问题。因此，医学专业学位教育与住院医师规培双向接轨的目标就是从制度上推动医学专业研究生必须坚守临床岗位，以临床患者为科学研究主要目标，而住院医师规培必须涵盖系统的理论教育和相应的科研训练。这不仅是医学人才建设的重大举措,而且将会对转化医学产生直接的推动作用。

"口腔住院医师规培与专业硕士双向接轨培养教材"为国家推行医教协同医学人才培养改革后,第一个完整体现口腔医学专业硕士与住院医师规培双向接轨培养的指导性系列教材。该教材包含了以医学人文、案例分析、模拟训练代表的口腔专业学位特色课程教材、以规范化临床训练为目标的操作与考核指导教材和以临床合理诊疗为中心的临床科研教材等三部分,贯穿了双向接轨培养的基础教育、专业教育和临床实践教育三个阶段。该教材体现了国家卓越医生培养的核心思想,同时侧重口腔医学职业素养和专业能力教育,并融合了南京大学人文和自然并重、基础与创新齐发的教育传统,在口腔医学高等院校双向接轨培养高层次优秀口腔医学人才方面有极好的指导意义。

南京大学副校长、医学院院长

张峻峰

2019 年 9 月 20 日

医学人文在我国医学文化的历史长河中源远流长,从医学在中国这片土地上诞生伊始,人文精神、人文关怀就流淌其中。从现代医学的角度去审视,"有时去治愈,经常去帮助,总是去抚慰"就体现了现代人对医学人文的重视,而未来的发展趋势也将更加倡导有温度的医学,在治疗疾病的同时更多关注患者的参与、选择和感受,这就要求我们医者,要将更多的人文精神、人文关怀、人文素养融入我们的诊疗行为中,让患者感受到温馨的医疗服务带来的安全感、获得感和幸福感。

口腔医学是医学的一个重要分支,既有医学的普遍规律,又有口腔医学的自身特点。随着我国社会经济的发展,口腔医学已成为发展迅速、人群需求量巨大的学科。口腔医学也由于其自身特性,更需要我们口腔医生具有很高的人文素养。晋代杨泉《物理论》指出:"夫医者,非仁爱之士不可托也。"被誉为现代医学之父的威廉·奥勒斯认为,医学教育的过程时刻离不开人文教育。但长期以来,医学院和医学生过于把精力放在专业技能的学习上,而偏废了人文精神的培养。当我们的医学生真正走向临床岗位后才发现,人文素养的缺失,就如同在黑夜里行船,稍不留神就会撞上暗礁。

目前,我国口腔医学人文教育虽有发展,但总体上还十分薄弱,课程体系尚未形成,也缺乏专业性口腔医学人文教材。现有的医学人文专著对口腔医学的阐述显得内容碎片化、理论体现薄弱、操作性不强;多数口腔医学院校的人文课程内容比较单一、师资力量不足、科研成果较少,学科建设水平与其承担的责任相距甚远,亟需加快发展,构建与临床"紧密结合、注重互动"的教育教学模式以大力推动口腔医学教育事业前进。

基于这个理念,我们拟以口腔医学为主线,依据医学人文学的基本思路从医学史、伦理道德、法律法规、卫生经济和文学艺术教育等5个方面初步构建口腔医学人文学的基本内涵,力求把医学生的人文视角拉宽,把人文思维拓宽,把说教变成讲授,让读者不再被动接受,而是在潜移默化中主动与口腔医学产生文化交流,引发情感共鸣。而扫描二维码还可看到作者的授课视频,科技让人文教育更流畅,也是新探索。

本书编写者均为南京大学口腔医学院教师。他们中有口腔医学专家,也有长期从事医学人文教学和思政教育的管理工作者,更多的是在口腔医学管理岗位的医政和公卫学科青年教师。本书既是作者团队多年的知识积累,也是从事临床、教学及学生管理工作的思考。他们付出的努力和心血都凝聚在这部书中,力求能让读者感受到口腔医学人文的方方面面,打破学科的壁垒,从多学科走向跨学科,多视角、多维度、多方位去观察、思考、解决口腔临床工作中出现的问题。

说到底,口腔医学是人学,其应用的是科学方法,而最终目的是为了社会,是以人为本,是以全面培养人为己任。因此,口腔医学教育必须格外关注学生的人文教育与熏陶。只有医者有温度,口腔医学才会更加有温暖。愿此书成为引玉的"板砖",让人文这块碧玉绽放出更加美丽的光彩!

也许我们可以说口腔医学人文学是年轻的学科,需要各方学者去探索和努力。我们是这支队伍中积极的参与者。人文学科范围甚广,要求甚高,实非我们的学识所能驾驭,这也常使我们在编写过程中辗转反侧、忐忑不安。但终究展现是求教的最佳途径,故请各位专家、前辈、教师、读者对书中的错误不吝赐教,以备改进。终究,大家的目的是一致的,都是为了促进口腔医学教育事业的健康发展。

孙卫斌　王　磊

2019 秋于金陵

目录

卫 生 经 济

人 文 教 育

口腔医学人文教育新探
视频资源

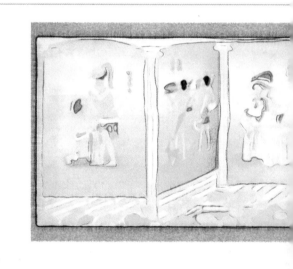

口腔医学简史

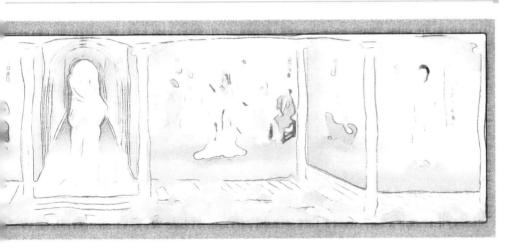

口腔医学史
视频资源

走过的路就是历史 01
第一章

一部医学史就是人类与大自然交互的历史,就是人类认识自然、适应自然、改造自然的历史。医学是以健康为终极目标,健康就是人类追求文明进步的象征。医学史是描述医学发展的历史,展现了医学进程发展规律的一门学科。医学是一门自然科学,它反映了社会、政治、经济、哲学、科学和其他文化的关系。同时,医学也是社会科学,它与人类社会发展规律和趋势息息相关。医学是一门人文科学,它的存在离不开人和人之间的关系。一部医学史也是人类人文精神形成和发展的历史,是人类优秀医学文化的积淀和凝聚。

口腔医学是医学的重要组成部分。口腔医学的发展水平和一个国家人民对口腔健康的重视程度是衡量人类文明社会进步程度的指标之一。作为拥有近 300 年发展历史的独立学科,口腔医学的发展为医学发展做出了巨大的贡献,是医学史中不可或缺的存在。

本章节主要探讨医学史和口腔医学史的关系、介绍医学模式的历史变迁、新的医学模式下的口腔医学模式。

第一节　医学史和口腔医学史

一、医学史概述

人类自群居以来,就一直与"疾病"进行抗争,医学也孕育而生。医学是医术又高于医术,是用于治病救人的知识、理论和实践有机结合的一个专门的知识体系。

史前孕产妇生产死亡率高,婴儿成活率低,肠胃病、寄生虫病等多种疾病及天灾人祸,导致人的寿命一般比较短。从远古时代起,人们就一直在寻找治愈疾病、解除病痛的方法。那时候的人们缺乏科学知识,倾向于相信巫术和巫医。"巫师"组织巫教活动,也为人们医治疾病。

美索不达米亚和古埃及的医学文献、传说中记载了古巴比伦和古埃及的巫医所尝试医治的疾病,包括癫痫、坏血病、支气管炎和皮肤病等等。当时,一些内服药和外用药已经被广泛应用。古巴比伦的文献记载中常常提到进行的一些小手术,甚至还有对剖腹产手术的尝试;埃及医生因善用药物而闻名。由考古学家发现的古埃及纸草文《埃德温史密斯外科纸草书》中记载了48个外科病例,还有记载火棍疗法、冷敷疗法、外科手术、药物治疗等治疗方法。古埃及时代已有麻醉术和绷带使用的相关记载。通过制作木乃伊,对人体解剖技术、切割技术、缝合包扎技术等皆有提升。

到了古希腊时期,宗教治疗曾是盛行一时的治疗方法,尤其在治疗慢性病的过程中得以体现。那时医生所用的医术主要以饮食疗法为主,致力于调整整个生活方式,药物也得以广泛应用。《荷马史诗》中记载了瘟疫、战伤、眼病、妊娠病、精神催眠法、止痛止血法等天灾人祸、疾病伤害和医痛治病的经验,反映出古希腊人已具有一定的医药知识。

公元前4世纪末期,解剖知识进一步发展。公元200—600年间,在亚历山大城及许多地方,医学科学已经建立,盖伦和希波克拉底著作的真本享有特殊的教学地位。古希腊《希波克拉底文集》中的"论古代医学"是西方医学史中较早的文献。该文集的内容包括解剖生理、内科、外科、妇产科、儿科、药剂、誓词等。希波克拉底被称为"医学之父",他不仅对临床医学作出许多贡献,还提倡医学人文素养和医师的道德修养。他的《誓词》沿用了2000多年,非常具有代表性。

中世纪初,随着西罗马帝国的崩溃,持续不断的战争、疾病、饥饿给社会和人民造成的灾难,使人们心理上产生了恐慌,这也对医学发展产生了负面影响。392年,被罗马定为国教的基督教获得了人们的信任,认为疾病是神的旨意,而治疗手段也变成祈祷、涂圣油等信仰疗法。宗教的兴盛、教皇至高无上的地位和教会的保守主义,都不利于科学的繁荣和医学的发展。

15世纪初,随着欧洲进入文艺复兴时期,宗教势力影响减弱,人体解剖学进一步发展。在这一时期,解剖技术已十分普及并且合法化,尸体解剖开辟了细致观察骨骼结构、血管系统、神经系统等新天地。"提问精神"和实验手段的重视得到了提倡和鼓励,医学研究也得到了突破性的发展。

到了17世纪,新兴阶级为了推动工商业的发展,积极支持科学技术的发展。天文学等自然科学的突破,培根、笛卡儿等哲学家的唯物主义观念的倡导,都间接促进了医学的发展。生理学、解剖学、比较解剖学、组织学等学科领域出现了很多重要发现,这些都奠定了现代医学的基础。连续不断的新技术——显微镜、听诊器、血压计、体温计等装置,以X射线开始的各种影像技术的应用,促使医学以全新的方式和模式来思考健康、治愈疾病。

20世纪以来,随着自然科学的进步,医学也得以进一步发展。在基础医学方面,成就最突出的是基本理论的发展,它有力地推进了临床医学和预防医学的发展。治疗和预防疾病的方法和手段也愈发有效。

医学史是人类智慧宝库中的精神财富。世界各地有专门的医学史研究机构、医学史博物馆、医学史学会等组织,致力于保留、挖掘、研究这些宝贵的人类文明。1929年,美国约翰·霍普金斯大学就得到了洛克菲勒基金会的资助,开办了医学史研究所。1951年,我国最早的医学史研究机构是由中央卫生研究院中国医药研究所建立的医史研究室。另外,在1938年,中华医学会上海医史分会创办了我国最早的医学史博物馆。不论是西方还是东方,对医学史的记载、研究、着迷是始终不变的,医学史的知识、精神、内涵一直延续至今。

二、医学发展对口腔医学的影响

口腔医学史是一门联系社会、政治、经济、哲学、科学和文化等多方面的关系来研究口腔医学发展规律和进程的科学。医学的发展对口腔医学的发展有着深远影响,使得口腔医学从牙匠时代,到牙医从外科独立出来,到超越仅仅牙齿本身疾病的范畴,经过不断地观察、思考、实践,不断改进和突破,而达到建立在生物科学、理工学、医学等基础上的现代口腔医学时代。

在早期的巫医时代,牙医仅仅是具有医治牙病技艺的人,也称为牙匠。在这个时期,鲜有医学专家对口腔疾病给予关注,通常牙病治疗是由理发师和一些非医学人士完成。到了16世纪,解剖学、微生物学及其他医学领域等实现了不少突破,进而对牙病治疗、牙科发展产生了积极的影响,为其科学化和专业化提供了坚实的基础。牙医之父皮尔·福查德1728年出版的《外科—牙医学》中详细描述了牙齿的解剖、生理、胚胎、口腔病理和临床病例。他创立了一个新的独立职业,独立于外科之外,称之为牙外科医师。也标志着牙科学作为独立学科的建立。另外,显微镜的发明让人类发现定植在牙面上的细菌甚至"比整个国家的人还多",科学技术的进步和持续不断的新发明,让牙外科的治疗取得发展。近代牙医学由此展开,朝着牙医学发展。

自从1840年美国巴尔的摩成立了世界上第一家牙科学院之后,世界各地纷纷效仿。中国于1917年成立了华西协合大学牙学院,从此培养出一代又一代的专业牙科医生,牙科医学得以快速发展。牙医学的解剖、生理、病理,以及诊断和治疗方法、使用的器材与医学领域的知识存在很大的不同,这就为牙医学自成独立体系并且迅速发展创造了有利条件。到了20世纪中叶,高分子材料、超速涡轮钻机的广泛使用,以及全景X线影像的推广,使得牙医学进入飞速发展时期。这是因为牙医学与其他医学学科不同的地方在于除了具备生物科学的基础之外,还需要具备理工学基础。牙医学的发展更多依赖于科技进步,如器械、设备、材料的进步,这也是这个时期牙医学发展飞速的原因之一。

牙医学已经成为一个独立的专业并受到了社会和医学界的认可。从18世纪20年代开始,医学的发展更加深刻地影响着牙医学的发展。牙医学的发展超越了仅仅治疗牙齿本身疾病的范畴,开始向咀嚼器官、口颌系统、口腔器官神经、心理健康、唾液、口腔黏膜疾病等领域延伸。这些都需要医学、生物学的研究成果作为支撑,牙医学也自然向着口腔医学发展。同时,20 世纪中叶,苏联及中国等一些国家将牙医学系正式命名为口腔系,中国也逐渐形成自己特有的口腔医学。

第二节　医学模式的历史变迁与口腔医学模式

一、医学模式的历史变迁

医学模式是人们长久以来追求健康、战胜疾病的经验总结,包括思维方式、医学实践、医学观念、疾病处理方法等内涵。医学模式不是固定不变的,随着历史的推进、科学技术的发展、人们观念的改变,医学模式也随之而改变。

医学模式与不同时期的历史文化背景有着紧密联系,学术界比较公认的医学模式变迁是:神灵主义医学模式(spiritualism medical model)、自然哲学医学模式(nature philosophical medical model)、机械论医学模式(mechanistic medical model)、生物医学模式(biomedical model)、生物—心理—社会医学模式(bio-psycho-social medical model)。

值得提出的是,在中世纪时期,医学模式的发展出现了一次倒退。由于西罗马帝国走向灭亡,掌握古代医学学术的传统行医者逐渐减少,医学的发展受到了影响。另一方面,接连不断的战乱、病痛、饥荒等天灾人祸进一步摧残着人们的身心健康,心理上的恐慌、肉体上的痛苦,加剧了人们对宗教神学的依赖。迷信风气再一次滋长,神秘主义、魔幻医学又一次抬头,信心和信仰疗法等神灵主义医学模式又成为主流,希腊罗马医学的核心价值和精神——以科学态度和自然哲学的方法对自然、人、生命和疾病的探索遭到摒弃,医学模式的进程蒙上了灰色的面纱。

(一)神灵主义医学模式(spiritualism medical model)

从远古时期开始,人们对生老病死的概念存在一定局限性,当时的人们认为人类疾病与健康是天神的惩罚与恩赐。因此,去除疾病的方法有占卜、祈祷、祭祀等神秘主义方式。将治愈疾病依赖于驱除瘟神的想法,是一种唯心主义观点。不论是"医"的异体字"毉",还是中国古文献中记载的部落医者,皆反映了巫医存在的深刻痕迹。又如,公元前650 年的巴比伦医学文献中,把癫痫的症状描述和原因解释成"魔鬼附体",他们相信疾病是上帝或神灵的旨意。巴比伦文献中记录了大量的用咒语和宗教仪式来治病的过程。古希腊时期,宗教治疗是盛行一时的治疗手段,这种治疗方法廉价且易于人们接受。

再看公元 5—15 世纪,正值基督教的宗教思想占领统治地位。因此,医学也受宗教神学自然观影响,形成神灵主义医学模式。在西罗马帝国走向崩溃,人们生活陷于水深火热的时候,宗教的救赎观和人道主义关爱的光芒,驱散了人们心中的阴霾,捕获了人们的信任。基督教认为,医师救治患者,是干涉神的意志。人们生病是因为有罪,当时得到官方认可的治疗方法有信心疗法、护身符和驱魔仪式,还有祈祷、行按手礼、涂圣油、朝圣等。

(二)自然哲学医学模式(nature philosophical medical model)

奴隶制社会之后,经过时间的积累、对医学方法的总结和对自然认识的加深,人们对疾病和健康的理解进一步加深,开始借助自然界的现象和物质来解释疾病,产生了朴素辩证整体医学观,主张人与自然合二为一,形成了自然哲学医学模式。古希腊时期,自然哲学十分发达。泰勒斯认为万物来源于水。阿那克西美尼认为气是万物之源,推演出水、土、火、气四元素说。赫拉克利特认为火是世界的本源。古希腊的这些自然哲学思想也被引入到医学模式上,并逐渐总结成具有代表性的四大流派。一是克罗顿医学学派,代表人物是阿尔克迈翁,他提出同律思想,即人体中所有物质是和谐的,健康是种和谐的状态,而疾病是和谐被破坏的结果。二是西西里亚医学学派,创始人是恩培多克勒。该学派主张人体由四种元素构成,而灵气是生命的基础。三是尼多斯医学学派。该学派注重对疾病的分类和精确描述。四是科斯医学学派,代表人物是古希腊医学最高成就的名医希波克拉底。他提出四体液病理学说,把人体分成多血质、黏液质、胆汁质和忧郁质。

再看古代中国的阴阳五行疗法,它是中国古代唯物哲学朴素的自发的辩证法思想,有先天阴阳五行与后天阴阳五行之分,它认为世界是在阴阳二气作用的推动下孪生、发展和变化;并认为金、木、水、火、土五种最基本的条件是构成世界不可缺少的属性。这五种特性相互资生、相互制约,处于不断的运动变化之中。中国古代的阴阳五行学说中金、木、水、火、土五种元素相生相克,并且对应人体的脏腑器官,通过有机和谐控制达到身心平衡。

(三)机械论医学模式(mechanistic medical model)

1543 年,哥白尼《天体运行论》出版,证明了地球与其他行星是围绕地球运转的。该学说冲击了教会的思想和教会的地位,从此自然科学便开始从神学中解放出来。天文学领域的发现代表着自然科学的进步,对医学发展也产生了间接的积极影响,使得医学注重观察和实践。

16—17 世纪,医学模式受到了欧洲文艺复兴和工业革命等事件的影响,人们对人体、健康、生命等概念又有了新的看法。机械唯物主义萌芽于文艺复兴时期,形成于 17、18 世纪,于 18 世纪达到顶峰。机械唯物主义用力学观点解释一切,把自然界各种客观事物的属性都看作机械作用的结果。拉美特利写的书《人是机器》,就是机械唯物主义对医学产生的影响。法国医生卡巴尼斯的代表作《人的肉体和精神的关系》,认为意识主要依赖于人的生理功能和内部器官的转动而产生,也是一种机械的思想。

这个时期认为,健康的人体就犹如加满了油的机械,人体器官就像一台机器的零部件,如果器官损坏,那么换一个新的"零部件"即可,这种医学模式叫作机械论医学模式。虽然这种思想存在局限性,但它贯彻了无神论思想,具有先进意义,比古代朴素唯物主义更高一级。

（四）生物医学模式（biomedical model）

随着科学技术的进一步发展，医学家愈来愈重视实验对医学发展的重要性。解剖学、生理学、病理学等学科的兴起，医学领域的科学主义正在扮演着最重要的角色，生物医学模式随之形成。

生物医学模式是在生物医学发展的基础上产生的，它以实验医学和病理学作为基础。在生物医学模式的概念下，每一种疾病都可以在器官、细胞和生物大分子上找到可测量的形态和化学变化，可以确定出生物生病的特定原因，找到相应的治疗手段。在物理、化学等先进理论和技术的支撑下，医学家对人体进行更深层的研究，对疾病的认识已经深入到生物膜、蛋白质、酶和核酸的结构与功能。

然而，虽然医生利用科学和检验技术等科技手段解决了很多疾病难题，但是忽略了人们心理、社会上的需求。单单依靠生物医学模式是解决不了所有临床疾病的，这种模式存在局限性和片面性。

（五）生物—心理—社会医学模式（bio-psycho-social medical model）

1948年，世界卫生组织（World Health Organization，WHO）给出了健康的定义：健康不仅仅是没有疾病或不虚弱，而是在身体上、精神上和社会适应方面的完好状态。1977年在美国一次精神病学教学会议上出现了关于精神病学的争论：关于精神病学是否属于医学范畴。这一事件体现了生物医学模式的缺陷，揭开了生物医学模式转变的序幕。

另外一个原因导致医学模式发生转变的是疾病谱的转变。随着医学水平的提升、生物领域的进步与发展，传染病得到很大程度控制，疾病谱由传染病向非传染病转变。多数研究表明，高血压、糖尿病、心脏疾病、恶性肿瘤等慢性病正在成为威胁现代人身心健康的罪魁祸首。这些疾病的产生和发展不单单由于生物因素，更多源于心理、社会、环境、不良生活方式等因素的影响。由美国学者恩格尔（G. L. Engel）提出的生物—心理—社会医学模式逐渐取代了纯粹的生物医学模式，成为学术界的主流。

二、新的医学模式下的口腔医学模式

（一）从"生物—心理—社会医学模式"看口腔医学

对作为口腔医学研究对象的患者，除了需要治疗他们生物领域的疾病，还需要考虑到他们的精神层面、意识属性、社会属性等。例如，许多前来口腔医学或诊所就诊的患者从心理上是惧怕看牙、惧怕牙医的，这是"牙科畏惧症"，又称"牙科焦虑症"或"牙科恐惧症"。不论是对牙科器械"滋滋"的转动声的恐惧，还是从小治牙时疼痛的体验感都会引起。针对这部分患者的医治绝不能只考虑到生物方面，要通过良好的心理疏导、整洁优美的环境、优良全面的治疗手段将其恐惧程度降到最低,进而改变患者的心理顽疾,使之心理治愈。又如一些口腔黏膜疾病,患者的心理因素反而是导致生理疾病的罪魁祸首,治疗从心理方面入手往往事半功倍。再谈口腔医学模式中的社会因素,世界卫生组织发布的《全球口腔健康报告》指出,癌症、心血管疾病、口腔疾病是世界三大慢性非传染性疾病。从这个角度看,治疗口腔疾病的社会需求量是很大的。

(二)从"5P"医学模式看口腔医学

近年来,随着计算机网络技术的发展,大数据、云存储、人工智能、智慧医疗等新兴名词层出不穷,医学模式再一次发生变化,提出了"5P"医学模式,指的是预防(prevention)、预测(prediction)、个体(personalize)、参与(participation)、精准(precision)。这代表医学模式越来越强调私人订制、精准预防、患者参与等概念,口腔医学上也是一样。充分利用人工智能手段等现代化技术为患者构建个人云存储口腔治疗档案,线上记录患者每一次口腔诊疗经历,通过大数据分析患者口腔医疗需求及预测未来口腔健康问题等。另外,通过构建口腔健康"互联网+诊疗服务"体系,涵盖口腔医疗服务中挂号、支付、医保、医生咨询等内容。新的口腔"5P"医学模式充分体现"以人为本"的人文思想,是通过运用最前沿、最高科技的手段来充分为口腔患者服务,体现了现代社会中的口腔医学人文精神。

参考文献

[1] 罗伊·波特. 剑桥插图医学史[M]. 张大庆,译. 济南:山东画报出版社,2007.

[2] 搜狐. 五分钟读完现代医学史[EB/OL]. (2018-09-25)[2020-01-31]. https://www.sohu.com/a/255961875_799846.

[3] 李刚. 口腔医学史[M]. 西安:第四军医大学出版社,2014.

[4] 冯海兰,郭传瑸. 口腔医学导论[M]. 2版. 北京:北京大学医学出版社,2013.

[5] 殷德涛,余坤. 医学模式的演进与讨论[J]. 中国医学伦理学,2018,31(12):1532-1535.

[6] 李立,刘晓菊. 医学模式再思考[J]. 中国继续医学教育,2019,11(1):54-56.

[7] 李卫东,孙嫦月,等. 浅析医学模式的演变与发展[J]. 中华综合医学,2002(6):561-562.

[8] 张晶. 生物—心理—社会医学模式临床应用后的喜悦分享:根管内漂白治疗严重牙科恐惧症 & 变色前牙一例[EB/OL]. (2019-01-28)[2020-02-04]. http://blog.kq88.com/115799.html.

[9] 巩睿智,吴晋,张琼,等. 从"4P"到"5P"医学模式的转变及其对肿瘤研究的影响[J]. 医学与哲学(B),2017,38(10):1-3.

[10] 陈金雄. 互联网+医疗健康:迈向5P医学时代[M]. 北京:电子工业出版社,2015.

[11] 胡盛麟,陆志刚. 生物医学模式及生物医学模式转变的必然性[J]. 中国高等医学教育,1993(3):33-36.

[12] 张大庆. 医学史[M]. 北京:北京大学医学出版社,2019.

01 世界口腔医学简史
第二章

人类在漫长的演化过程中,头骨、牙齿和口腔也悄然发生着变化。从史前文明到近代文明,对牙科疾病的记载贯穿着人类历史。玛雅文明、尼罗河文明、爱琴海文明、拉丁文明、两河文明、华夏文明……用不同的古老文字描述着各种最常见的牙科疾病,记载着世界早期牙医学的发展历程。

随着基础科学的发展,牙医学从中世纪的启蒙期开始慢慢走向专业化、科学化。直至 1728 年世界第一部牙科专著问世,1840 年世界第一所牙科学校创办,牙科学作为一门独立学科历经好几代人的持续努力及奉献,才得以获得持续的发展和进步。它的发展与现代科学技术发展紧密相连,牙科学也成为医学的重要组成部分。

第一节　人类文明与牙医学

口腔医学,又称牙医学,起源于公元前 7000 年。四大文明古国都先后有对齿、牙痛、牙周疾病、牙齿脱落等齿科疾病的文字记载。公元前 7000 年,印度河文明记载由技艺精湛的珠工匠使用弓钻治疗牙齿的相关疾病;公元前 17 世纪,古埃及医学中最重要的医药记录之《埃伯斯纸莎草书》(*Ebers Papyrus*),记载了多种牙齿疾病和牙痛的治疗措施;公元前 10 年,古罗马塞尔苏斯(Celsus)的著作《论医学》(*De Medicina*)最早提出用棉绒或铅填补牙齿,同时提出了牙齿固位、牙痛的治疗、颌骨骨折的治疗和正畸治疗术。

牙医学的启蒙期从中世纪开始,直到文艺复兴时期牙科手术一般都是由受过教育的僧侣实行。理发师则因其剃头使用的工具(理发尖刀和剃须刀)有利于手术而经常担任僧侣的助手。理发师其中一部分演变为外科医生,一部分拔牙。

一、苏美尔人(Sumerian)"牙齿蠕虫"

苏美尔人是历史上两河流域(幼发拉底河和底格里斯河中下游)早期的定居民族。他们所建立的苏美尔文明是整个美索不达米亚文明中最早、同时也是全世界已知最早产生的文明。公元前 5000 年,苏美尔人用文字记载了龋齿是由"牙齿蠕虫(tooth worms)"

造成,在古印度、埃及、日本、中国也有相似的记载。一直到公元 1300 年的欧洲中世纪这种说法仍然存在。"牙齿蠕虫"也被法国当时最杰出的外科医生肖利亚克(Guy de Chauliac)极力推崇。公元前 2700 年,中国人已经开始用针灸治疗龋病引起的牙痛。公元前 17 世纪,古埃及医学中最重要的医药记录之一《埃伯斯纸莎草书》(Ebers Papyrus),记载了多种牙齿疾病和牙痛的治疗措施。公元前 700—公元前 510 年间,意大利实施了世界最早的假牙修补术。

二、玛雅人与窝洞制备

拉丁美洲古代印第安人文明中以美洲印第安玛雅人而得名,也称玛雅文明。属于石器时代的玛雅人,已能娴熟地炼制及锻造各种贵金属,其中包括将精雕的石头镶嵌在上下门牙小心制备的窝洞中。这些窝洞都是在活体牙上,一般使用一根形似吸管的圆形坚硬管子,借由手或绳子的转动,搭配石英粉加水石制成的镶体调成的研磨剂,直接从釉质钻入牙本质,切成漂亮的圆孔。由于石头镶嵌物完美地嵌紧在窝洞中,因此即使经过千年仍不会移位。为了增加摩擦固持力,镶嵌物与窝洞之间还要以粘着剂封闭。

三、古埃及图腾"齿者"

早在 4600 年前埃及医学就已确立。医生开始对人体特定部位及器官进行专科诊疗。约 2000 年后,开始区分医疗行为,有了专治牙齿的医生。目前所知古埃及最早的牙医是赫塞-雷(Hesy-Re),生活在左塞尔在位时期,他是一个"治疗牙病的伟大医生"。许多埃及人深受牙疾痛苦,即便是法老也不例外。拔牙是当时治疗牙痛的主要方式。萨胡拉(Sahura)法老王赐给他最喜爱的医生尼安克西克梅(Ny-Ankh-Sekhmet)的一块石碑底部刻着一段碑文,上面刻着一个"齿者"的人物图腾,进一步证实牙科从其他医学学科中独立出来。

四、古罗马牙痛女神

在医学专业还处于襁褓时期,古罗马的牙科就已经出现。在古罗马历史上"牙痛女神"阿波罗尼亚被誉为牙医师的守护神。阿波罗尼亚是一位文官的女儿,她因崇尚基督教而被暴民打断牙齿并处火刑。刑前,阿波罗尼亚要求缚紧,以便能够下跪,颂出祷文。相传她在被火吞噬之际,还呐喊着要那些为牙痛所苦的人以她的名字祈祷,以此缓解牙痛之苦。对阿波罗尼亚的崇拜,在当时欧洲大陆的教堂中几乎处处都可见,她被描绘成手持拔牙钳(钳嘴上夹着一颗牙齿)的形象,出现在雕塑、彩绘玻璃、壁画或刺绣上,她的殉教故事成为许多艺术家、著名大师、通俗画家的题材。

第二节 中世纪牙医学

中世纪(约 476—1453 年)医学包括欧洲中世纪的医学和同时期的伊斯兰医学。在这一时期,宗教制约医疗行为,使得医学发展停滞不前;瘟疫大暴发,引起了社会、经济和政治的大变动,对瘟疫和各种疫病的研究,同时也推动了欧洲医学尤其是解剖学、外科学的长足进步,公共卫生制度开始建立,医院及大学医学教育出现;此时,伊斯兰医学蓬勃发展,到达辉煌时期。

一、保罗与《论口腔疾病》

保罗(Paul of Aegina,625—690 年),著名希腊折衷学派学者。他在《论口腔疾病》中,将古代基本的医学知识以及那个时代牙科的状态总结概述。书中,清晰判别发炎性牙龈肿和瘤性肿的不同并给予治疗方法,还探讨了萌牙,并详述拔牙过程。他积极提倡口腔卫生,坚持认为在每天最后进食之后是清洁牙齿的最重要时机,也是第一位提出要清除牙结石的人。在保罗等一批牙科医疗人员的倡导和推动下,东罗马帝国时期,在拜占庭世界,牙科才得以缓慢地向前发展。

二、阿尔布卡西斯的《医学方法论》

阿拉伯著名医学家被誉为"现代外科学之父"的阿尔布卡西斯(Albucasis),其综合性医学巨著《医学宝鉴》(又称《医学方法论》)对外科学的发展意义深远,对口腔外科学的贡献也是巨大的。他对拔牙的方法贡献极大,建议在做拔牙决定时,要缓慢、慎重行事,"因为这是非常高贵的器官,牙齿没有了,将无法以任何完美方式补充之"。他还特别提醒:"在最初时,要尽力诊断,是哪一颗牙齿发生毛病,因为病人经常为疼痛所蒙骗,并要求拔除。事后证明是完好的牙齿(这种情形经常会发生在当一位理发匠是外科医生时)。"

三、僧侣、理发师与拔牙者

教会医学的初期,医疗大多由僧侣执行。1163 年,教皇亚历山大三世颁发"图尔敕令",明令禁止僧侣执行任何外科手术,使得施行手术的任务落到了原先协助僧侣处理外科手术的理发匠手中。

1210 年法国理发师协会在巴黎成立,因部分工会成员对专业知识的强烈要求,最终引发了外科医生(长袍外科医生)与世俗理发匠(短袍外科医生)之间的尖锐矛盾。14 世纪时,许多法令严禁世俗理发匠在没有通过长袍外科医生的考试下执行外科手术。有些简单的外科医疗则两者都可执行。例如,放血及拔牙,拔牙也逐渐成为理发师的主要工作之一。

第三节　18世纪牙医行业的发展

16、17世纪末显微镜的发明、赝复学的进步,路易斯·巴斯德(Louis Pasteur)的巴氏灭菌法诞生,细菌学之父罗伯特·科赫(Robert Koch)在微生物学上的贡献,对牙科学的建立和发展起着巨大的推动作用。经过几代人的努力,到了18世纪皮尔·福查德出版了世界牙科第一本专著《外科—牙医学》标志着牙科从外科中独立出来,成为专业的学术性科学,牙医学开始有了长足进步并不断向前发展。

一、现代牙科之父福查德

皮尔·福查德(Pierre Fauchard,1678—1761年),法国人。在那个年代,从事医疗的医生几乎都习惯于保护自己的知识和技术,但他毅然唾弃这显然会损及他自身利益的陋习,于1723年完成了世界牙科第一本专著《外科—牙医学》并公之于世。全书共两册,总计863页,对当时世界上所有与牙医相关的资料系统性地进行整理,惠及所有的牙医师,是牙医学中最重要的一部专著,至19世纪仍是牙科领域中最具权威性的著作。

福查德对于牙周病的治疗也有独家之处,他坚信洗牙及清造牙根表面才是牙周病的预防之道,并强烈主张预防牙医学。他非常重视牙科诊室的布局,尊重对病人的礼节,他认为病人不应坐在地板上,而是应该坐于稳定坚固且有舒服把手的椅子上。椅背应该有一个软枕,不仅可依病人的高度调试,也可以针对牙医师的身高来做适当调整。福查德的理论几乎涵盖了整个牙医学范畴,他提出了许多新观念与做法,甚至在两个半世纪后的今天依然适用。

二、乔治·华盛顿与牙医

美国首任总统乔治·华盛顿(George Washington,1732—1799年)一生一直受到牙齿问题的困扰。在他22岁时,他掉了第一颗恒牙,而当他宣誓成为美国总统的时候,他口中仅剩一颗牙齿了。他的牙痛一直靠使用鸦片酊来缓解,这种苦恼可以从他的一些画像中看出。47岁时,画家皮尔为他作画时,还能从他的脸颊看出可能是由脓肿牙齿所引起的瘘管,瘢痕清晰可辨。在华盛顿的日记中,记载着许多关于他牙痛发作的情形,他的火暴脾气应该是与他长期患牙痛有关。正是因为牙痛的困扰,华盛顿的牙医师群是由在殖民地及联邦美国执业的杰出牙医师组成。

17世纪至18世纪初处于殖民地的美国,还没有真正意义上的牙医,大部分美国人从未享受过专业的医疗及牙科医疗照顾。1766年,英王乔治三世的专业牙医师伍芬德尔抵达美国,他也是第一位登陆这块殖民地的牙医。随后,爱尔兰人约翰·贝克也来到美国,在波士顿当地报纸刊登广告,声称他"能以最简单的方法拔除牙齿及残根,还能以纯黄金制作可持续稳固数年的人工假牙"。而他的顾客当中就有一位了不起的人物——乔治·华盛顿。

勒梅尤早年在伦敦执业。1781 年,他到达了当时尚在英军占领下的纽约。他手持介绍信,晋见英军指挥官克林顿爵士,获录用后,随即开始了获利菲薄的牙科医疗。后来,因为看到一份反法宣言而让他愤而离开,而他的离去也引起了乔治·华盛顿的注意,并邀请他到新堡总部,加入了专业医疗的行列。直到 1787 年,他都负责为华盛顿看牙齿。在此期间,他也在费城、里奇蒙及纽约执业;于 1789 年归化为美国公民定居弗吉尼亚州,直到 1806 年逝世为止。

在华盛顿的牙医团队中,还有一位叫约翰·格林伍德的牙医师。他的父亲伊萨克·格林伍德是波士顿一位手艺精巧的象牙车工,他也制作象牙假牙,后来逐渐地将牙科当成副业,他的四个儿子都凭着自身努力而成为出色的牙医师。而最优秀的约翰·格林伍德早在 1786 年首先宣布成为牙医师,因声名远播而获得乔治·华盛顿的重视。他强调定期清洁牙齿的重要性,主张定期清除牙结石。他了解自幼年起照顾小孩牙齿的重要性。因此,他提供了家长们一个前瞻性的选择,那就是以低廉费用换取全年照顾的服务。他不认同移植牙齿是一种痛苦的手术,也不赞成龋齿的破坏有时是源于齿内的说法。他的执业规模庞大、声望可观,是华盛顿是最信赖的牙医师。

三、巴尔的摩牙学院

1840 年世界上第一所牙学院——巴尔的摩牙医学院(Baltimore College of Dental Surgery)在美国马里兰州正式创立。创始人是两位牙医师海顿(Horace Hayden)和查宾·哈里斯(Chapin Harris)。

海顿出生于康涅狄格州,早年就展露出对自然与生物学的天分。1792 年,他在纽约为治疗牙齿而求诊于约翰·格林伍德。格林伍德的风范深深地吸引了他,并让其下定决心选择牙医为终生志愿。1800 年海顿移居巴尔的摩后,在正式独立执业之前,曾在当地著名牙医师汉密尔顿手下担任助手。其间,海顿迅速累积声望,并且在专业期刊发表文章,内容涵盖医学与牙科两方面。1810 年负责审核会员资格的马里兰医学与外科学院,颁给海顿全美第一张准予执行牙科医疗的牙医证书。

查宾·哈里斯于 1806 年出生在纽约州的庞贝小镇。1823 年前往俄亥俄州的班布里奇,在其兄长约翰·哈里斯的指导下研读医学。1824 年,他开始在格林菲尔德镇正式执业。19 世纪 30 年代初期,他前往巴尔的摩,正式成为海顿的门生。哈里斯创立了文学与科学图书馆,并于 1839 年出版了《牙科艺术:牙科外科实用专论》,丰富了牙科的文献,此书也是牙医界已出版的重要图书之一。1837 年费城的杰弗逊医学院以及 1840 年马里兰大学分别颁给他荣誉医学学位,美国历史上仅有两位牙医师获此殊荣。

四、莫顿与麻醉的发明

麻醉术起源美国而且首先是被应用于牙科领域。1844年，美国人加德纳·科尔顿（Gardner Colton）发现了氧化亚氮（笑气）对人体有催眠作用后。在美国各地演讲并用氧化亚氮进行催眠表演和示范。在表演现场，一位叫霍勒斯·韦尔斯（Horace Wells）的牙科医生对此留下深刻的印象，当时他正为如何减轻病人拔牙时的痛苦而绞尽脑汁，这种"催眠"表演引起了他对氧化亚氮可能具有麻醉作用的联想。经过不断试验，1845年1月，韦尔斯在美国波士顿一家医院里公开表演了在氧化亚氮麻醉下进行无痛拔牙的手术。

韦尔斯的青年助手、医学院牙科学生威廉·汤姆斯·格林·莫顿（William T. G. Morton）参与了韦尔斯的全部试验并仔细分析了整个试验过程，发现氧化亚氮虽然具有麻醉作用，但效力比较小。经过与医学院化学教授查尔斯·杰克逊（Charles T. Jackson）的商议，他们使用乙醚（ether）在宠物和自己身上进行试验。1846年9月30日，终于成功应用乙醚为病人拔除了牙齿。1846年10月16日，莫顿在美国麻省总医院用乙醚浸泡过的海绵对波士顿的印刷商吉尔伯特·阿博特实施麻醉，并与外科医生约翰·柯林斯·沃伦（John Collins Warren）成功地切除了阿伯特下颌下方的一个血管瘤。乙醚麻醉后来被广泛用于医学很多治疗领域以及牙科手术治疗当中，对医学特别是外科学发展起到了重大的推动作用。作为牙科医生的威廉·莫顿，被巴黎医学会表彰是气体麻醉的发现者，被誉为麻醉学的创始人。不过，另一位内科医生克劳福德·朗（Crawford Long）声称实际上早在1842年他就用乙醚在手术中作为麻醉剂，只是他没有及时发表文章而已。

参考文献

[1] 周学东,唐洁,谭静. 口腔医学史[M].北京:人民卫生出版社,2013.

[2] 周学东,叶玲. 中国口腔医学教育史[M].北京:高等教育出版社,2015.

[3] 傅民魁,李世俊. 牙科博览[M].北京:人民卫生出版社,2011.

[4] 李刚. 古代罗马人牙科发展的历史记录[J].中国实用口腔科杂志,2009(6):358.

[5] 李刚. 古代玛雅遗址的种植牙[J].中国实用口腔科杂志,2009(7):414.

01 中国口腔医学简史

第三章

　　中国是世界历史上最伟大的文明古国之一，历史悠久，传统文化传承丰富，是人类起源和发展的重要地区。从猿到人类，我们的祖先就在这块广阔、美丽、富饶的土地上劳动、生息、繁衍。在生产劳动中、在与大自然的斗争中，开始了原始的医疗保健工作，积累诸多医疗防治经验，为世界医疗发展做出了重要贡献。

　　从远古的旧石器时代到各个朝代的发展和变化，直至对近代中外口腔医学的仔细观察，不难发现，中国人在口腔医学上，不仅早已拥有多种发明，而且还是解除人类口腔病患的先导，如最早的口腔疾病发病情况记载，口腔解剖生理、病理的论述，牙病治疗术，植毛牙刷的应用等。尽人皆知，凡事开创为难，开创了以后则便于发展。但从中国近百年的口腔医学史来看，中国的口腔医学一度受到很大的约束，进展缓慢，这也说明我们还有很大发展和进步的空间。这些在我们了解了口腔医学史后，或许会对开展口腔医学教育有更为深刻的认识和理解。

第一节　中国古代口腔医学简史

　　我国古代在口腔疾病的认识与治疗方面有很深的研究，在世界医学发展史中曾作出过重大贡献。如西汉时期司马迁的《史记·扁鹊仓公列传》是最早的医学传记式的医史记载。《史记》记载扁鹊（秦越人，春秋战国人，约公元前 407 年—公元前 310 年）曾用砭石给秦武王割除过面部疾患，还曾从事过五官的医疗工作。《史记》记载仓公（淳于意，约前 215 年—约前 140 年）关于龋齿病案的论述，是最早且完整的龋病病史记录。历代专家学者的医药学著作、文物遗迹调查、考古发掘报告乃至一些文学著作中，都记载着有关口腔医学方面丰富多彩的内容。

一、甲骨文中的"龋"

　　中国口腔医学起源甚早。殷商甲骨文记载了疾口、疾舌、疾言、疾齿、龋齿等 50 多种与口腔疾病有关的卜辞。甲骨文中"龋"字是牙齿生虫的象形，这是中国最早对龋齿的记录,也是世界医学史上有关龋齿的最早记载。象形文"龋"字下部是口腔中排列整齐的牙齿形象,上部是虫在蛀蚀牙齿,旁边还散落被虫蚀的牙碎屑。这一对于龋齿的描述证实了中国对龋齿的记载早于世界上相当多的国家。

《诗经·国风·卫风·硕人》中,就有形容美女牙齿"齿如瓠犀",指牙齿要如同葫芦子一样整齐洁白。反之,对牙参差不齐者则称之为龊龉,咬合不齐者病之为龌,排列不正者称为蹉,不平整者为龋,均视之为病态。

西汉名医淳于意在其诊籍中记录有口齿疾病的认识和治疗方法,即用灸法和苦参汤含漱治疗龋齿,且指出其病因为"得之风,及卧开口,食而不漱"。可见当时对口腔不洁与致龋的关系已有所认识。与此相应,埃及于公元前300—公元前400年发现龋齿,印度与希腊对龋齿的最早记载是在公元前600年。

二、"孔子反羽""武王骈齿"

先秦时代的史料显示该阶段已经注重对口腔疾病的记录,如《黄帝内经·素问》中就介绍了恒牙的萌出时间。东汉时期《论衡》记载"孔子反羽",是中国首例中切牙外翻畸形的记录。《论衡》所记载的"帝喾骈齿"以及《史记》所记载的"武王骈齿"是中国有记载的首例及第二例牙齿移位或多生牙症例。

从东汉到唐宋间这1200多年历史中,中国口腔医学得到了很大的发展。东汉张仲景撰写了中国第一部口腔医学专著《口齿论》。《淮南子》记载的"孕妇见兔,而子缺唇"是中国唇裂记载之始。三国北魏嵇康在《养生论》中有关"齿居晋而黄"的论述,是世界对于氟牙症的最早认识。甘肃省武威县出土汉简记载"千金膏药方"是中国最早的治疗牙痛用膏剂。以砷剂失活牙髓法、植毛牙刷、牙齿再植术、银膏补牙四大发明为代表记载着中国古代口腔医学的发展。

三、《黄帝内经》对口腔医学的贡献

《黄帝内经》分《灵枢》《素问》两部分,为古代医家托轩辕黄帝名之作,为医家、医学理论家联合创作,一般认为成书于春秋战国时期。在以黄帝与岐伯、雷公对话、问答的形式阐述病机病理的同时,主张不治已病,而治未病,同时主张养生、摄生、益寿、延年,是中国传统医学四大经典著作(《黄帝内经》《难经》《伤寒杂病论》《神农本草经》)之一。

《黄帝内经》最早描述了口腔形态。《灵枢·肠胃篇》记载:"唇至齿长九分,口广二寸半;齿以后至会厌,深三寸半,大容五合;舌重十两,长七寸,广二寸半",反映了当时对人体解剖的认识程度。中国现代解剖学家侯宝璋教授曾就《黄帝内经》所载的解剖数据同现代解剖作了比较研究,指出《黄帝内经》的解剖基本是正确的,可见当时的解剖技术水平是很高的。

《黄帝内经》还通过分析口、齿、唇、舌各个部位与相应脏腑之间的对应关系,阐述了口腔是整个机体的一部分，为以后通过脏腑辨证、经络证治于口腔疾病奠定了基础。《素问·缪刺论》："齿龋，刺手阳明。不已，刺其脉，入齿中，立已。"这是针刺治疗龋齿的最早记录。古代医家认为龋齿的病因是阳明热盛，牙痛时要刺手阳明经的穴位。

《黄帝内经》强调了人与自然界的密切关系，开始用阴阳五行学说解释人的生理、病理现象，为中医辨证施治找到了依据。《灵枢·经脉篇》云："大肠手阳明之脉……其支者，从缺盆上颈，贯颊，入下齿中，还出挟口，交人中、左之右，右之左，上挟鼻孔，是动则病齿痛颈肿。"《灵枢·杂病篇》记载"齿痛，不恶清饮，取足阳明；恶清饮，取手阳明。"由此可见，《黄帝内经》对牙痛的病因及治疗作了详细的论述。

《灵枢·经脉篇》记载："足少阴气绝，则骨枯……故骨不濡则肉不能着也。骨肉不相亲，则肉软却；肉软却，故齿长而垢，发无泽。"对牙周病的主要症状进行了论述，明确指出牙周病的病因是足少阴肾经亏损所致，有牙齿伸长、牙龈萎缩、牙石堆积等症状。故中医采用滋阴补肾方法治疗牙周病。

《黄帝内经》对口腔黏膜病也有所认识，《黄帝内经》中记载的"口疮"病名一直沿用至今，其病因在《素问·气交变大论》："岁金不及，炎火乃行……丹谷不成，民病口疮"，指出口疮是属于热盛肌腐之证。与目前一些中医认为口疮是由于上火所致的看法基本一致。《素问·至真要大论》记载："诸痛痒疮，皆属于心。"据现代医学研究，确实舌尖部的溃疡与精神因素有一定的关系，古人对口腔黏膜病有较为客观的认识。

四、马王堆汉墓《五十二病方》

1973 年在湖南长沙马王堆汉墓三号墓出土一涂漆木匣中发现帛书 28 种计 12 万余字，均破损严重，包括写在整幅帛上的和写在半幅帛上的两种。字体有篆、隶之分，篆书抄写于汉高祖十一年(公元前 196 年)左右，隶书约抄写于汉文帝初年。其中《五十二病方》是中国已发现的最古老医书，记载药物 247 种，药方 283 个。全书为 9911 字，抄录于一高约 24cm、长 450cm 长卷之后 5/6 部分，卷首列有目录，目录后有"凡五十二"字样，每种疾病均作为篇目标题，与后世医方书之体例相同。此书所载绝大多数为外科病，其次为内科疾病，还有少量妇儿科疾病。书中除外用内服法外，尚有灸、砭、熨、熏等多种外治法。

汉马王堆三号汉墓帛书中发现了治疗口腔疾病的"齿脉"，《五十二病方》中记载了中国最早的牙齿充填法。"咸(蜡)食(蚀)齿，以榆皮、白□、美桂而并□□□傅空(孔)□"。文中虽然有些字残缺不全，但还可以看得出它的轮廓，其大致情况是：用榆皮、白□、美桂等药物来傅孔，即充填牙齿的龋坏部分以保持牙齿的原貌。《中国药学大辞典》："榆皮研末，以水调和，可用以黏物，胜于胶漆。"白□，可能是白芷，味辛温、芳香，可用以治口齿气臭及风热牙痛，再加以"美桂"等其他药物，就可用以充填牙齿的龋坏部分。这是我国最早的，也是我国口腔医学史上最早的牙齿填充记录。

《五十二病方》所记载的《冥（螟）病方》，很可能是麻风病的症状。该文说："冥（螟）者，虫，所啮穿者□，其所发毋恒处，或在鼻，或在□旁，或齿龈，或在手指□□，使人鼻抉（缺）指断。治之以鲜产鱼，□而以盐财和之，以傅虫所啮□□□□□□之。病已，止。尝试，毋禁。令。"马王堆汉墓帛书整理小组编者认为："螟，本义为谷物的食心虫，推测古人因本病有鼻缺指断等症状，认为虫类啮穿，因而称为螟病。"从症象看，本病很可能是麻风病，因为"其所发毋恒处，或在鼻，或在口旁，或齿龈"，正如瘤形麻风可以发生在口周，尤其在唇及软硬腭部发生溃疡，还可以引起牙齿松动，严重者会造成"鼻缺指断"，则构成瘤型麻风中的残毁性麻风的全身性损害。因此，根据上述症状来推测，该症应当属于麻风病。春秋时代的经书上，虽然有了关于麻风病的论述，但毕竟不是医学文献上的记载，这次出土的帛书《五十二病方》中的有关论述，应是祖国医学文献中关于麻风病的首次记载，尤其麻风病的口腔表征，它在我国口腔黏膜病史方面，填补了这一项空白。

五、张仲景与《口齿论》

张仲景，中国东汉末年著名医学家，被后世尊为"医圣"。他广泛收集医方，写出了传世巨著《伤寒杂病论》，它确立的辨证论治原则，是中医临床的基本原则，是中医的灵魂所在。在方剂学方面，《伤寒杂病论》也作出了巨大贡献，创造了很多剂型，记载了大量有效的方剂，其所确立的六经辨证的治疗原则，受到历代医学家的推崇。这是中国第一部从理论到实践、确立辨证论治法则的医学专著，是中国医学史上影响最大的著作之一，是后学者研习中医必备的经典著作，广泛受到医学生和临床医生的重视。

张仲景还撰写了我国第一部口腔医学专著《口齿论》，可惜的是这部书已经遗失了，现在从《补后汉书艺文志》卷三、《崇文总目辑释》卷三、《通志艺文略》口齿、《宋史·艺文志》子类医书中，还可以见到该书书目。由此可见，张仲景为我国口腔医学的发展方面作出了较大贡献。

六、《晋书·魏咏之传》与唇腭裂

在中国古代，唇裂称为"兔缺"，最早记载见于汉初刘安撰《淮南子》曰："孕妇见兔，而子缺唇"。

《晋书·魏咏之传》记载："魏咏之，字长道，任城人也。家世贫素，而躬耕为事，好学不倦。生而兔缺。有善相者谓之曰：'卿当富贵。'年十八，闻荆州刺史殷仲堪帐下有名医能疗之，贫无行装，谓家人曰：'残丑如此，用活何为！'遂赍数斛米西上，以投仲堪。既至，造门自通。仲堪与语，嘉其盛意，召医视之。医曰：'可割而补之，但须百日进粥，不得笑语。'咏之曰：'半生不语，而有半生，亦当疗之，况百日邪！'仲堪于是处之别屋，令医善疗之。咏之遂闭口不语，唯食薄粥，其厉志如此。及差，仲堪厚资遣之。"这里明确指出唇裂可以手术修补，而且提出术后需用流质饮食，不得与人谈笑等合理的注意事项。至今这几点仍是唇裂手术后应注意的。

七、《晋书·温峤传》与拔牙

在中国远古石器时代，就有拔牙的习俗，但此举仅仅为习俗而非治疗口腔疾病。作为治疗口腔疾患而进行拔牙的记载，最早见于《晋书·温峤传》。

温峤（288—329年），字泰真，太原祁县（今山西祁县）人，东晋政治家。明帝即位后，曾任中书令，后任江州（今湖北旧武昌府及江西省地区）刺史，镇武昌。因苏峻、组约作乱，他联合庾亮、陶侃等出兵讨伐，事平之后，仍还武昌。因温峤早年即患有牙齿疾患，至武昌镇之后，乃将患牙拔除，时为晋咸和四年（329年），因而发生了"中风"，未经10天就死去了，时年仅42岁。

《晋书·温峤传》有："先有齿疾，至是拔之，因中风，至镇未旬而卒，时年四十二。江州隋朝力接士庶闻之，莫不相顾泣。"这是我国口腔医学史上最早的拔牙病例，也是最早的拔牙致死病例。

八、孙思邈与《千金要方》《千金翼方》

孙思邈，唐代著名的医师，是中国乃至世界史上伟大的医学家和药物学家，被后人誉为"药王"。永徽三年（652年）著成《备急千金要方》（简称《千金要方》或《千金方》），30卷，是综合性临床医著。该书集唐代以前诊治经验之大成，对后世医家影响极大。

永淳二年（682年），孙思邈又撰写了《千金翼方》。作者集晚年近30年之经验，以补早期巨著《千金要方》之不足，故名翼方。此书共30卷，北宋时期校正医书局对其传本予以校正，并刊行全国。宋代印本在明代以前失传了，所幸印版保存了下来，明朝万历年间，翰林院纂修官王肯堂奉万历皇帝之命篆刻了宋版《千金翼方》。《千金翼方》是我国历史上最重要的中医药典籍之一。

两书中分别按口、齿、唇、舌四部分论述了治疗各种口腔疾病的药物及方剂，大约记载了200多个医方，许多为后世临床工作中所采用。而且对某些疾病总结出特效的治疗药物。例如，记载"蔷薇根，角蒿，为口疮之神药"。近代临床工作中用蔷薇根单味或复方治疗口疮证明确有良效，反映了当时口腔疾病的治疗水平。从大量医方的记载中了解到作者用附子、细辛治疗龋齿；用生地黄治疗齿根动、痛；用盐治疗齿根肿、痛、出血；用豆蔻、丁香治疗口臭疗效甚佳。由此看出，孙思邈通过多年的临床实践对口腔疾病已有深刻的认识，而且在治疗方面已有建树。

九、敦煌莫高窟的"揩齿图"和"漱口图"

我国古代就有用清水漱口的习惯。宋元时期《三元参赞延寿书》记载："凡饮食讫，辄以浓茶漱口，烦腻既去，而脾胃自和，凡肉之在齿，得茶漱涤，不觉脱去而不烦挑剔也，盖齿性便苦,缘此渐坚牢而齿蠹且自去矣。"说明饭后以茶漱口既能去油腻,清除牙缝中食物,又能坚齿防龋。现代科学证实,茶叶中含氟,除有防龋作用外,还有防止口臭、杀菌、消炎的作用。

古人对于牙齿的清洁,在使用牙刷以前,常用的是揩齿方法,最初是用手指或用布去揩齿。这可以从我国著名的敦煌莫高窟的"揩齿图"和"漱口图"看出。"揩齿图"中有一位受戒者,两腿蹲在地上,右手的手指正在揩他的前牙,左手拿着漱口瓶。另一张"漱口图"描绘了在揩齿后,左手持漱口瓶正面向口内倒水。这两幅图是在晚唐时期的第 196 窟中见到的,据研究发现敦煌至少有 14 个洞窟的壁画上都有这两幅图,其中建得较早的第 159 窟建于中唐时期,充分显示了我国唐代对口腔卫生保健的重视程度。

十、现存最早的口齿科专著《口齿类要》

《口齿类要》由明代薛己 1529 年撰,是中国现存最早口齿科专著。本书不分卷,论述茧唇、口疮、齿痛、舌症、喉痹、喉间杂症等附验案 81 则,附方 70 首。文字内容短小精炼,以独到的见解反映了薛己对口腔疾病以及病因机制的阐述。书中提供了薛氏自己的诊治经验、或朋友得惠病愈的信函,使人感到真实可靠。病案辨病明确,选方精当,加减灵活,故疗效显著。其中对口齿各科疾病认识颇有见地。如其论茧唇病时强调"若患者忽略,治者不察,妄用清热清毒之药。或用药线揭去皮。反为翻花败症矣",由此看出薛氏当时对唇癌已有较明确的认识。书中对于茧唇、口疮、舌症等的诊治比较确切,对今天口腔黏膜病的治疗具有很强的参考价值。

第二节 中国现代口腔医学简史

一、西学东渐

西学东渐始于 17 世纪,经历了文艺复兴的西方,在经济及文化发展上都有了向海外殖民地扩张的能力和需求。对于中国学术界而言,这种外来的思维模式极大地拓宽了人们的科学视野,推进了中国传统科学向近代西方科学的转变,这种转变也体现在中国传统医学的各个方面。

明末清初,西学传入四川。19 世纪西学传播的潮流中,以传教士为媒介首先出现在华西坝,将现代西方医药传入中国。到清代宣统年间,四川已有教会医院 30 余家,病床1 000 余张,教会卫生学校 20 余所。其间,在成都先后建立了仁济男医院(1892 年)、存仁医院(1894 年)、仁济女医院(1896 年)、乐山嘉定医院(1894 年)等。

清光绪十八年(1892)年,由加拿大人启尔德(O. L. Kilborn)、斯蒂文森(Stevenson)等组成的英美会"先遣队"抵达成都,租用四圣祠北街 12 号民房建立福音堂,创办西医诊所,初名福音医院,后更名仁济医院。由于只限收男病员,又称为四圣祠仁济男医院。1912年,仁济牙症医院也在此建成。

二、林则博士与中国现代口腔医学

艾西理·渥华德·林则博士(Dr. Ashley W. Lindsay),加拿大人,口腔医学教育家,中国高等口腔医学教育的创始人。1884年2月24日林则出生于加拿大魁北克省的一个小镇,毕业于多伦多大学皇家牙学院,获得了牙医学博士学位。他读大学期间,正值加拿大掀起宗教复兴运动,中国西部传教会鼓励并吸引在校大学生毕业后到中国参加海外传教工作。1906年秋,林则向传教会递交到中国西部做牙医的申请,1907年获得批准。不久带着他新婚的妻子林铁心(A. T. Lindsay)女士一起来到成都,成为加拿大第一位到中国的牙医学传教士。

1907年秋,在启尔德医生的帮助下,林则博士在成都四圣祠仁济医院,借用了一个小房间,设立了仁济牙科诊所,揭开中国现代口腔医学史新的一页。经过几年的努力,林则的工作逐渐得到教会认可,鉴于他的勤劳、热心与民众的所需,1912年,准许他在四圣祠礼拜堂左侧,修建一所独立的牙症医院——四圣祠牙症专科医院,这也是中国历史上第一个口腔专科医院,林则任院长。

1910年,华西协合大学成立。1917年,华西协合大学牙学系成立,林则博士任系主任。1919年,牙学系正式扩建为牙学院,与医科并列,林则任院长并兼任口腔外科主任。1928年,牙症医院由四圣祠街迁至华西坝新址。

1929年,林则博士的一篇论文"*Direct Approach Mandibular Block*"发表在美国牙医学杂志上,他的《下齿槽神经阻滞麻醉直接注射法》被誉为"林则方法",至今被全世界通用。1941—1950年,林则博士担任华西协合大学副校务长和最后一届校长。1950年林则博士告别华西返回加拿大。1968年,安大略牙医协会授予他终身会员资格。1968年9月,林则博士逝世,享年84岁。

林则博士对中国口腔事业发展提出了"在中国推广现代牙医学治疗和修复""办高等牙医学教育""开展预防牙医学""开展牙医学科学研究""要做医学家,不要当匠人"等五点期望。在临床工作中强调口腔疾病与全身疾病的关系,将新的专科医院更名为口腔病院,设立了牙体修复科、牙周科、口腔外科、正牙科、小儿牙科、牙列赝复科,号称"远东第一"。在人才培养方面提出"选英才、高标准、严要求、淘汰制"的办学理念,在华西协合大学牙学院实行严格淘汰制,每年用"Curve"来分析学生的各方面表现,从毕业生中选拔优秀学生留校并送到国外进修学习。这些毕业生陆续成为华大牙学院各个专业及中国各地口腔医学的带头人。

林则博士在华西工作生活近半个世纪,为创建中国高等口腔医学教育作出了卓越的贡献,被誉为中国现代口腔医学的创始人。1999年7月15日,华西口腔医学院在新落成的口腔教学楼前,为林则博士铸造了一尊铜像,以纪念他为中国现代口腔医学的创建与发展作出的杰出贡献。

三、华西协合大学牙学院

1907 年林则博士创办华西口腔。1912 年,林则招收邓真明和刘仲儒两名中国人在牙症医院学习牙科修复工艺学,作为他的助手,这是中国现代牙医教育的雏形。1913 年,林则博士又招收了 6 名学生,这是中国第一期正式的口腔修复工艺学技师班,学制 2 年。1910 年,华西协合大学成立。1917 年,林则博士等人利用当时华西协合大学赫斐院(现为四川大学华西校区第四教学楼)的一部分建立牙科系,由林则博士任系主任。1919 年后,华西协合大学牙科系扩建为华西协合大学牙学院,学制为 6 年,加上一年预科,实为 7 年制教育。

1918 年,黄天启博士从华西协合大学医学本科三年级转入牙科系学习,1921 年毕业,成为中国第一位牙医学博士。牙医学科同样吸引了许多女学生。1936 年,张琼仙、黄端芳成为华西协合大学牙学院培养的第一批牙医学女博士毕业生。这些女性牙医师比男性牙医师更温柔,更受患者欢迎。

1936 年,林则博士创建华西协合大学医牙研究室,1946 年更名为华西协合大学口腔病研究室,开展牙医学的临床和基础研究,这是中国第一个口腔医学研究室。1946 年出版《华大牙医学》杂志中英文版。新中国成立后,1950 年,华西协合大学牙学院更名为四川医学院口腔医学系。1951 年创办《中华口腔医学杂志》。1985 年更名为华西医科大学口腔医学院。2000 年 9 月华西医科大学与四川大学合并,更名为四川大学华西口腔医学院。

四、南京国立牙医专科学校

国立牙医专科学校 1935 年 7 月在南京成立,委托当时南京国立中央大学代办,校址位于南京四牌楼国立中央大学内(现东南大学)。校长由中央大学校长罗家伦兼任,聘请黄子濂教授为系主任,学校招收高中毕业生,学制 4 年。至此,中国第一所由国家出资兴办的牙科医学专科学校诞生了,结束了只有外国人或私人创办牙医教育的局面。抗战期间,蒋介石曾任国立中央大学校长兼牙医专科学校校长。

1937 年淞沪战争爆发后,学校随中央大学内迁至四川。校本部迁移至重庆沙坪坝,医学院和牙医专科学校迁移至成都华西坝。1938 年聘陈华教授主持牙科工作,筹建牙科门诊部。学生在华西协合大学牙学院学习部分基础和临床课程。1939 年,国立中央大学医学院成立六年制牙本科,同时将国立牙医专科学校学制改为 3 年。1942 年,学制又改为 4 年。1944 年,国民政府教育部决定撤销国立牙医专科学校建制改为中央大学医学院牙专科。1945 年,牙科主任陈华教授赴美进修、考察,由欧阳官代理工作。抗战胜利后,1946 年学校迁返南京。1947 年中央卫生实验院牙病防治所建成(南京市口腔医院前身),是当时中国第一个独立牙病防治机构。1949年,中央大学更名为南京大学,医学院改名为南京大学医学院。1951年医学院改属军队命名为第三军医学院。1953年改属总后勤部,更名为第五军医大学,牙科系改为口腔系,牙症医院改为口腔医院。1954年院校调整,与西安第四军医大学合并成为第四军医大学,口腔系与口腔医院于1957年1月迁入西安。2017年更名为空军军医大学。1987年南京大学复办医学院。1994年在南京市口腔医院挂牌成立南京大学医学院附属口腔医院。2009年成立口腔医学院。

五、中国口腔医学教育先驱

华西协合大学牙学院作为中国口腔医学教育的摇篮,培养了大批优秀的学生,其中黄天启、宋儒耀、邹海帆、毛燮均、陈华、席应忠等都是杰出的代表。

黄天启博士,1921年作为华西协合大学牙学院第一届毕业生留校任教。1926年、1937年两次被林则选派赴加拿大进修学习,相继获得多伦多大学牙医学理学士、牙医博士学位。1928年,黄天启任华西协合大学牙学院教授。

1939年毕业生宋儒耀博士被送到当时国际上最著名的整形外科泰斗艾伟博士(Dr. Robert Henry Ivy)所主持的美国宾夕法尼亚大学进修。经过5年的深造,宋儒耀以优异的成绩获得美国最高学位——医学科学博士(Doctor of Medical Science)学位。回国后,他开创了中国口腔颌面外科和整形外科,成为中国整形外科的开拓者。1948年6月9日版的 China Daily 报道了他的业绩,国际上称他为"中国整形外科之父"。

邹海帆博士在1948—1949年到美国和加拿大研修期间,得到国际牙周病学泰斗们的赏识。邹海帆博士用钢丝录音机把上课时所有的讲演都录制下来。回国后,创建了中国牙周病学研究室,担任口腔病研究室主任。他曾担任过华西大学牙学院院长,被誉为中国牙周病学的开拓者。

1930年毕业生毛燮均博士,曾于1936年、1947年两次赴美国进修口腔正畸学,后来成为北京大学口腔医学院的创建人。1930年毕业生陈华博士,后来成为第四军医大学口腔医学院的创建人。席应忠博士,1940年、1946年在美国进修后,回国参与创建上海交通大学口腔医学院。

参考文献

[1] 周大成.中国口腔医学史考[M].北京:人民卫生出版社,1991.

[2] 郑麟蕃,吴少鹏,李辉菶.中国口腔医学发展史[M].北京:北京医科大学/中国协和医科大学联合出版社,1998.

[3] 周学东,唐洁,谭静.口腔医学史[M].北京:人民卫生出版社,2013.

[4] 鲍燕.《五十二病方》记载皮肤病史料特点探析[J].中国中医基础医学杂志,2013,19(4):383.

[5] 吴婷,文平,付天星,等.林则博士口腔医学学科思想解析[J].中国口腔医学信息,2010,(2):23-25.

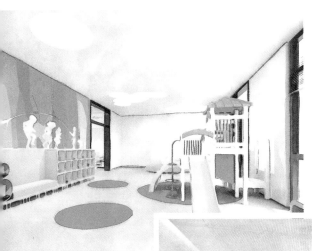

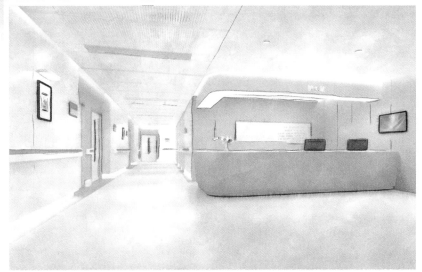

02

医学道德与伦理

伦理与道德
视频资源

学术诚信
视频资源

医患临床沟通
视频资源

医学道德伦理概论 02
第四章

"人命至重,贵于千金"。医学的服务对象是人,人的健康和生命,直接关系到千家万户的苦乐与悲欢。生死攸关,责任至重。随着现代医学已由"生物医学模式"转变为"生物—心理—社会医学模式",医学科学与人的精神和社会生活联系越来越密切,医学道德与伦理教育的社会性意义越来越突出。

第一节 道德与医学道德

一、道德

"道德(morality)"这个概念,是道和德的合成词,在中国古代典籍中含义比较广泛。"道"表示事物运动变化所遵循的普遍规律、规则或万物的本体,道即道理,人们认识了"道",内得于己,外施于人,便称之为"德","德"即具体事物从"道"所得的特殊规律或特殊性质。在《荀子·劝学篇》中说:"故学至乎礼而止矣,夫是之谓道德之极。"意思是说,如果一切都能按"礼"的规定去做,就达到了道德的最高境界。由此可见,道德是一种社会意识形态,是人们共同生活及其行为的准则与规范。

一定的道德原则和规范是从人们的社会实践中产生的,它一旦产生,就作为一种善恶标准,一方面通过舆论和教育的方式,影响人们的心理和意识,形成人们的善恶观念、情感和意向,并集中形成人们的内心信念;另一方面,又通过社会舆论、传统习俗和规章制度的形式,在社会生活中确定起来,成为约束人们相互关系和个人行为的原则和规范。这就是人类社会所特有的道德现象。

道德,往往代表着社会的正面价值取向,起判断行为正当与否的作用,由道德意识现象、道德活动现象和道德规范现象等要素构成,具有调节、认识、教育、导向等功能。现代社会,任何人都不能脱离社会而单独生活,由于社会生产和生活的需要,人们之间必然要发生各种复杂的利益关系,如个人与个人、个人与集体、个人与国家的关系等等,这就不可避免地会产生矛盾,表现出各种各样的态度和行为,对社会产生有利或不利的影响。为了维持社会生活的持续稳定和社会生产的正常进行,就必须有一种共同遵守的行为准则来约束人们的行为,调节人们的关系,道德就是这种行为规范的一部分。

当然,道德不是人类社会唯一的行为规范和准则。道德的基本问题是利益问题,只有影响他人利益或集体利益的行为才具有道德意义。据此,人的行为根据有无道德含义分为三种:道德(moral)、不道德(immoral)和非道德(nonmoral)的行为。道德行为指符合一定道德规范的行为;不道德行为指违反了一定道德准则的行为;非道德行为指不具有意义的行为。前两种行为才是道德研究的范围。

二、医学道德

道德作为一种常见的社会现象,贯穿于人类社会生活的各个领域。在公共生活中有社会公德,在家庭生活中有家庭道德,在职业生活中有职业道德。人们的职业活动是最基本的时间活动,为了调整职业内外关系以及约束从业人员以一定的思想、情感、态度、作风去处事待人,保证本职工作任务的完成,各种职业道德便应运而生。

所谓职业道德,就是从事一定职业的人们在其特定的职业活动中所应遵循的、具有自身职业特征的道德原则和行为规范的总和。职业道德是从道义上规定人们在履行职责时,应该做什么,不应该做什么;应该怎么做,不应该怎么做。不同的职业有不同的道德内容和要求,用来约束本职业人员的行为规范,具有很强的针对性。商业人员的买卖公平,教育工作者的诲人不倦,党政干部的廉洁奉公等,都反映了各种职业道德的不同特点和要求。

医学道德作为一种职业道德,它的产生是医务人员在和疾病斗争中形成的,医疗职业的内容和实践是医学道德形成的基础。人们在和疾病作斗争中,逐步认识到医疗工作关系到人的生命安全,因而就开始形成人们对医生的尊重和医生对病人的爱护与关怀,医学道德随着医疗活动的开始便萌芽了。

(一)医学道德的产生和发展

作为四大文明古国之一,我国早在原始社会末期和奴隶社会,就出现了医学道德的萌芽。《淮南子·修务训》中记载:"神农乃始教民,播百谷,相土地,宜燥湿肥硗高下,尝百草之滋味",西周时期提出对医生的道德和技术进行全面考察的具体要求。《黄帝内经》中"疏五过""征四失"篇,认为医生要注意天时、地理、病人体质、精神、经济等因素的变化,在诊疗时避免出现"五过""四失"。该书最早简述了医以人为本、易得为尚、以术为精的思想,为我国传统医德学奠定基础。封建社会时期,汉代张仲景在《伤寒杂病论》中认为治病不能分贵贱贫富、长幼妍媸、华夷愚智,只要是病人,都要一视同仁。这期间还有华佗、李时珍、陈实功、王清任等众多医德高尚的大家,为我国传统医德学的完善起到巨大推动作用。直到近代,我国才出现了由宋国宾所著的第一步关于医德的专门著作《医学伦理学》。该书较详细地论述了医生与病人、医生之间、会诊用药、遵守医业秘密等一般道德原则,强调"良医当勤其所事,忠其所得,出其热忱,修其仪表",认为"医师不仅丰富其学术才能已也,尤当敦其品格,检其细行,以取信于病人,垂誉于久远"。将技能、医德、敬业、勤业和仪表言辞提升至医生人格的高度。

西方医学最早的发源地是古希腊。《希波克拉底誓词》中阐述了医德的基本内容:强调为病人谋利益,坚持"不伤害"原则;强调医生的品德修养,"戒绝随心所欲的行为和贿赂";强调尊重老师和同行,有困难时应无条件帮助他们;强调守秘原则,"不管与我的职业有关无关,凡是我耳闻目睹的人们的私生活,我绝不到处张扬,我绝不泄露作为应该守秘的一切细节"。文艺复兴时期,随着资本主义生产力的发展,医学科学也由经验医学演变成为以实验为特点的科学。20世纪,科学技术迅猛发展,越来越多的诊疗手段运用于临床,也相继制定了一系列国际性医德规范。要求医务人员把人道主义和保护病人健康放在首位,尊重生命;在治疗疾病时,应排除社会、政治、宗教、种族各种因素,对病人无限忠诚;强调保密原则,遵守医业秘密。

（二）医学道德的研究对象

医学道德的研究对象主要是研究医学领域中的道德现象。既要从形态观念上研究医学伦理道德的理论,即医学道德的范畴、规范、原则,又要紧密联系医学实践中的具体道德原则和规范,处理、协调好医务人员与患者之间、医务人员之间、医务人员与社会之间的关系。其中重点放在研究医务人员与患者之间的关系上。

（三）医学与医学道德的关系

1. 医学道德是医疗实践的产物

医学的不断发展,医学道德随着医疗实践逐渐形成。从《易经》"无妄之药,不可试也"到《黄帝内经》"天覆地载,万物悉备,莫贵于人",从《伤寒杂病论》"上可疗君之疾,下可救贫贱之厄,中可保身长全"到《千金方》"一方济之,德逾于此",从《希波克拉底誓词》到《迈蒙尼斯祷文》,都可看出医学道德产生于医疗实践,并在医疗实践中得到发展。中外医学史中众多医家在行医实践中,均未忽视医学道德方面,这也是医学与医学道德关系最明晰的说明。

2. 医学道德是医学的内在特征

医学的科学性决定了医学与其他科学实践有着共同的内在科学原则,重视定量结果,力求精确和准确,然而还有一个原则是其他科学不具备的,就是一个医生有义务促进任何病人的健康。医学知识本身并不存在道德性,但医疗实践就不一样了。如果医学承认一个人是病人,那么他就进入一种医疗关系中,为了达到以一种特殊的方式促进病人健康来追求医学的目的,医生必须努力真诚为病人工作,就是医生对病人的义务。医学是一门实践学科,医学活动时刻离不开活动对象——病人,维护病人健康是其根本的道德义务。临床医学如此,医学科研同样如此。

第二节 伦理学与医学伦理学

一、伦理学

（一）伦理的含义

"伦"指人伦，在人与人之间应遵守的行为准则。孟子说："使契为司徒，教以人伦：父子有亲，君臣有义，夫妇有别，长幼有序，朋友有信。"（《孟子·滕文公上》）这一套不容变更的封建人伦秩序，成为当时社会人们的行为准则，也就是所谓的"五伦"说。"理"是道理、规则、秩序的意思。"伦理"一词联用，最早见于秦汉之际所写成的《礼记·乐记》："乐者，通伦理者也。"这里伦理一词就已经有了人与人之间道德关系的含义。西方文化史上，伦理（ethics）源于古希腊文（ethos），其义为习俗、风尚、性格、思想方式。

（二）伦理学的概念

公元前4世纪，古希腊哲学家亚里士多德，在雅典学院讲授一门研究道德品质学问的课程时，创造了"Ethika"即伦理学，来表示这门学科。至此，伦理学作为一门独立学科在西方各国日趋发展起来。伦理学，也称"道德学""道德哲学"，是以道德作为研究对象的人文学科，确切地说，伦理学是研究人们相互关系的道理和规则的学科。在系统反思人类道德生活的基础上，伦理学逐渐形成了一套关于善恶、义务、行为准则、价值等范畴的概念体系，实现了对道德观的理论化和系统化。

（三）伦理学的分类

伦理学的研究类型和方法主要分为两大类，规范伦理学与非规范伦理学。

1. 规范伦理学

规范伦理学把研究对象主要指向现实社会，强调通过探讨善与恶、正当与不正当、应该与不应该之间的界限与标准，论证道德的价值，指定道德的规范，以指导和约束人们的生活实践。长期以来，它是伦理学研究中的主流学派。

20世纪六七十年代，随着社会经济、政治、科技、文化的发展，出现了生物伦理学、环境伦理学、医学伦理学、职业伦理学，教育伦理学、经济伦理学、人口伦理学等应用伦理学学科。这些学科以规范伦理学的原理为依据，着重解决现实生活中的伦理道德问题和伦理学研究类型和方法，极大地拓展了规范伦理学的领域，增强了规范伦理学对社会的影响力。

2. 非规范伦理学

非规范伦理学包括描述性伦理学和元伦理学，即不提供行为指南的行为准则。

（1）描述性伦理学（descriptive ethics）：描述性伦理学是依据经验描述的方法，从社会的实际状况来再现道德即其科学规律的一种伦理学。它既不研究行为的善恶及其标准,也不制定行为的准则和规范,而是依据其特有的学科研究方法对道德现象作客观的经验描述和分析。换言之,描述性伦理学是通过社会道德事实及规律的研究,展现社会道德实际和揭示社会道德发展的科学规律。

(2) 元伦理学(meta-ethics):元伦理学也叫分析伦理学(analytic ethics),突出特点是试图从逻辑、语言方面对道德概念和判断进行分析。它既不评判人的行为价值,也不研究人的行为标准,行为的善恶、功过都不在它的讨论之列。元伦理学研究伦理字句的语意和逻辑问题,探寻字句的内涵和意义。

二、医学伦理学

1. 医学伦理学的含义

医学伦理学(medical ethics),属于应用伦理学,是运用伦理学的理论、方法研究医学领域中人与人、人与社会、人与自然关系的道德问题的一门学科。由于医学不同于其他自然科学,其本身就含有伦理因素,医学临床实践、科学研究和其他医学活动过程中,都体现了伦理价值和道德追求。因此,医学伦理学是伦理学与医学相互交融的交叉学科。

2. 医学伦理学的研究对象

医学研究的主体是人,被医学研究的客体也是人,而人既有自然属性如生老病死现象,又有社会属性如社会、心理、情感等社会因素。因此,医学家在研究医学,研究人的生命、疾病发生和发展的过程中,就比其他自然科学更多地受到社会人的属性、伦理属性的约束。所以,医务人员在医学领域中的医德意识和医德活动为医学伦理学的研究对象。在医疗卫生活动中无时无刻不存在着医务人员与患者、与同行、与社会之间的各种复杂关系。这些关系主要包括以下三种:

(1) 医务人员与患者的关系:又称"医患关系",是医学实践中的基本关系,是医学伦理学研究中的核心问题和主要研究对象。在医患关系中,医者与患者之间是服务与被服务的关系,医者处于主导地位。但实际上医者与患者之间有着共同的利益和目标,医务人员的最高职责是帮助病人早日恢复健康,这是正确处理医患关系的基本原则。

(2) 医务人员相互之间的关系:医务人员相互之间的关系包括医、技、护之间,以及医、技、护与行政后勤人员之间的关系。在医疗活动中,医务人员相互之间是否有广泛的联系,是否相互尊重、支持、协作,将直接影响医学诊疗活动的开展,直接关系到集体力量的发挥,进而影响良好医患关系的建立。

(3) 医务人员与社会之间的关系:医务人员在履行职责时,不仅面对个体患者,还面对整个社会。医学实践活动总是在一定的社会关系中进行的,并与社会有着直接或间接的联系。在实际中,医务人员对许多问题的处理,不仅要考虑患者的利益,还要顾全对他人、后代及社会的责任。如生育控制、传染病控制、卫生资源分配、生殖技术、基因诊断与治疗、器官移植、安乐死等。如果不从国家、社会的利益出发，就很难确定医务人员的行为是否道德。

3. 医学伦理学的研究内容

（1）基本理论：医学伦理学的基本理论是整个医学伦理学的基础，主要有关于生命理念的生命神圣论、生命质量论、生命价值论，关于死亡理念的死亡文化、科学死亡观、死亡教育，关于医德本位理念的医学人本论、医学后果论、医学公正论，关于道德关系理念的医者义务论、医者美德论、患者权利论等。

（2）医德规范：医学伦理学不仅要研究一般道德规范，借鉴和吸收历史经验，继承和发扬优良道德，还要研究医学不同学科及医学职业不同分工中的具体规范和要求。在医学活动中，行为主体应承担的道德责任、应遵循的道德原则，应作为医务人员医学活动的出发点和评价医学行为道德与否的伦理标准。

（3）医德实践：医德实践主要指通过医德教育、医德培养、医德修养、医德评价等，使社会确定的医学道德在医务人员身上得以体现，形成医学美德。医学实践是医学伦理学的基础，医学伦理学则是医德实践的概括和总结。学习医学伦理学，归根结底是使医疗实践与医德实践同步，把医疗实践规范到医德实践的轨道上。

（4）医学伦理难题：难题主要有两类：一是因医学科学的发展，医学新知识、新技术研究应用与现有医德观念之间形成伦理冲突，如生殖技术、基因诊断与治疗、器官移植等应用过程中出现的某些伦理难题；二是新的医改举措及其道德反思进入医德领域后与多年流行的职业行为模式之间形成伦理冲突，如经营管理与公益原则如何兼顾，同行竞争与相互合作如何协调等伦理难题。

第三节　现代医学伦理学的基本原则

医学伦理学的基本原则是医务工作者职业道德规范体系的总纲和精髓，是构建现代医学道德规范的最根本的道德根据，贯穿着现代医学道德体系的始终。

医学伦理学的基本原则有：

1. 医学人道主义原则

医学人道主义首先就是要弘扬"敬佑生命、救死扶伤、甘于奉献、大爱无疆"的精神。医学人道主义是把人道主义的基本精神引进到医学伦理学中加以发挥和提炼而形成的。具体来说，就是医务人员尊重、同情、关心和救助患者的医德精神。尊重是同情的前提，同情是关心的基础，关心是同情的表现，救助是同情和关心的实质。以上四个方面的内容，相互联系，形成辩证统一的有机整体。

医学人道主义是在长期的医学实践中形成的,它充分体现医务人员的行医善性。医学人道主义的基本理念是,医生活着不是为了自己,而是为了别人,这是职业的性质所决定的。不要追求名誉和个人利益,而要用忘我的工作来救死扶伤,治病救人,不应怀有别的个人目的。医务人员的服务对象是罹病、无力自救的患者,其工作具有特殊性且十分辛苦,有时还会受到患者及家属的误解与埋怨。医学人道主义,特别是医学人道主义中的职业精神,充分体现了医务人员的无私奉献精神。

2. 尊重与自主的原则

(1)尊重原则:医患双方交往时应该真诚地尊重对方的人格,并强调医务人员尊重病人及其家属的独立而平等的人格与尊严,这是狭义的尊重原则。而广义的尊重原则,还包括尊重病人自主等。病人享有人格权是尊重原则具有道德合理性并能够成立的前提和基础。医疗人格权利包括:病人的生命权、健康权、姓名权、肖像权、隐私权、名誉权等等。

(2)自主原则:在医疗领域里,自主原则是指在医疗活动中病人有独立的、自愿的决定权利。作为一切医疗活动目的的病人,有权利对在其自身所实施的诊断、治疗方案上作选择,尤其是对一些有伤害性的诊疗措施做选择。因为一切医疗活动的结果均要落实到病人身上,无论结果怎样,或好或坏,或利弊兼有,或不可预测,病人对是否采用这些医疗手段均有自主决定的权利。

在通常情况下,医务人员有义务主动提供适宜的环境和必要的条件,以保证病人充分行使自主权,尊重病人及家属的自主性或自主决定。医务人员尊重病人的自主权,绝不意味着放弃或者减轻自己的道德责任,绝不意味着完全听命于病人的任何意愿和要求,更不是说医务人员可以加入病人的不道德行为中去。

3. 有利与不伤害原则

(1)有利原则:把有利于病人健康的行为放在第一位并切实为病人谋利益的伦理原则。在中国,利他性的助人思想是最早的医学道德观念的精髓,后来逐步形成医乃仁术的行医准则。在西方,《希波克拉底誓言》中明确提出并阐明"为患者谋利益"的行医信条。到了现代,1949年世界医学协会采纳了《日内瓦宣言》明确规定:"我的病人的健康将是我首先考虑的。"1988年,原卫生部颁布的《医务人员医德规范及实施办法》的第三条规定:"时刻为病人着想,千方百计为病人解除病痛"。

(2)不伤害原则:临床诊治过程中不使病人受到不应有的伤害的伦理原则,是一系列具体原则中的底线原则。医疗伤害包括由于医疗技术使用不当对病人造成的肉体或健康伤害的技术性伤害;由于医务人员语言、态度等行为对病人造成精神伤害的行为性伤害;由于医务人员囿于个人或集团利益导致"过度医疗消费",而使病人蒙受经济利益损失的经济性伤害。但是,不管是药物治疗还是手术治疗,实际上,医疗伤害是绝对的,没有伤害是相对的。不伤害原则的真正意义不在于消除所有的医疗伤害,而在于强调培养对病人高度负责、保护病人健康和生命的意识，正确对待医疗伤害现象，在实践中努力使病人免受不应有的医疗伤害。

4. 公正与互助原则

（1）公正原则：在医学服务中公平、正直地对待每一位病人的伦理原则。当前倡导的医学服务公正，应该是形式公正和内容公正的统一，即具有同样医疗需要以及同等社会贡献和条件的病人，应得到同样的医疗待遇，不同的病人不应得到有差别的医疗待遇；在基本医疗保健需要上要求做到绝对公正，即应人人同样享有；而在特殊医疗保健需求上做到相对公正，即对有同样条件的病人给予同样满足。公正原则应该体现在两个方面，即人际交往公正和资源分配公正。人际交往公正对医方的要求是与患方平等交往和对有千差万别的患方一视同仁，即平等待患。资源分配公正要求以公平优先、兼顾效率为基本原则，优化配置和利用医疗卫生资源。

（2）互助原则：医学服务中互相合作、互相帮助的伦理原则。医患关系是在双方互动中结成的，医学服务是在医患互动中完成的。互动的实质就是互相合作、互相帮助。病人在这种互动中得到的医学关怀与救助，是显而易见的；同时，医者提供的良好服务以及体现出的自身价值，也恰恰是对方配合与帮助的结果。互助是医学道德关系本质的反应。在现代的信托、契约式医患关系中，互助精神就更为突出和重要。因为，现代医学高度社会化、交往多元化，医学人际关系更为复杂，如果缺少各种互助合作，就不可能有良好的医学服务。

参考文献

［1］何伦,王小玲.医学人文学概论[M].南京:东南大学出版社,2002.

［2］秦敬民,王冬杰.医学伦理道德学[M].上海:上海科学技术出版社,2006.

［3］张显立,李立元,等.医学道德[M].北京:科学技术文献出版社重庆分社,1990.

［4］易学明.医患之间[M].南京:东南大学出版社,2012.

生命伦理

第五章 02

生命伦理学(Bioethics)亦称"生物伦理学",这是由美国学者范伦塞勒·波特(V. R. Potter)在20世纪70年代首次使用。伴随现代医学、生物学、生命科学的飞速发展,以及高新生物医学技术在医学和非医学领域的广泛运用,医学伦理学在进一步地延伸与扩展,它以生命为中心,不仅关注医疗领域中的病人,而且还面对整个社会的人群,从生殖、生育、医疗卫生保健、公共卫生政策、人与周围的环境关系,直到临终、死亡等所引发的种种伦理问题进行探讨,演变成生命伦理学。

从现代伦理学发展的趋向来看,生命伦理学重在继续探讨医学特别是临床医疗中有关现象的伦理判断与伦理抉择;鉴于先进科学技术,尤其是先进生物医学技术的介入,在人工辅助生殖技术、生育控制、遗传服务和基因治疗以及各类人体实验和研究方面,生命伦理学都面临着大量亟须思考和研究的问题。

第一节 生命本体论和生命伦理观

一、生命本体论

(一)生命的概念和基本功能

生命是什么?从古至今,对于生命有着各种不同的理解。《现代汉语词典》对"生命"的解释是:"生命是蛋白质存在的一种形式。它的最基本特征就是蛋白质能通过新陈代谢作用不断地跟周围环境进行物质交换。新陈代谢一停止,生命就停止,蛋白质也就分解。"

我们现在讨论"生命伦理"中的"生命"时,更多的是从哲学角度来定义。生命是生物的组成部分,是生物具有的生存发展性质和能力,是生物的生长、繁殖、代谢、应激、进化、运动、行为表现出来的生存发展意识,是人类通过认识实践活动,从生物中发现、界定、彰显、抽取出来的具体事物和抽象事物。生命的基本功能包括:

1. 自我调节功能

它是生命的一个本质属性。任何生命在其存在的每一瞬间,都在不停地调节自己内部的各种功能的状况,调整自身与外界环境的关系,这种机体自我调节系统为生命所独有。

2. 自我复制功能

它是生命系统不同于化学系统的特征,自我复制是贯穿生命过程始终的属性,这种功能是生命系统固有的特点。

3. 选择性反应功能

反应是非生命物质与生命物质都具有的属性。不同的是,只有生物有机体才独立地发生反应,而且这种独立的反应是有选择性的,它受到有机体自身的控制,并随体内环境条件的不同而不同。以上三种功能是生命区别于非生命的特征。

(二)生命本体论

那么什么是人呢?要从胎儿的本体论进入到人的本体论,关键在于要把 human being 和 person 区别开来,或者把人类的生物学生命和人类的人格生命区别开来。尽管自然的人或者理性的人,都不能对人是什么、人的生命是什么做出令人满意的回答。但是,值得注意的是,它们却分别从人的生物属性和人的社会属性对人的生命进行了有意义的探讨和深刻的揭示,为科学地定义人的生命是什么奠定了坚实的基础。

人的生命与动物的生命最根本的区别在于他们以不同的生活方式与他们所生存的客观世界发生关系。动物是以被动服从的方式去顺应周围世界,人则是以主动认识、发明创造的方式去适应世界。人的行为活动是受意识支配的有目的、有计划、有措施、有步骤的理性活动。人的理性活动决定其本质表现为一种无限的创造性。

人脑是前提,社会关系是源泉,二者缺一不可。人脑功能的停止意味着人的自我意识的消失,比如说"植物人"。即便有意识和自我意识的前提,还必须要有社会关系这一不可缺少的条件,只有在这一定的社会生活环境和关系中才能产生意识和自我意识。失去了社会关系,人的意识就无法产生,人的生物学生命就不可能迈进人的人格生命的大门。正是从这个意义上来说,马克思做出了"人的本质是一切社会关系的总和"这一结论。自我意识和社会关系是判断人的人格生命的出现和消失的基本标准,也是人的人格生命的两大组成要素。

这样说来,人的生命是人的生物学生命发展到出现人的人格生命时期,实现人的生物学生命和人的人格生命这两者的高度统一的有机实体。

二、生命伦理观

(一)生命神圣论

生命神圣论是传统医学道德,乃至社会一般道德的最基本道德原则。当医学从原始的宗教和巫术中脱离出来,同时引发了两个很有意义的说法,一是利用自然哲学的理论来揭示人的生命和人的健康或疾病产生的医学理论体系;二是从对神的敬仰转化为对人的尊重,把健康从上帝的恩赐转化到人类自身,产生内在的医学伦理。这种医学伦理的核心思想就是生命神圣论的思想,它的基本理念是生命之中,"有贵千金,一方济之,德逾于此"。它要求医务人员在医疗实践中,一方面要无条件维持人的生命,生命是神圣的,在任何情况下,保存生命、延长生命是医生的天职,是医学道德的根本要求。另一方面,又要无条件反对死亡,即使是那些不可避免的死亡,也要加以绝对的反对。

生命神圣论成为传统医学道德核心的另一个根源,是由医学职业的性质所决定的。医学的诞生正是人类对生命的追求和渴望的结果。"医者,生人之术也",医学职业的这些特殊性与生命神圣伦理观一脉相通,为生命神圣论在医学职业范围内的广泛运用提供了最适宜的条件,促使关心人的生命、尊重人的生命、维护人的生命、捍卫人的生命的职业行为上升为具有道德意义的行为,并以道德的行为加以固定、提倡和规范,从而形成一系列以病人生命利益和健康利益高于一切的医学道德规范。

（二）生命质量论

现如今,人们对人的生命态度越来越不满足于只局限在神圣论的范围内去考察,用生命质量论的观念去审视人的生命、对待人的生命成为必然趋势。生命质量论(quality of life)是在认同生命神圣的基础上,把注意力集中在对生命质量的考察上,主张医学不仅在于保存人的性命,更重要的是要努力提高、增进人的生存质量的观念,人不仅要活着,更要活得有质量。

生命质量论的一个基本道德理念是:尊重人的生命,接受人的死亡。尊重人的生命强调的是尊重有价值、有质量的人的生命。同时,把接受人的死亡看成是尊重人的生命的基本内容,这是与生命神圣论的最大区别。

（三）生命价值论

人的生命价值就是人的生命存在对人的需要的满足。人为了自身的生存和发展,总是有各种各样、丰富多彩的生理和心理需要。为了满足这些需要,人就要劳动、创造,从事多种多样的实践活动。人的生命具有满足人的需要的属性,即人的生命具有价值属性。

人的生命是一个渐进、持久并逐渐衰亡的过程,生命价值融于这一过程之中。也可以理解为,生命价值有大小高低之分。其判断依据为生命内在价值,即由生命的质量所决定;和生命的外在价值,即由人格生命来体现,某一生命对他人、对社会和人类的意义。

第二节　生命质量控制

所谓生命质量控制,是通过医学、生物学的手段和方法消除生命的缺陷性因素,提高生命的自然素质和完好程度。生命质量控制是当代医学的重大成就之一,确定生命质量控制等问题的道德允许范围和界限,是生命伦理学的一项重要任务。

一、优生学

(一)优生学的概念及发展

1. 优生学的概念

优生学诞生于 19 世纪 80 年代,是在进化论和遗传学发展的基础上建立起来的。优生学是指应用医学遗传学的原理和方法,改善人类的遗传素质,防止出生缺陷,提高人口质量的一门科学。

优生学有两项任务,一是增加优良的遗传素质,二是降低不良的遗传素质。根据研究任务的不同,优生学可分为正优生学和负优生学。

正优生学又称演进性优生学,是指对人类优良性状和基因给以巩固、延续和发展,使优质人口增加,使下一代遗传素质超过上一代。除某些国家已在优生法中规定鼓励在体格和智力上优秀的个体生育更多的后代外,主要是使用人类辅助生殖技术,包括人工授精、胚胎移植、卵子赠送、重组 DNA 技术、克隆技术等。人工授精、胚胎移植、卵子赠送现已成功应用于临床实践,重组 DNA 技术和克隆技术还处于正在实验研究之中。正优生学属高科技领域,由于它受技术和条件的限制,并涉及社会伦理、道德观念、法律行为等诸多问题,这些技术的应用还存在争议。

负优生学又称预防性优生学,是指预防不健康的、有遗传性疾病和先天性缺陷的患儿出生,目前采取的一些优生措施有婚前医学检查和指导、妊娠早期保护、遗传咨询、产前诊断、围产期保健等。负优生学是最基本、最现实的优生措施,它具有技术难度和费用不高、方便实施等优点。

2. 优生学的发展

优生思想由来已久。随着原始社会婚姻关系的发展,人们认识到近亲结婚和族内婚配对繁衍后代的不良后果,逐步排除了直系血亲之间的婚姻,这对优生学的发展奠定了基础。英国生物学家高尔顿 1853 年发表《人类才能及其发展研究》一书,创立优生学。但在优生学创立初期,一些学者过分强调智能遗传性,宣言民族优劣,以致被种族主义、法西斯主义分子利用,作为某一民族优于其他民族,以推进惨无人道的种族灭绝政策的理论依据。

20世纪初,优生学有了很大发展,一些国家相继成立优生组织。1919年,优生学传入中国,丁文江、潘光旦等人撰文介绍优生学,提倡避免近亲结婚。直到1979年10月,以在长沙召开的人类与医学遗传学学术会议为标志,被视为生命科学禁区的优生学才得以在我国复苏,并蓬勃发展。

(二)优生学伦理原则

正优生学的各种措施实施所涉及的伦理问题集中围绕生育权利、出生权利及生命本体论地位而展开。同时,随着优生学研究的不断深入、优生措施的不断推广,一系列更深层次的伦理问题也引起人们关注。比如,人类的遗传学现状是否已经恶化到必须加以纠正的程度;如何判断基因是有利的还是不利的;能力低下在多大程度上是遗传因素作用的结果;在推广优生工作过程中如何处理个人与国家利益的关系;等等。

1. 生物学准则

正优生学的应用,首先应该符合生物学的遗传法则。优生学的选择和运用要有利于优化人种,严格掌握实施优生对象的情况,在实施过程中,对于患有遗传病或有遗传病家族史及其他不利于后代的疾病的人,应禁止其生育或供精。

2. 社会学准则

优生应严格遵守国家的计划生育政策,这是人类社会发展的客观要求。这样做不仅关系到人类的今天,也关系到人类的明天。任何违背优生目的的研究和实践都应严格控制,还应考虑优生技术的应用可能对社会产生的负效应,尽可能做到增利减害。

二、生育控制

(一)从生育控制到优化生育

生育控制(fertilization control)是生殖优生领域的一个特定概念,是指对人的生育权利的限制,包括对正常人和异常特定人的生育权利的限制。前者往往是国家为控制人口数量而制定的一种普遍的政策和法令,后者往往是从优生,即从提高出生人口质量、提高未来人口素质的角度考虑,对一些严重影响后代生命质量的特定的育龄夫妇,如严重精神分裂症患者、严重先天智力低下者、严重遗传性疾病及其他患有医学上认为不宜生育的疾病的人实行的生育社会限制和医学限制,包括避孕、节育、绝育、流产或强迫性流产等。生育控制的这两方面是相互作用、不可分割的。

在我国生育政策已由原先的计划生育政策,过渡到现今的"二孩政策"。十九届四中全会《关于坚持和完善中国特色社会主义制度　推进国家治理体系和治理能力现代化若干重大问题的决定》提出,"优化生育政策,提高人口质量"。"优化生育"这一新提法具有重大而深远的意义,意味着计划生育和人口控制的时代即将落幕,优化生育和人口优化的新时代即将开启。优化生育的内涵至少包含了生育决策的优化、生育过程的优化和生育结果的优化。为此,需要相互融合、相得益彰、系统完整的政策支持和制度保障。

（二）生育控制的方式

1. 避孕

避孕(contraception)是指为满足社会人口数量和质量控制需要以及医学和非医学理由,用一定的技术和方法防止怀孕的一系列措施。避孕是生育控制的主要手段之一。

尽管避孕在今天已经为越来越多的人所接受,成为不少国家控制人口过度增长的有效手段。但在相当一段时间内,西方传统宗教观念认为避孕切断了性交与生育之间自然而神圣的联系、预先扼杀了一个人的生命等,避孕得不到社会的承认且被认为是不道德的。在我国,避孕能被大多数人接受,尤其是城市人口或受过较好教育的人普遍把避孕看成是遵守国家计划生育和优生政策的自觉要求和公民义务。

2. 人工流产

人工流产(abortion)是由孕妇本人或他人,一般是医生或助产士,有意施行的堕胎,在婴儿出生前结束妊娠。

人工流产与传统观念发生冲突而产生伦理学争论是由传统宗教理论引起的。总的来说主要集中在两方面:一是人的生命从什么时候开始的? 胎儿本体论地位和道德地位是什么? 二是目前对自己身体、生育和生命拥有多大的权利? 在我国,无论医学界还是公众对人工流产都能持开明、肯定的态度,一般不存在由于对这些问题的伦理分歧而影响人工流产的实施,这是难得的。当然,胎儿毕竟也是人类生命,我们应对其予以必要的尊重。人工流产的不适当应用,的确会带来种种社会问题。因此,对人工流产进行合适的控制,在任何社会都是必要的。

3. 绝育

绝育(sterilization)一般是用手术阻止人的生育能力,通过切断、结扎、电凝、环夹或用药物等方法堵塞女子输卵管或男子输精管,阻断精子和卵子相遇,起到永久性避孕作用。绝育目的的主要有:一是治疗妇女疾病。有些患病妇女如继续怀孕,将会对妇女和胎儿带来致命危险。二是避孕。出于夫妇个人考虑或社会控制人口数量需要,通过绝育达到不再生育目的。三是优生。如夫妇一方或双方有严重遗传病,绝育可保证遗传病不再传递给下一代,也可改善人类基因库质量。但此种目的的敏感性强,引起伦理问题较多;四是惩戒。对于犯罪或反社会行为,尤其是强奸犯罪,用绝育作为惩罚手段。

4. 产前诊断与性别选择

产前诊断(antenatal diagnosis, prenatal diagnosis)是与优生关系十分密切的一项现代生物医学诊断技术,通过对胎儿进行特异性检查,以判断胎儿是否患有先天性或遗传性疾病。主要包括对胚胎性别、先天畸形、先天性代谢病、染色体病的产前诊断。无论胚胎或胎儿是男是女,只要检查出患有遗传性疾病、存在先天性缺陷,依据生命价值原则和优生原则,为了人口质量的提高,都应制止其出生,采取选择性人工流产结束其生命,这并非不道德。

性别选择(sex selection)也叫性别控制,是在生殖阶段或过程中运用现代医学技术有目的地控制、选择后代男女性别的技术和手段。广义上讲,它是生殖技术的一部分,"有目的"的伦理含义指这种技术的应用被严格限制在医学科学和社会范围内,超出这一范围,这种技术的运用就可能是不道德的。性别选择的目的必须符合医学目的,即满足社会利益及人类健康利益的需要。任何偏离这一目的的性别选择技术都不宜提倡,也是不道德的。

第三节 生命走向终点

人都会死,这是客观而沉重的事实;人知哀死,这是普遍而深奥的现象。

一、死亡的定义和标准

(一) 死亡的定义

死亡是人的本质特征的消失,是机体生命活动过程和新陈代谢的终止。医学上把死亡分为三个阶段:一是濒死期,是死亡过程的开始阶段,表现为意识模糊或消失,各种反射减弱或迟钝,血压下降,心跳减弱,呼吸短促或不规律。二是临床死亡期,宏观上人的整体生命活动已停止,微观上组织代谢过程仍在进行。三是生物学死亡期,是中枢神经系统和重要生命器官的消亡过程不可逆发展的结果,是死亡过程的最后阶段。

(二) 死亡的标准——科学之争还是伦理之辩

1. 传统"心肺死亡"标准

在传统的死亡概念中,长期以来都把心肺功能看作是生命的最本质东西。死亡成为个体自主心跳、呼吸停止的代名词。这种看法在人类历史上沿袭了数千年。随着科学的进步,"心肺死亡"标准越来越受到挑战。在大量的医学实践中发现,一些"死而复生"的事实无法用传统"心肺死亡"标准解释,这使人们对死亡标准进行反思。

2. "脑死亡"标准

1968年美国哈佛大学医学院特设委员会首次提出报告,把死亡定义为"不可逆的昏迷或脑死亡"。国际医学界认为,脑组织或脑细胞全部死亡,大脑、小脑、脑干等全部功能发生永久不可逆转的丧失和停止,是判定人死亡的科学标准。

脑死亡的判定标准为:一是无感知和无反应;二是没有运动和呼吸;三是反射消失;四是脑电图平直。在排除体温低于32℃或刚服用过中枢神经系统抑制性药物后,经24小时连续检测无变化即判定为死亡。脑死亡标准的提出,是人类对死亡病理生理过程认识的一次飞跃。它不仅对当前医疗卫生事业发展具有重要意义,如器官移植技术的发展、安乐死的决策、节约卫生资源等等,还涉及医学发展以外的社会、法律及观念更新等问题,"脑死亡"标准的确定具有重要伦理意义。

二、安乐死

(一)安乐死的定义

"安乐死"一词源于希腊文,原意为"快乐的死亡"或"尊严的死亡"。现代医学伦理学认为,安乐死是指患有不治之症的患者在垂危濒死状态时,由于精神和躯体的极度痛苦,在患者和家属的要求下,经过医生认可,用人道的医学方法使患者在无痛苦状态下度过死亡阶段而终止生命全过程。依照控制方式的不同,安乐死分为主动和被动、自愿和非自愿等四种。

世界上大多数国家对安乐死仍持保留态度,人们最大的担忧是,承认安乐死合法,可能为滥用者大开方便之门。由于安乐死涉及医学、社会学、伦理学及法学等多方面问题,引发人们热烈讨论。同时,安乐死的争论也向传统死亡观念发起挑战,促使人们对于生命、对于死亡进行更深层次的思考。

(二)关于安乐死的争论——生死之柄握在谁的手心

安乐死是否合乎道德? 患者是否有权选择安乐死? 医生实施安乐死是否有悖于医学目的等问题,对此大家争论激烈,相持不下。

反对安乐死的人认为:救死扶伤是医生的职责,安乐死是变相杀人,是不人道的行为;对患有不治之症的人实施安乐死,有碍于医学科学的发展;安乐死可能导致医生错过继续救治恢复机会、患者自行改善机会、出现和探索新技术新药物机会;患者在极度痛苦或因用药精神恍惚时提出的安乐死请求是否算数等等。

赞同安乐死的则认为:安乐死符合患者切身利益,帮助患者无痛苦、有尊严的死去可以满足他们的迫切要求;安乐死可以使死者家属从长期的精神痛苦和经济负担中解脱出来;安乐死有益于卫生资源的有效分配等等。安乐死对患者、对其家庭、对社会负责,具有明显的理智性,是道德行为。

三、临终关怀

(一)临终关怀的定义

临终关怀是针对临终病人死亡过程中产生的诸多问题和痛苦,对其提供温暖的人际关系、舒适的医护环境和坚强的精神支持,帮助病人走完人生旅途的最后里程,并对其家属给予安慰和关怀的一种综合性卫生服务行为。

自英国桑德斯博士(Dr. Cicely Saunders)在伦敦首创世界第一座养护院后,这种对临终病人的福利设施在世界范围内迅速扩展。临终关怀不以延长临终者的时间为重,而以提高临终阶段的生命质量、减轻临终者躯体和精神的双重痛苦为宗旨,从生理、心理、社会等方面对临终病人进行综合的全方位关怀,帮助临终病人"优死"和其家属的"好生"。

(二)临终关怀的道德要求——给死亡一点美丽

1. 减轻病人身体与精神痛苦

对处于多重痛苦折磨下的临终病人,转移原有的治疗目标是很有必要的。医生的积极性应放在援助、照管上,应把医疗从"治愈病人"转向安慰、关心和照料他们,增加临终病人的舒适和快乐。

2. 帮助病人接受死亡的事实

临终病人的心理过程是复杂的,一般要经历五个连续的阶段,即否认期、愤怒期、协议期、抑郁期和接受期。医生应主动积极地与病人接触,了解病人的心理状态,对病人进行死亡教育,消除病人对死亡的恐惧,积极配合医护人员以减轻痛苦。

3. 掌握说明病情的最佳方式

在考虑病人性格及接受能力后,一般可采用"循序渐进式"的说明方法。说明语言是重要的,一要表明病人不会立即死亡,缓解病人不安、紧张的心理;二要向病人表明治疗过程是曲折的,给予一定程度的暗示,有思想准备;三是表达医生会和病人共同持久地与疾病做斗争的愿望。

4. 尽量满足病人的精神需求

临终病人对精神上的需要,如理解、关心、安慰等都是极其迫切的。作为一个理解临终病人疾苦、恐惧不安与孤独感的医生,能够在病人身旁坐下来,在一定的时间倾听病人诉说,就能使病人在精神上得到很大的安慰。

5. 照顾好病人家属

在临床上,这种情况是多见的,病人受到护理,而家属却被遗忘。病人去世后,陷入悲痛的家庭比比皆是。医生要将死者和其家属视为一体,尽可能减轻家属的精神痛苦,帮助他们早日从失去亲人的痛苦中解脱出来,回到正常的生活轨道。

参考文献

[1] 何伦,王小玲.医学人文学概论[M].南京:东南大学出版社,2002.

[2] 王平,李海燕.死亡与医学伦理[M].武汉:武汉大学出版社,2005.

[3] 田延科.遗传与优生学基础[M].北京:人民军医出版社,2010.

[4] 马明福,王应雄,丁显平,等.出生缺陷预防与再生育[M].成都:四川大学出版社,2017.

02 医患关系伦理
第六章

医学实践中的人际关系是指在医疗实践中所形成的人与人之间的关系，简称医疗关系，主要包括医患（护患）关系、医际（护际）关系、医护关系、患际关系、医社关系等，而其中医患关系伦理是医学伦理学研究的基本问题，也是现代医学伦理学研究的重要内容。医患关系伦理对于改善医德医风，树立社会主义医德医风，规范临床医疗过程中的医务人员和患者的道德要求，提高医疗卫生事业的服务质量，加强医院的精神文明建设，促进医疗卫生事业的进步和发展，提高人类的健康水平，具有重要的现实意义。

第一节　医患关系论述

一、概念

医患关系是指医者与就医者在诊疗疾病和预防保健中所建立的各种关系的总和，它是医疗人际关系的重要组成部分，是医学伦理道德研究的核心问题之一。

医患关系有狭义和广义之分。狭义的医患关系特指医生与患者之间关系的一个专门术语。广义的医患关系是指医务人员（包括医生、护士，以及其他卫生技术人员、医疗卫生行政管理人员）与患者（包括患者本人、患者亲属、监护人、患者单位同事及组织等群体）相互之间的关系。因此，广义的医患关系是指以医生为主体的群体与医患者为中心的群体在诊疗疾病与预防保健中所建立的相互关系。著名医学史家西格里斯认为：每一种医学行为始终涉及两类当事人，医生和患者，或者是更广泛的医学团体和社会，医学无非是这两群人之间多方面的关系。这是对医患关系所做的经典描述。

二、内容及模式

在医疗活动中，医患关系的基本内容表现为两个方面：一方面是医务人员与患者在医疗诊治和措施实施过程中的专业技术内容，如检查、诊断、治疗等一系列过程，它是构成医患关系的基础，也是联系医患关系的纽带。另一方面是医务人员对患者的服务态度、服务质量等伦理道德内容，它是医务人员实施医疗技术的保证，它的好坏直接加固或动摇着其技术方面的关系,从而影响医疗质量的好坏。在医疗活动中,医患关系的专业技术内容与伦理道德内容相互依存,相辅相成,共同作用于医患关系,对医患关系和医疗效果产生重要影响。

医患关系的上述两个方面从医学伦理学角度可区分为"治疗性医患关系"和"非治疗性医患关系",以及技术型和非技术型医患关系。

(一)技术型医患关系

对医患关系的技术方面概括地描述的是萨斯-荷伦德模式。1956 年,美国学者萨斯(Thomos S. Szase)和荷伦德(Msrc H. Hollender)在 JAMA Internal Medicine(美国医学会杂志《内科学》)上发表了"医学方法论的贡献:医患关系的基本模式"(*A contribution to the philosophy of medicine*:*the basic models of the doctor-patient relationship*)的论文,根据医患互动、医生和患者的地位、主动性大小,将医患关系归纳为三种类型:主动-被动型、指导-合作型、共同参与型。这一基本模式逐渐被医学界所接受。

1. 主动-被动型(Activity-Passivity Mode)

这是一种具有悠久历史的医患关系模式。在这一模式中,医生是主动的,患者是被动的,是一种不平等的医患关系。患者不能发挥积极主动作用,不能发表自己的看法,也不能对医生的责任进行有效的监督,容易引起不应有的事故和差错,西方学者把这一模式称为"父权主义模型"。但对于休克昏迷患者、精神病患者或难以表达主观意见的患者,则是适用的。

2. 指导-合作型(Guidance-Cooperation Mode)

这是一种构成现代医患关系的基础模式。患者被看作有意识、有思想的人,在医患双方关系中有一定的主动性,医者注意调动患者的主动性,医患关系比较融洽,但这种主动性是有条件的,是以主动配合、执行医生的意志为前提的。主动配合的具体表现是:主动诉说病情,反映诊治中的情况,配合检查和治疗。但对医生诊治措施,既不能提出异议,也不能反对,医者仍具有权威性,仍处于主导地位。这一模式有利于提高诊疗效果,在协调医患关系中能够起到一定作用,但仍不够完善和理想。

3. 共同参与型(Mutual Participation Mode)

这是现代医患关系的一种发展模式。患者在医疗过程中是主动和医生合作,主动参与医生的诊治活动,提供各种情况,帮助医生做出正确诊断,有时还和医生一起商讨治疗措施,共同做出决定。医生在诊疗过程中能认真听取患者的意见,采取其中合力的部分,医患间有近似相等的权利的地位,诊治中发挥着医患双方的积极性。这种类型对消除医患隔阂,建立真诚和相互信任的医患关系,提高医疗质量是非常有利的。

除了萨斯-荷伦德模式对医患关系的技术性方面做了概括之外,还有一些模式,如维奇模式、布朗斯坦模式等。但萨斯-荷伦德模式逐渐被医学界所接受。随着教育水平的提高,公民权利意识的增强,患者对自身健康的关注,医患关系中患者的地位和主动性将更加提高,传统的家长式医患关系正朝着以患者为中心的医患关系模式转变,患者拥有了更多的自主权利,医生也必须把尊重患者自主权看成是绝对的义务,让患者有权参与自身的选择。但是,医生必须坚持原则,在强调医患互动时,要充分发挥医患双方的积极性。

(二)非技术型医患关系

1. 道德关系

在临床诊疗过程中,由于医患双方所处地位、利益、文化素质、道德修养等不同,对医疗技术活动及行为方式的理解和要求上存在着一定的差异。为协调矛盾,医患双方必须遵守一定的道德原则和规范,来约束自己的行为。道德关系是非技术关系中最重要的内容。

2. 行为关系

行为关系主要是指医患双方在诊疗过程中所发生的思想、语言、情感等交往。大多数患者对医院、医务人员是否满意,主要在于医务人员是否耐心、认真,是否抱着深切的同情心,是否尽最大努力去进行诊断等。行为关系是影响医患关系的重要因素。

3. 利益关系

利益关系是指医患双方在诊疗过程中所发生的物质和精神利益关系。医务人员经过诊疗活动积累经验、增长才干,从而获得物质、精神和心理上的满足;患者支付医疗费用,得到医疗服务,获得身体康健,从而获得满足。

4. 价值关系

价值关系是指以诊疗活动为中介的体现医患双方各自价值的关系。医务人员的自我价值通过为人民健康服务的医疗活动,转化为外在价值而得到社会认可。患者经过医务人员诊治获得健康,将自己内在机制转化为外在价值而为社会做贡献。这种双方的内容价值向外在价值的转化,是通过建立医患关系获得的。

5. 法律关系

法律关系是指医疗活动中,医患双方的行为和权益都受到法律和法规的约束和保护,并自觉在法律、法规允许范围内行使各自的权利、履行各自的义务。这种对医患双方正当权益的保护,是社会文明进步的标志之一。

三、现代医患关系的发展趋势

在人类健康问题上,长期占主导地位的是生物医学模式,但它忽视了心理、环境、社会等因素对人体的作用,难以适应现代医学发展的需要。1977 年美国学者恩格尔(G. L. Engel)首次提出新的医学模式:生物—心理—社会医学模式。这一模式在医学观、疾病观和健康观上都提出了新的观点,很快被医学界接受,成为现代医学发展的标志,也是现代医患关系发展的新趋势。

生物—心理—社会医学模式,进一步强化了医学服务的根本宗旨,"以患者为中心"是现代医学必须树立的服务理念。它要求医学工作者在工作中,应依据该模式把患者看作是一个完整的人,既重视生理治疗,又重视心理治疗。进一步确立了双向作用的医患关系,要求医生和患者要相互尊重、相互影响,医生要尽心尽力用自己的知识和技术帮助患者战胜疾病,而患者在医生指导和帮助下,也要发挥主观能动性参与整个医疗过程,共同战胜疾病。生物—心理—社会医学模式进一步扩大了医疗服务的范围,从生理学、心理学、社会学和伦理学等不同层次来观察人体健康和疾病,运用综合的科学措施来防治疾病,扩大医疗服务的范围。

第二节　患者的权利与医务人员的义务

一、患者的权利

(一) 概念

患者权利一般是指患者在患病期间应有的权利和必须保障的利益。患者权利的实现受医务人员的道德水平、医疗卫生和医疗科学发展水平等客观条件的制约。

(二) 患者的权利

1. 基本医疗权

人的一生要面临生老病死,解除疾病的痛苦、维护健康是人类基本权之一。医者对待患者应该一视同仁。

2. 疾病认知权

患者除意识不清或昏迷状态外,通常都希望能了解自己所患疾病的性质、严重程度、治疗安排和预后情况。医务人员要在不损害患者健康利益和不影响治疗开展的前提下,尽可能提供有关疾病的信息。

3. 知情同意权

医疗过程中,患者有权要求治疗,也有权拒绝一些治疗手段和各种类型的医学试验。当患者因缺乏医学知识或其他原因拒绝合理治疗措施,这种拒绝将会带来不良后果时,医务人员要耐心劝说、陈述利害、讲明拒绝将造成的后果,使患者同意接受。

4. 保护隐私权

患者有权维护自己的隐私不受侵害,在接受治疗后,有权要求医务人员对有关自己生理、心理状况保密。医务人员随意泄露患者隐私或进行宣扬的行为,是违背道德规范的。

5. 监督医疗权

如果一旦发现有妨碍基本医疗权的实现或履行不正确的医疗措施等现象,而使自己生命和健康利益受到影响时,患者有权直接或间接提出意见和建议。同时患者有权了解医院的医疗工作并了解有关信息,例如了解药品的价格和医疗费用的支出情况等。

6. 要求赔偿权

因医务人员违反规章制度、诊疗护理操作常规等构成失职行为或技术过失,直接造成患者伤、残、功能障碍或死亡等严重不良后果,被认定为医疗事故的,患者及其家属有权提出经济补偿及精神赔偿要求,并追究有关人员的责任。

二、医务人员的义务

(一) 概念

医务人员的义务就是在全部临床医疗工作中,无条件地重视与患者的利益,在力所能及的范围内去做每一件事来治疗患者疾病、增进患者的健康。同时,每个医务人员还必须承担对他人、社会的责任,增进公众的健康,促进社会的发展。

(二) 医务人员对患者的义务

1. 承担诊治的义务

医生必须用其所掌握的全部医学知识和治疗手段,尽最大努力为患者服务,这是医疗职业特点所决定的,自古到今都是一样的。医生所做的一切必须以患者的利益和健康为前提。任何非医学理由,都不能推诿、限制或中断对患者的治疗义务。

2. 解除痛苦的义务

患者的痛苦包括躯体性和精神性的。医生要用药物、手术等医疗手段努力控制躯体上的痛苦,还要以同情心理解和体贴患者,做好心理疏导,缓解患者心理上的痛苦。医生只有全面了解患者,才能对因治疗,取得良好的效果,这也是现代医学模式发展的必然要求。

3. 解释说明的义务

医生有义务向患者说明病情、诊断、治疗和预后等医疗情况,特别是在诊断措施存在或可能给患者带来不利的影响时,医生更应向患者作充分解释与说明。这种负责的、通俗的、简练的陈述,不仅是为了取得患者的合作,使医疗工作正常开展,更重要的是对患者自主权的尊重。特别是口腔专业,口腔疾病慢性病多,诸如牙周炎、口腔黏膜病、错𬌗都是需要长期反复复诊的疾病。龋病、牙髓病、假牙修复治疗等也都需要定期复查复诊。做好解释说明是口腔医患沟通中的重要一环。

4. 医疗保密的义务

医疗保密工作一般包括两个方面:一是为患者保守秘密,在诊疗过程中,由于了解病情的需要,患者常常向医务人员提供各种隐私,对此不能随意泄露;二是对患者保密,在特殊情况下,为了使医疗工作顺利开展,有利于患者的治疗,对某些患者的病情及预后需要保密,有些检查为了社会的需要,也应加以保密。

(三)医务人员对社会的义务

1. 面向社会的预防保健义务

主动宣传普及医疗卫生知识,提高人们自我保健和预防疾病的能力,支持和参与卫生防疫活动,对整个人类社会的健康负责。

2. 提高人类生命质量的义务

建立基层医疗服务网络体系,为社区群众提供医疗保健、家庭医生等服务;积极参加优生优育、计划免疫和提高人类健康素质的工作;重视老年人的保健和亚健康的诊治;开展认识生命与死亡的教育工作,促进社会的文明和进步。

3. 参加社会现场急救的义务

对突发性的自然灾害以及工伤、车祸等意外事故,医务人员应立即赶赴现场,尽力抢救,以社会利益和人民的生命安危为重,绝不能推诿、躲避和耽误现场急救工作。

4. 发展医学科学事业的义务

要使医学科学事业不断发展,提高临床诊治水平,需要医务人员刻苦钻研新理论、新技术、新操作,具有献身和求实的精神。医务人员应以执着的精神,贡献自己毕生的精力。

三、医患权利和义务的关系

医患权利与义务是对立统一、相辅相成的关系。医生与患者所享有的权利和负有的义务不是自由选择的结果,而是由社会角色所决定的。首先,医患权利与义务是统一的。医生在医疗活动中行使权利时必须履行一定的义务。其次,医生权利与患者义务基本是一致的。在医疗过程中,患者履行义务也就赋予了医生的权利。现代医学模式证明,良好的医疗效果需要医患双方共同努力。再次,医生义务与患者权利也是基本一致的,患者的基本权利就是医生的义务。患者所享有的权利实际上反映了医生在医疗过程中所负有的义务。

第三节　医患沟通内容

一、知情同意

（一）概念

知情同意，临床上指在患者和医生之间，当对患者做出诊断或推荐某种治疗方案时，要求医生必须向患者提供充分的病情资料，包括方案的好处、危险性及可能发生的其他意外情况，并以此建立诊疗方案，使患者能自主、自由地做出决定，接受或不接受这种诊疗。知情同意也广泛应用于临床中的人体试验、医学的其他研究和试验。

知情同意包含知情和同意（不同意）两部分密切关联、充满伦理学思想的内容。知情是同意的前提，同意是知情的结果。让患者真正知情，并使患者做出的同意是完全、自愿和真正的同意，是医务人员需要重视的问题。

（二）伦理意义

知情同意不仅是医生义务的内容，也是患者权利的重要部分。尊重患者个人的自由、为患者获取最佳利益是知情同意得到伦理学辩护的充分依据。临床上，知情同意的伦理意义表现在，是自主原则的集中体现，有利于建立合作的医患关系，可以减少民事和刑事法律责任。同时，知情同意在临床医患关系的应用中，具有义务性、意向性、自愿性等特点，这也是对知情同意进行伦理分析的基本立足点。

（三）具体运用

医务人员在诊疗过程中如果没有很好地运用知情同意，会给患者带来现实权益、期待利益、精神等方面的损害。口腔临床技术很专业化，因牙齿和口腔组织丰富的感觉神经分布和特殊的组织结构，往往造成患者的病变感受加深。还有些患者具有不同程度的牙科焦虑症，在采取治疗时应充分告知，建立有效的医患沟通。

比如，口腔科医生为患者治疗过程中发现除了主诉牙之外，还有其他的残根残冠，在手术过程中未征求患者同意就当即拔除，这种行为就对患者造成了现实权益损害（人身损害）。医务人员没有履行转诊、转治等告知义务，会使患者丧失诊治的最佳时机，如根管治疗之后没有及时告知义齿修复，碰巧转治期内牙齿裂开并最终拔除，那么其相应的期待利益（丧失治疗最佳时机）也就受到了损害。如在正畸治疗中，患者明确表示治疗目的是为了面容更好从而有利于一年后的职业面试，而医生没有明确告知正畸周期及出现特殊情况导致周期延长的可能，致使患者面试时仍佩戴着牙套影响面试结果，也损害了患者的期待利益（可预见利益）。

知情同意就是为患者提供有关治疗方案的足够信息，有助于提高患者治疗的可预测性。但应对给予患者的各种信息加以区分,感觉信息是告诉患者他们可以期待的感觉(如压力、震动),程序信息则是告诉患者治疗过程发生的顺序(如先局部麻醉,然后放橡皮障,再使用牙钻)。一些患者希望先把整个治疗方案了解清楚,一些患者可能更喜欢在过程中获取对治疗的详细解释。口腔科医生通过在治疗开始前和病人做好有效沟通,能够更好地做好知情同意。

二、医疗保密

(一)概念

医疗保密,指医务人员在医疗中不向他人泄露可能造成不良医疗后果的有关患者疾病信息的信托行为。"有关患者疾病信息"包括两方面,一是患者根据医生诊断需要而提供的有关个人生活、行为、生理和心理等方面的隐私;二是诊断中已了解的有关患者疾病性质、诊断、预后、治疗等方面的信息。

医疗保密不仅指保守患者隐私和秘密,即为患者保密,也指在一些特定情况下不向患者泄露真实病情,即向患者保密。此外,还包括保守医务人员的秘密。

(二)伦理意义

医疗保密是医学伦理学中最古老、最坚定不移的准则之一。以相互尊重和信任为基础的医疗保密维护了患者和医生双方的权益,保证了医患关系的协调和发展。首先,医疗保密体现对患者权利、人格、尊严的尊重;其次,医疗保密是良好医患关系维系的重要保证,是取得患者信任和主动合作的重要条件;最后,医疗保密也是一项必要的保护性防治措施,对一些特定的患者(性格抑郁内向、心理承受能力差等)尤为重要,可以防止意外和不良后果的发生。

(三)具体应用

很多情况下,无论患者是否委托,对患者的信息和内容有范围、有时间的保密在长期的医疗实践中已成为医疗职业普遍的、自觉的要求。这是一种事实上的信托关系。

当患者将自己的信息毫无保留地传递给医生时,患者已经假设认为医生已承诺会保护好他的所有信息,只有当患者要求(同意)或其他道德允许场合下,才可以解除信息的保密性。例如,在口腔治疗中患者突发胸痛,患者主诉病情是说过他使用可卡因来减轻疼痛,医生记录在病史中。当救护人员到达时医生可能将此信息告知。正常情况下,则需要患者签名同意后才能把病史情况传递给其他人。又如,患者牙齿磨耗严重,在诊疗中说到自己因与妻子离异常常咬牙切齿,十分气愤,并扬言总有一天要杀了前妻以解心头之恨。此时,医生有责任联系他的前妻或警方采取预防措施,因为这里存在潜藏第三方的危险因素。尤其要注意的是,不要在医院公共区域讨论患者的病情。

三、讲真话与保护性医疗手段

(一)讲真话与保护性医疗

医生与患者之间的交流应当是坦诚的,这是一种美德,是医患之间真诚关系的基础。患者对医生讲真话,如实地将自己的病情告诉医生;医生说话以事实为依据,真实地告知患者有关诊疗的情况。但在一些特殊情况下不能都讲真话,对此存在赞成、不赞成、折中等明显不同的观点。因此,做出医生在什么情况下要怎么做的明确规定是困难的。

在讲真话这一敏感问题上,不少医生存有戒备心理,不敢越雷池一步,这雷池就是临床医疗中人们已经习惯了的"保护性医疗"措施。所谓保护性医疗,即在医疗过程中,医疗一方为避免医疗非技术因素对患者身体和心理造成的伤害,从而影响患者疾病的治疗和康复所采取的防御性手段。医疗保密、隐瞒病情、语言要求、病房布局等都是其中的内容。

说真话和诚实是每个医生所要奉行的生活和职业准则,但作为医疗职业的特殊性及从医疗行为动机和效果看,在某些特殊情况下,医生出于为患者健康利益考虑,采取说谎或隐瞒真情的方式,也能为人们所接受。但必须明确,说谎和欺骗对患者、医生造成的损害都是不可低估的,会失去患者的信任;剥夺患者个人自由,使他们不能主动参与治疗;对濒死患者而言,会影响其做出临终前的种种选择;说谎从根本上违背了医疗的诚实准则,最终损害医生自身的信誉。

(二)讲真话原则与艺术

讲真话原则的关键在于如何对患者讲真话,这就是讲真话的艺术问题。医疗的艺术就在于对什么人、在什么地方、什么时候讲真话,如何讲真话。其中不让患者提前担心、帮助患者度过消极阶段是讲真话中医生所特别要予以重视的。讲真话重要的还是围绕患者自身的因素考虑。如何讲真话还应从患者的病种、文化、心理特征等方面综合分析。

1. 患有不同疾患的患者

对患有一般性疾病的患者,无论是急性还是慢性病都要告诉本人,而且应该讲透,树立患者战胜疾病的信心。对于癌症早期患者一般应告诉患者,争取患者不失时机地配合治疗,对于晚期癌症患者,要根据患者的具体情况处理,一般来说应尽量让患者在最后的时刻活得愉快一些,少一些痛苦。

2. 不同文化水平和社会地位的患者

文化水平高的,特别是懂一点医学知识的患者,对疾病反应特别敏感,并且善于联想。家庭关系和睦或有一定社会地位的患者往往也不能接受坏消息的刺激;而家庭关系淡漠、社会地位低下、生活经历坎坷的患者对坏消息的耐受性倒可能大些。因此,讲真话还需根据患者的文化水平和社会地位,决定该讲或不该讲、直截了当讲或含蓄婉转地讲。

3. 不同心理特征的患者

一般能力强的患者,对疾病的有关情况可从医务人员态度、举止、言谈中推测,或从其他途径打听出来,对这种患者不如早讲。对于性格坚定的人可以讲真话,反之对性格怯懦者则一般应少讲或不讲。

在临床上,口腔科医生也会碰到较难应付的患者,这类患者有的是固执己见、不顺从医生、不尊重医嘱,甚至态度恶劣;有的是治疗后未达到其预期效果,对医生产生怀疑;还有因患有其他全身疾病导致有沟通障碍的患者。遇到这种情况,医生千万不能表现出不耐烦的情绪,需要多采用患者容易理解的方式和积极向上的语言进行沟通。总之,如何向患者表达情况是临床医生应掌握的艺术,需要在长期的临床实践中总结、积累和提高。

参考文献

[1] 何伦,王小玲. 医学人文学概论[M]. 南京:东南大学出版社,2002.

[2] 张显立,李立元,等. 医学道德[M]. 北京:科学技术文献出版社重庆分社,1990.

[3] 易学明. 医患之间[M]. 南京:东南大学出版社,2012.

[4] 潘传德,王建华. 医患双方对医患关系的认知差异性的调查分析[J]. 医学与哲学,2005,26(12):63 - 64.

[5] 王明旭. 医患关系学[M]. 北京:科学出版社,2008.

[6] Szasz T S, Hollender M H. A contribution to the philosophy of medicine: the basic models of the doctor-patient relationship[J]. AMA Arch Intern Med,1956,97(5):585.

02 口腔临床伦理
第七章

口腔医学伦理显然是医学伦理的一部分。而医学伦理也与医学道德密不可分。因而，可以这样说，口腔医学伦理涵盖了口腔医学实践中的个人行为准则，也涵盖了行业应该遵守的社会规范；作为医学伦理建设，既要注重口腔从业人员内在建设，也要促进行为规范的外在宣示；既要尊重和理解个性化的个人标准，还要积极倡导社会性的普遍原则；既要正面有倡导和鼓励，也必须明确有批判和禁止。也就是说既有社会层面规范行为的责任，又要加强从业者的自律培养。

第一节　口腔临床的特点

口腔医学临床是临床医学的一个部分。具有临床医学的基本要素，如患者、医生、护士、技工、医院诊所、疾病诊断治疗等等。但同时，口腔医学临床又有其有别于大临床的自身特点，这些特点有些是疾病发生部位所特有的，有些则是专科发展过程中存在的不同社会影响所造成的。这些特点包括：

一、临床单人操作

尽管所有的疾病诊疗均存在医患基本要素，而医疗环节存在医护药技基本团队形式，但口腔医学临床与大临床的诊疗基本形式还是有所不同的。由于口腔尤其是牙齿疾病视野局限，临床诊疗操作中很少能像大临床那样多人同时观察和协同操作，而且在专业的长期发展过程中，口腔医学临床技术进步相对较晚，在相当长的时间内，牙科临床基本上都是单人操作。尽管现代口腔医学临床已非常规范化，已形成非常成熟的医、护、技分工协作的团队工作模式，但与大临床相比，个体操作的性质还是非常明显。单人临床操作对医生个人道德要求更高，对团队工作中的互相监督、共同承担责任的要求显然有所不同。

二、直接感染风险

口腔颌面部尤其是口腔内是非常复杂的生态环境。口腔内不同部位栖息着大量的微生物,包括细菌、病毒、螺旋体等。这些微生物在一定条件下与人体形成动态平衡维持健康状况。而口腔内软组织为黏膜组织,大量部位的黏膜组织为薄层角化不全甚至是非角化的上皮,极易损伤破坏形成创面,成为微生物侵入的入口。同时,牙科治疗中,器械必然沾染口腔微生物,如果消毒不严格,形成交叉感染的机会非常大。从感控角度说,所有的口腔诊疗都是在有菌条件下的操作,无菌操作都是相对的,所以,口腔诊疗产生直接感染的风险较大。

三、治疗部位隐蔽

口腔是人体消化道起始端,是陷于体内的腔隙。牙齿体积很小,牙科治疗部位更为隐蔽。因此,各种检查治疗不仅其他医护人员无法知晓,连患者自己也很难明确。从一个方面说,治疗部位的隐蔽导致治疗技术要求高、精度高,而且许多诊疗结果很难由他人确认,完全依靠医师个人的决定。同时,治疗部位的隐蔽也使患者本人无法明确知晓病变的治疗结果,尤其是在无症状的情况下,一般也没有复查对照的机会。

四、多数不危及生命

口腔疾病中最多见的是龋病和牙周病。除非是在极端的情况下,一般来说,龋病和牙周病,以及多数口腔疾病都不危及生命。从医疗实践中来说,在不直接危及生命的情况下,医患矛盾、医患纠纷的烈度也就要相对低一些。而不危及生命的疾患,在治疗上主要在于改善生活条件,提高生活质量,较少地涉及强制性医疗,更多的是让患者寻求优质生活方式。在很多情况下,不危及生命也成为许多口腔临床从业人员放松自身要求、降低临床工作责任感的原因。这一点也就成为迫切需要伦理教育的原因之一。

五、处理方法多样化

与大临床以诊断为核心的医疗模式有所不同,口腔医学临床各科中,治疗方案及临床处理占比要大得多。比如,从大的方面说,临床牙周病科基本上就分为牙龈病和牙周炎两个基本诊疗类别;口腔修复科也主要就是牙体缺损、牙列缺损和牙列缺失三大类诊断。但口腔医学临床非常具有特征的是,同样的诊断、同一个损害其临床处理方法差异可能很大,医师本人根据自己的经验、观念以及患者个人要求所采取的个人裁量空间要比大临床宽得多。比如,前牙切角缺损,也许诊断没有任何问题,但是修复方法的选择空间很大,很难说孰对孰错。从传统的金属全冠修复、开面冠、树脂粘结修复、树脂贴面、烤瓷全冠到全瓷贴面,同样的诊断,处理的方法都对,但差别太大,其中医生个人与患者的取舍很多。

六、商业盈利空间大

口腔临床的利润比较高,许多人认为临床牙医的利润是成本的数倍,尤其是个体牙医诊所,由于规模小,附加成本低,但临床治疗收费相对较高。站在消费者的角度来看,许多物品或者服务是暴利的。物品的价格,取决于两个很重要的使用纬度—使用率和使用时间。一般来说使用次数少与经常要使用的物品相比,使用频度高的自然价格会高,因为商品的使用价值就高;而那些与生命息息相关的商品价格肯定也高,利润高也不奇怪,除非有替代品。从这个角度上看,口腔的功能首先是进食,谁也躲不过。牙齿与进食直接相关,所谓"每餐不忘"。所以口腔器官疾病影响很大,诊疗就是提高生活质量,自然其价格较高。其次是使用时间,一次性物品很难获得高定价,能够长时间使用的具有优良保持性的物品往往是高价的物品。牙科治疗中,如瓷修复体相对于既往的塑料修复体,其具有更多的使用次数和更长的使用时间,而种植牙更是由于兼有二者特征,价格高就不足为奇了。口腔医疗的这些特殊性也为商业利益追求创造了更大的空间。

七、个体经营普遍

从基本经营方式看,口腔医学临床多数是小规模的诊所运营,诊所由于小而灵活,分布在社区居民生活密集地,方便患者就近医疗,其工作时间也灵活,可实行预约制,具有广泛的市场前景。高质量的个体牙科诊所不仅是口腔医师谋生和获取利润的工作单元,更重要的是其能向社区居民提供长期、系统、定期的口腔卫生服务。个体牙科诊所是我国口腔卫生服务资源的重要组成部分,成为我国大众接受口腔卫生服务的一个主要途径。但个体经营天生趋利性强,而更多的经营者自律不足,有些个体牙科诊所开业时以价格的低廉来引诱消费者,利用人们求近求便的心理,不仅扰乱了口腔医疗的正常秩序,而且势必造成口腔医疗行业管理的混乱。

第二节　口腔专业临床常见的伦理缺陷现象

一、消毒不严格

普遍性预防措施是医疗工作中的基本要求。即假定所有患者都有潜在的传染病而在诊治时必须采取相应的防护措施。只有加强自我预防意识,才能最大限度地保护口腔医生和患者的安全。但临床消毒不严、院内交叉感染的无效管控仍然是口腔医学临床行业面临的最大的挑战。尤其是首要面临的道德挑战。总的来说,各级口腔临床的消毒和废物管理仍然是医院管理中比较棘手的问题。尤其是分散经营的口腔诊所,行业监管毕竟是短期和一时性的,大量的工作需要的是从业者的自律。标准的感染控制包括许多具体的做法,如个人防护设备、防止交叉污染、垃圾分类和个人保护。随着国家对生态环境保护力度的不断加大,医疗废物的处置得到一定程度的重视。但许多口腔诊所在医疗废物处置方面还存在问题。如未按规定使用医疗废物专用黄色塑料袋和垃圾桶;将一次性使用的探针、镊子等损伤性的医疗废物与患者用过的医疗敷料等感染性废物混放;将医疗废物与生活垃圾混放等等。有的诊所为了节省费用，不将医疗废物交由有资质的医疗废物处置中心集中处置而是自行处置。口腔医疗废物含大量病毒、细菌和诊疗后使用过的化学药剂，如果任意丢弃或管理疏忽扩散到环境中去，将会造成环境污染、疾病传播、威胁健康，给社会带来极大危害。

二、价高项目流行，微利项目边缘化

口腔临床医疗很大的特点是同样的病损修复的方法价格差异很大。在临床上医疗费用的上升会限制病人获得医疗服务的机会，有限的资源会导致基本卫生服务缺位，更限制了有需要的人获得医疗服务的机会。医疗资源的合理分配和行业管理激励措施肯定是滞后的，更多的时候就是价高项目和微利项目同时存在，需要的就是从医者的个人认识。临床工作中，口腔医疗行业的特点也派生出逐利思维。医疗机构中微利项目被边缘化，尤其是这些微利项目往往面对着的是老人、低收入群体，临床实践中往往在医患沟通、临床处理上反而更耗时更费力。在教育和自我教育缺位的情况下成本上升是会导致服务思维逆向发展的。许多人认为，经济地位的不平等迫使初出茅庐的医生选择高薪单位，而不是为农村服务，经济不发达地区的口腔医疗服务因而更差。一些临床医生认为，口腔临床成本取决于医生的经验，而不是技工室；口腔成本是多方面的，病人需要一个更好看的诊所，所以口腔医院或者口腔诊所不得不花大量的经费在室内装修等内部设施上，所以诊疗价格随之上升。然而，实际上，我们需要提供高质量的工作。说到底，患者的要求很简单，就是基本设施，更重要的是负责任的诊疗质量。

三、偏向沟通

偏向沟通普遍存在于口腔疾病的诊断和治疗中，如正畸治疗中为了追求"效果"盲目地进行拔牙矫治，修复治疗中放弃桩冠修复改用种植义齿，口内治疗后为确保"万无一失"建议小面积充填治疗的患者进行冠修复，对一般的颌骨骨折患者要求 CT 检查或应用高档抗生素等等。偏向沟通往往具有隐蔽性，似乎从医疗原则上无可厚非，最终的决策既符合"医疗原则"又是患者的"主动选择"。关键问题是，偏向沟通并没有客观全面地介绍处理方案的优缺点。偏向沟通的结果经常是超出个体实际需求，或者误导患者大量选用超出医保范围的项目，加重患者经济负担。这种医疗行为违背了临床医学规范，也违背医学伦理。

四、不良修复体牙周损害后遗症

口腔不良修复体患者在临床上很常见。口腔修复学是一种应用符合生物力学的方法修复颌面部及口腔内各组织缺损的一门科学，不良修复体是指在对缺损牙体和牙列等组织的修复过程中，因未严格遵守相关修复操作原则，修复体存在缺陷、设计不合理及制作工艺差等原因，导致修复体超出患者生理耐受，从而引起牙龈出血、口腔异味、恶变、基牙松动等并发症的修复体。不良修复体不仅会影响口腔美学和咀嚼功能,还会引起多种口腔并发症发生,严重者甚至会导致癌前病变或癌变后果,威胁患者身心健康。

五、片面追求诊所高端装修

口腔医师开设诊所,进入医疗市场,自负盈亏,自然要符合市场规律,重视经济效益无可厚非。但是,医师是一种特殊的职业,其行为直接关系到民众的健康。诊所的功能首先是救死扶伤,是不分贫富贵贱诊疗疾病,对高档装修没有必然需求。因此,若为了追求经济效益而把高档作为兴办诊所的目标,放松对医疗质量的要求,有负医师"救死扶伤"的天职,有悖医德,从长远来讲必将有损诊所声誉,最终影响经济效益。对于诊所的经营而言,选址、装修、仪器设备等硬件及做好营销宣传固然重要,但更重要的是做好医生本职工作,提高医疗质量,不能本末倒置。

六、过度医疗

过度医疗,其内在原因部分在于其医务人员知识不足、缺乏足够的循证医学教育,更为主要的是其在个人利益驱使下的医疗道德低下。比如,有些医疗单位凡是初诊患者一律查乙肝"两对半",认为这样可以避免被传染;只要是骨折或肿瘤就拍 CT,只要是冠修复必用全瓷修复,见到牙列缺损就让患者做种植修复。包括为了避免患者提意见动辄就用高档材料、新工艺、多做检查、多上高新技术等的防御性医疗。防御性医疗是指医生在诊治疾病过程中为避免医疗风险和医疗诉讼而采取的防范性医疗措施。在临床上,有些医生为避免医患纠纷,就通过尽可能多的辅助检查意在大量保存"客观证据",而不顾这些所谓的"证据"是否具有支持意义。

七、夸大疗效的广告宣传

口腔临床面向社会,具有一定的市场行为,尤其是诊所,本质上是医生自谋生路、自负盈亏,既然是市场行为,做一定的广告宣传无可厚非,要符合市场的规律,将经济效益放在很重要的位置。但是,医师是一种特殊的职业,其行为直接关系到民众的健康。医疗实践及医患沟通中增强患者的信心,提高对医生及医疗工作的信任是十分必要的,但宣传是双刃剑,说的好也做得到,那对患者来说就会强化口碑,但如果说的好而做得差,过度夸大宣传,恰恰会影响自己的声誉。

八、重已病轻未病

治未病是中医一个非常重要的医德思想。龋病预防对于患者的牙体、牙周、口腔组织乃至全身健康都具有重要的意义。但是临床上,由于利益驱使,口腔病预防工作停留在刷牙宣传这个简单的问题上,而行业将绝大多数人力、物力和财力都投入于临床疾病的诊疗。各种诊疗新技术新材料之所以吸引了大多数医疗技术人员的注意力,很大层面上是开展这些新材料新技术可以有新的收费项目,产生的效果首先是有利于"医疗声誉"而不是对患者的益处。比如,慢性牙周炎治疗中菌斑控制是决定性因素。耐心、细致地进行口腔卫生指导,能够提高菌斑控制效果,而且能明显控制局部炎症损害,并能够长期保持炎症消退。但口腔卫生指导这样的治未病的措施不仅没有收费项目而且细致的口腔卫生指导需要充分的沟通,花费时间还特别多。相反,通过手术治疗,包括各种所谓"膜龈手术"也许并不能达到强化口腔指导的效果,但手术治疗所谓技术含量高,名利双收,即使对于患者来说"总体效应"不如加强预防措施也在所不惜。

第三节　口腔临床伦理教育主要任务

一、加强医德养成

口腔医学作为一门实践性很强的学科,除了要求基本的技能操作以外,还需要有很好的职业修养和责任心。口腔临床中,尽管多数情况下不涉及生命安全,但口腔作为头面部感官,神经血管特别丰富,而且由于部位隐蔽,诊疗过程患者自己无法看到,所以不管是疾病还是治疗疾病过程,患者都明显感到疼痛,患者也非常容易紧张焦虑,更会加重疼痛感觉。尤其需要医务人员具有同理心和同情心。比如,口腔颌面外科拔牙过程中许多患者都可能有痛感,拔牙术后可能出现局部肿痛、感染及口唇麻木等,术前都要和病人交流好,使患者对疾病的病因、疾病的发展及诊治有客观的了解,以达到预期效果。有些口腔临床操作时间比较长,可能会要求患者长时间张口或者做口腔内的特殊处理,比如颌间结扎、阻滞麻醉、根管治疗等,这就需要患者的理解与配合,医生需要耐心解释,时常换位思考,体恤患者的痛苦。

二、制度与教育并举

伦理道德作为临床医学核心要素,在临床医学学科建设中需要加强制度建设,制度前置,成为行为准则。同时,对从业人员和准从业人员的口腔医学生要通过各种渠道进行教育引导,提高认识,树立自律榜样。口腔临床工作中尊重患者权利、保护患者权益很大程度上是需要加强医患沟通,避免医患误解误判。需要特别指出的是,口腔医护人员在诊疗工作中的行为、与病人沟通的结果要与病历记录要求的客观性、真实性、完整性高度统一。在口腔诊疗过程中与病人充分沟通、知情理解及真实地记录与病人沟通的内容,往往比治疗本身更为重要,也可以在事后成为患者提醒自己注意和回忆的依据。这既维护病人的权益,也保护医师合法权益。那些企图对病人隐瞒真相来片面追求经济利益或掩盖差错事故的行为,最终都会自食其果,这在处理医疗纠纷时医患分担举证责任的今天尤其重要。

三、标杆和坚守

医院是社会的一个特定场所,医务人员除了要遵守国家法律、具有社会公共道德外,还受相应的卫生法律法规约束、应当具备良好的医德和精湛的医疗技术。医务人员不仅要具有良好的医学教育背景、娴熟的医疗技术,而且要有成熟的法制观念和道德意识,作为医务人员触犯道德底线和法律规定是非常危险的,因为职业的环境和条件给违法和失德创造了太多的机会。由于医疗工作的特殊性,临床工作中医患之间的认识差异、期望差异、感受差异等在所难免,由此产生的医患纠纷和矛盾并不少见,其中也不乏因医务人员缺乏医德修养而引发的医患纠纷。医务人员要坚守医德底线,忠于病人,珍惜患者对自己的信任,前提是要求医师对患者富于同情心、怜悯心和职业热情,只有具备了这种情感才能设身处地为病人着想,急病人所急,想病人所想。

四、患者健康是终极目标

口腔医学是知识和技术高度专业化的医学领域。口腔医学的发展使其专业分工越来越细化。分工导致了专业局限性。因此,临床工作中医生在面对病人治疗过程中存在超越自己专科范围或自己无法胜任的技术领域是常见的,需要医生加强自身修养,以患者健康为第一位,摒弃名利和个人私心,以诚信回报社会。当面临自己能力不逮时,能够实事求是,将病人负责地转诊给其他医生或上级专家。患者第一的原则不仅是职业规范,也应该成为行医者的伦理守则。不负责任地行使着超越自己职责的诊疗行为,是对患者不负责任,也是对自己不负责。所有的医生应该永远牢记的是,在患者的生命与健康面前,任何个人的声誉、利益、荣耀都是微不足道的,这是行医者不可践踏的底线。

参考文献

[1] Yamalik N. Dentist-patient relationship and quality care 3:Communication[J]. Intern Dent J 2005,55(4):254-256.

[2] Murphy M. Trust is the foundation for accepting care[J]. The New York State Dental J, 2012; 3:24.

[3] 吴正一,张志愿. 口腔医疗行为中的核心伦理准则. 中国医学伦理学[J]. 2008;21(3): 101-103.

口腔临床研究伦理与监督 **02**
第八章

口腔医学总体上说属于临床医学范畴。以人的疾病为核心，以探究人类疾病的治疗为基本目标。口腔医师从事临床研究的机会较多，不管是用临床较成熟、公认的诊断和治疗方法对患者进行诊治，还是用循证医学的思维和方法获得证据。在进行新技术、新方法、新药物的临床研究中，特别是在具有原创性的临床研究中，对于医学伦理都要严格遵守和接受教育和监督。口腔医学伦理作为医学伦理的一个分支领域，象征着医学伦理的发展和细化；而相对于口腔医疗中的医学伦理研究来说，也经历了一个从整体性层面到分支领域的细化过程。口腔医务人员在临床工作中要遵守医学伦理的基本规范。

第一节　科学研究伦理的一般原则

科学研究是人类探求自然、社会、思维等客观规律的高级活动，是人类为了增进知识（包括关于人类文化和社会的知识）以及利用这些知识去发明新的技术而进行的系统的创造性工作。显然，在科学研究工作中，离不开人与人、人与社会、人与自然的关系，在处理这些关系时，人类从传统、从价值观、从人类共同面临的终极目标出发必然产生一系列观念和规范，这就是科学研究的伦理。它是人们在科研活动中应该恪守的价值观念、社会责任和行为规范。从某种概念上说，科学研究伦理是科研人员在科学研究中不可逾越的界限，是红线，是即使客观能力可为但共同观念主观限制成不可为的红线。克隆人就是最典型的科研伦理问题。即使从客观上、从技术上、从科学假说的建立上，"改建"人类胚胎是可行的，但至少在目前，人类还不能接受这种科学研究活动。因为人类胚胎"改建"的活动与人伦相悖、也许对社会有害并且尚无法控制，人类有可能因为这个科学研究而发生整个生命活动的失控。因此，科学研究的伦理进一步上升到法律层面，就是不仅从观念上限制，而且运用国家机器禁止这种违反伦理的行为。

科学研究伦理在具体科学研究活动中是指研究者、受试者和自然环境之间的价值规范和行为准则。科学研究是人的活动，当然首先建立在科研人员自身科研道德规范之上。不管是科研人员个体还是科学研究群体，科学研究遵循的伦理道德首先都是追求真实和尊重事实。科学研究是以反映客观世界规律为己任的,追求真实就是尊重自然规律。这就是科学的价值取向。尊重事实、追求真实同样也是科研人员的自身道德规范,是科学研究中科研人员处理人与人关系的基本立足点。诚实守信不仅是公民基本价值追求,更是科学研究工作中科研人员的科研伦理的规范。因此,抄袭、剽窃他人成果的行为从根本上有违科学研究伦理。说违背科研真实结果的话、做违背科研真实结果的事有违科研工作者的道德要求,杜撰、伪造科研结果从而误导社会,甚至产生长期的损害,是对科学研究伦理的反对。因此,科学研究伦理体现的是研究者对自然的责任,对社会的责任,对历史的责任。求真求实,追求真理是科学研究伦理的首要原则。

科学研究是人类的活动,其最终的目的是人类共同的发展与进步。因此,科学研究的伦理原则不仅求真,更要有益。正如居里夫人所说,人类从新的发现中获得的将是更美好的东西,而不是危害。科学研究在社会生活中不是孤立的,是人类社会的组成部分,从某种概念上说,科学家比其他任何人对人类发展的影响都更大,因为"科学技术是第一生产力"。在人类发展中尤其是在现代科技高速发展的时代,科学家比以往任何时代都要承担更大的社会责任。科学家不仅要对科学研究结果本身负责,更要对科学研究产生的社会影响负责。科学研究的目标必须对被研究者和对人类社会整体有利,这是科学研究的重要伦理原则。事实上,人们不断发现,许多科学研究结果如果不严加控制,不仅对人类无利,甚至危害严重。火药、核裂变、基因编辑技术都是如此。同时,科学技术绝非游离于国家和意识形态之外,恰恰相反,科学研究与意识形态、国家政治、民族宗教、社会活动关系十分密切,一切漠视科学研究对社会影响的观念不仅是天真的,而且本身就是有害的。科研人员要把科学研究对被研究者和对社会、国家有益的观念牢牢地树立起来,只有这样,才能使自己的科学研究工作长盛不衰,才能对得起自己的职业生涯,也得到社会价值认同。

当然,科学研究的另一个价值伦理在于人类对科学研究探索性的共同认同。科学研究是对未知世界的探索,从科学研究的基础来说,实验性就是认同结果的不确定性。从有利观念来说,是认同可能发生的近期有害而远期有利的结果的。不管是对被试验者还是对社会,这种不确定性都是科学研究本身的性质所决定的。人类在历史、哲学、传统、利益上具有共识的观念是,科学研究具有探索性和结果的不确定性,人类社会从整体和个体上是认可可能承担的失败结果的。受试者个人和社会都具有承担失败所产生的不受益而有害的结果的价值观念。这也是科学研究得以生生不息的伦理基石。科学研究另外一个重要任务也就是如何既保护科学研究的探索性,又能减少和避免探索行为对社会的冲击,在其中不断地寻求平衡和发展也是科研伦理的核心要素。不确定性与追求有利之间所构建的共同理念,促进人类社会对科学研究的认知,也保障科学研究自身的谨慎,促进了科学研究的健康发展。

科学研究最重要的要素是人与自然的规律。不管有利还是有害,不管长期还是短期,不管有形还是无形,让被研究者知情,让被研究者具有选择权这也是科学研究的伦理原则。从大的方面说,这是尊重人的基本权利的要求;从具体操作来说,这是对人的基本尊重。但长期以来,知情权是否作为科学研究的基本伦理还存在争论,许多国家规定涉及人体试验必须遵循知情、自愿原则。但有些人则认为,知情自愿的原则有悖于科学基本原理,而且许多涉及人类遗传学疾病的研究和一些特殊群体、特殊发病人群的疾病,完全做到知情自愿是难以完成的。而另外一些重大的人类疾病,为了人类整体的生存,应该以牺牲少数人的利益以换取多数人和人类整体的利益。因此,知情、自愿不能作为科学研究的伦理原则。比如,人类基因组计划是攻克人类复杂遗传性疾病的重要研究项目,但如果严格遵循知情自愿的原则,那显然有可能获取不到全部有用基因信息。采集遗传信息则有可能涉及被采集者的隐私权问题,基因图谱和信息的使用也可能与人的社会权利相冲突。不过,伦理规范只具有"应当"的特征,它只是告诉人们应当如何做而并不具有强制性。人类应该在"基本权利"和"根本利益"中找到平衡点。

总之,科学研究是人类重要的社会活动,科学研究是为人类服务的,科学研究的伦理也是在发展和进步中,它不是固定的和呆板的,它也是人类不断认识和积累的产物。追求真实、有利、认可结果不确定和知情同意是科学研究的基本伦理,遵从这些基本伦理规范,是对科学研究工作最好的保障,是能够对科学研究工作起到真正的促进作用。

第二节　临床研究的伦理规范

口腔医学研究尤其是临床医学研究要经过伦理委员会评估,以保证项目实施和产生结果后对人类健康起到积极作用。口腔医学临床研究应该遵守的伦理规范包括:

第一,方案科学合理。研究方案的科学合理是临床研究最重要的要求,因为方案不合理或者草率将对参与者产生不可估量的损害,其研究结论也会导致不可控制的损害。国际医学科学组织理事会(Council for International Organizations of Medical Sciences, CIOMS)制订的《人体生物医学研究国际道德指南》就指明研究者和申办方必须确保提交的涉及人的临床研究符合普遍接受的科学原理,并且给予充分的背景知识和适当的科学文献。评估标准在研究实施部分中也将"方案设计符合专业科学标准"放在第一条,足见方案科学性的重要性。就研究方案来说,伦理审查的重点是,研究必须具有科学和社会价值,能够改进现有的医疗水平,提高诊疗技术,并且有充分的科学依据;干预性试验的分组是否合理,一般采用随机分组的方法以确保试验组和对照组具有结果的可比性;盲法设计是否合理;对照的选择是否恰当;样本量的估算是否合适;样本量的大小是否有统计依据;剂量的选择是否合适;随访时间安排是否合理;纳入排除标准是否清晰;不良事件处理预案是否详尽等。

第二，尽可能受益。在口腔医学伦理行为中让病人受益首先就是是否能帮助病人促进口腔健康，并从中获得最大受益。口腔健康是人们的全身健康与生命质量的重要组成部分，维护口腔健康对于促进全身健康，提高生命质量起到极其重要的作用。任何口腔医学临床研究项目，一方面要尽可能帮助病人提高对口腔保健常识的认识，另一方面也要通过研究项目达到实施口腔健康服务和健康促进。尤其对于农村和偏远的地区，以及社会福利院、老年护理院和养老院等更有现实意义。

第三，风险最小化。任何临床研究都有失败和受损的风险，口腔临床医学研究也不例外。人类在不断失败中才能总结经验教训取得成功和进步的。关键是研究参与者或社会的获益能使得风险显得合理，或研究设计让受试者的风险最小化，受益最大化。受益的道德原则要求我们尽可能没有伤害，尽可能最大化利益，最小化伤害。这个意思是，不能主观地产生伤害，即使能给别人带来收益。然而问题是，要想给人们提供好处而避免伤害，我们需要知道什么是受益，什么是有害，即便受试者有被伤害的风险。广义地讲，这也正是临床研究的内容，因为了解尚未被证实的诊断、预防、治疗方法的利弊就是临床研究的目标。而研究者和伦理委员会所面临的挑战是提前判断如何在有风险的情况下正当地获取利益，在风险与利益中取得利益的最大化。

第四，公正公平对待每一位受试者。口腔临床研究中公正对待病人很重要，这是尊重患者也是把握研究目标的措施。临床研究项目的原则是公平对待每一位受试者。在口腔医疗行为中强调医师要公正对待每位收治病人，不能以病人社会地位、种族、民族、家庭社会背景、所受教育程度、经济支付能力等歧视或区别对待。公正对待病人要求，公正地分配卫生资源，尽力实现病人基本口腔医疗和口腔健康护理的平等；同时，在态度上能够公正对待病人，在医患纠纷、医护差错事故处理中，要站在公正的立场上，既要维护自身的合法权益，也要设身处地替病人换位思考。

第五，知情同意。在临床研究中，知情同意是临床研究者首先要考虑的问题，也是受试者享有的基本权利，在口腔临床研究设计和伦理委员会审查中，知情同意是必需项目。任何没有经过充分知情同意的研究都不能被批准。只有受试者自愿同意参加该项临床试验，并且有签名和注明日期的知情同意书作为文件证明的临床研究在伦理审查中才可能被通过。作为研究者，有责任主动向患者介绍项目的意义、不同治疗方案及其收费金额，以及各种选择的利与弊，诊疗预期效果与患者期望值的差异、诊疗中和后期可能出现的并发症等等，口腔医护人员在诊疗工作中的行为、与病人沟通的结果都要有所记录。知情同意及不厌其烦地真实记录、与病人沟通，往往比治疗本身更为重要。这既是维护病人的权益，也是保护医师合法权益。尤其是产生医患纠纷时，知情同意及沟通结果的记录在医患纠纷处理中分担举证责任就显得特别重要。

第六，保密。临床研究者对受试者隐私保密负有极大的责任，避免使用暴露受试者的可识别信息，制定经伦理委员会审查过的严格的保密程序，尽早销毁可识别的信息，承诺隐私保护,以及得到伦理委员会的批准。严守秘密在口腔临床研究中的伦理行为重点是不透露任何有关病人的个人信息。保护好病人信息应该包括病人所有资料,而不仅仅局限于那些隐私信息。比如,病人牙齿磨耗严重,也许是与其不顺畅的人际关系的原因,但这些个人的信息不应该被传递。

第三节 临床研究伦理审查

多数临床研究是通过机构伦理委员会进行伦理审查的。事实上,除了机构伦理委员会之外,也有独立的伦理委员会,隶属于专业学会和社会团体。所谓机构伦理委员会即俗称的单位设置的伦理委员会。一般来说机构伦理委员会组织必须至少由七位成员组成,他们中间需要有医药领域的专家,也需要有在伦理、法学等领域中有专长的人员。人们期望组成伦理委员会的成员在专业性、文化背景和性别上是多样化的,因为这样的组合,有助于人们综合理解并尊重对保护受试者的权益所做出的建议和意见。所以每个伦理委员会包括至少一位本学科的专家和一位非科学领域的专家,另外还需要一位外单位的成员。此外,在特定的项目评审中,可以邀请特定领域的专家作为独立顾问。通过没有直接涉及研究的一个多元化群体对研究活动进行客观审查,以便推动对受试者的保护。口腔医学伦理委员会同样也是由口腔专业人员、医药学专家、行政管理专家及非医务人员组成的独立审查组织。其职责为审查口腔临床试验方案的合理性及道德伦理合理性。大多数拟进行的临床研究均需由一个机构伦理委员会进行前瞻性评估。由不同背景的人对有受试者参与的研究进行客观地审查,尽可能保护受试者并促进临床研究更加符合伦理规范。伦理委员会主要从研究的科学价值、研究的社会价值、受试者保护、受试者招募、知情同意、对研究可能的风险与获益的评估、保护隐私与保密等七个方面对临床研究项目进行伦理要求和审查。

医院伦理委员会审理工作有如下几个步骤:

第一,受理申请阶段。在会议前至少25个工作日,由研究项目负责人提交生物医学研究伦理审查的申请,包括申请表、研究方案及支持性文件、知情同意文件等。伦理委员会秘书受理申请材料,以书面方式告知申请受理号,或告知申请材料需补充的缺项,以及提交补充材料的截止日期。会议日程由秘书负责安排,并及时通知申请者和伦理委员会委员。会议前至少5个工作日内,将相关审查材料提交伦理委员会委员预审。

第二,会议审查。出席审查的人数必须达到全体委员人数半数以上其会议审查方为有效。会议审查的基本程序首先是申请者就拟申请项目作出汇报,并回答伦理委员会成员的提问;然后伦理委员会对研究项目进行讨论、审查,可采取主审制,由主任委员指定的一名或若干委员先行重点审查提出报告,然后将审查报告提交伦理审查委员会进行会议审查。

第三，做出审查决定。伦理委员会委员以投票方式做出决定。审查决定可以是：批准、不批准、修改后批准、修改后再审、暂停或者终止研究。可以是以一致同意的方式做出决定；若不是一致同意，同意票应超过全体委员人数的1/2。只有参与审查的伦理委员会成员才有投票权。如果存在利益冲突，该成员应提出回避；该利益冲突应在审查前向伦理委员会主任说明，并作记录。

第四，传达决定。审查决定以"伦理委员会审查批件"的书面形式传达给申请人，包括所做审查决定的明确阐述和建议。如属条件性决定，应告知伦理委员会的要求，包括要求申请人补充材料或修改文件的建议和期限，申请重新审查的程序。如是肯定性决定，申请者应按照要求按时提交研究年度进展报告等，承诺随时应伦理委员会的要求报告研究项目的有关信息以及总结报告。如为否定性决定，则明确告知说明做出否定性决定的理由。

第五，跟踪审查。伦理委员会对所有批准的研究进展进行跟踪审查，从作出决定开始直到研究结束。

【初始提交审理的文件包括】

（1）完整的研究方案

① 标有日期、版本号和页码的完整研究方案，包括项目简介、研究目标、研究设计和方法；

② 纳入和排除指南；

③ 受试者的保护措施（研究受试者选择的理由，招募计划及程序，对征得知情同意过程的说明）；

④ 对受试者隐私保护和保守受试者机密信息的措施；

⑤ 对研究受试者合理补偿的计划；不良事件报告的计划；

⑥ 必要时，包括数据和安全监测计划、使用和贮存生物样本的计划等内容。

（2）知情同意文件。

（3）项目科学性审查通过的文件：医院科研管理部门审查通过的文件。

（4）研究者手册（如有）。

（5）国家相关规定所要求的其他文件。

第四节　口腔医学研究中的伦理问题

总体上说，口腔医学属于临床医学范畴，但口腔医学不仅包括口腔临床医学也包括口腔基础医学。所以口腔医学科学研究不仅涉及临床研究也包括基础科学研究，包括人的临床研究,也涉及大量人的离体细胞学、组织学研究以及动物模型的体内外实验研究。

药物临床试验(clinical trial)指任何在人体(患者或健康志愿者)进行药物的系统性研究,以证实或揭示试验药物的作用、不良反应及/或试验药物的吸收、分布、代谢和排泄,目的是确定试验药物的疗效与安全性。临床试验一般分为Ⅰ、Ⅱ、Ⅲ和Ⅳ期临床试验。Ⅰ期临床试验为初步的临床药理学及人体安全性评价试验。Ⅱ期临床试验为治疗作用初步评价阶段。Ⅲ期临床试验为治疗作用确证阶段。Ⅳ期临床试验是新药上市后由申请人进行的应用研究阶段。药物临床试验是医学伦理审查的重点领域。

口腔基础研究中的伦理问题:口腔基础医学研究从性质上与基础医学研究没有区别。因此,基础医学研究中日益受到重视的动物伦理问题同样在口腔基础医学研究中非常重要。早在 1959 年,William Russell 首次提出了在科学研究中关于实验动物的减少(reduction)、替代(replacement)、优化(refinement)的 3R 原则,这现在已经成为动物伦理教育的重要内容。减少,即在实验中尽量减少实验动物的数量。在不影响实验结论的前提下,减少每组实验动物的数量;替代,是指尽可能使用离体实验取代整体实验,采用小鼠、大鼠等低等动物取代兔、狗等高等实验动物;优化,是指尽可能优化实验方案,提高实验技术,减少动物手术操作中的痛苦,规范实验动物的抓取,手术操作中避免造成不必要的伤害。认识保护实验动物的权利不仅是对实验动物的尊重,也是保证科学实验结果真实可靠,进而规范实验操作,提高实验技能,增加实验结果的可靠性。

口腔流调研究中的伦理问题:口腔流行病学是流行病学的一个重要组成部分,是流行病学方法在口腔医学中的应用。口腔疾病流行主要受人的因素、自然因素以及社会因素的影响。任何疾病的发生发展均与人的生活方式有关。人群患病的决定因素在于一些人具有同样的行为方式和文化背景,对于个体行为方式的干预可以改变这些选择的分布,并进而改变疾病的分布,一种看起来属于私人的生活方式选择,但如果影响到公共安全,危及他人健康时,这种生活方式的选择也就具有了道德意义。虽然社会健康保健资源的宏观分配是由它的资源所决定的,但伦理正当性并不取决于资源的多寡,而在于资源分配的公正性。口腔流行病学的伦理要求是对口腔疾病的控制需要,对社会弱势群体进行政策倾斜,对老人、儿童、残疾人、低收入人群在口腔疾病的预防方面需要进行社会资源的再分配。

口腔临床研究生的伦理问题:口腔医学专业研究生是口腔临床研究的主力。科学研究是研究生的主要学习活动。医学研究生是推动口腔临床医学研究技术进步的重要力量。医学及口腔医学科研与其他学科的科研活动既有相同之处也各有特点,其中关键的是医学科研活动始终要在人类的道德天平上接受伦理检验。口腔生物医学研究不能等同于一般的自然科学、技术科学等研究。医学研究生不仅要知道研究项目中需要"做什么",更应该知道"应当做什么",只有深刻理解生物医学研究的内在伦理规范,认清自己所肩负的社会责任,才能更好地完成"健康所系,性命相托"的历史使命。科研诚信,动物实验伦理规范,人体试验伦理规范,知识产权以及数据的采集、处理和共享都是口腔临床研究生的必备知识和需要终生遵守的准则。

参考文献

[1] 沈骊天,陈红.科技伦理也是一门科学[J].武汉科技大学学报(社会科学版),2005;7(1):1-7.

[2] 高维敏,熊宁宁,汪秀琴,等.临床试验机构伦理委员会审查规程[J].南京中医药大学学报(社会科学版),2003;4(4):214-215.

[3] 李杨.科技伦理研究的三重向度[J].大连理工大学学报(社会科学版).2013;34(2):103-107.

[4] Gallin J I,Frederick P Ognibene.临床研究规范与准则:伦理与法规[M].时占祥,冯毅主译.北京:科学出版社,2013.

[5] 国家卫生健康委医学伦理专家委员会办公室,中国医院协会.涉及人的临床研究伦理审查委员会建设指南(2019版).2019.

大学生学术道德养成

第九章 02

大学作为学术研究机构,无论如何是离不开学术研究的。大学是培养人才的主要阵地,当然也是培养科学研究人员的机构。不管是本科生还是研究生,不管是今天还是明天,大学作为学术研究机构的任务都不会改变。在大学和各种研究机构中,学生,当然主要是研究生,就是学术研究的主力军。从整体上说,科学研究人员大都是从研究生成长起来的。研究生都是从普通本科生成长起来的。因此,大学生,包括研究生的学术素质对科学研究水平具有至关重要的作用。

第一节　积极上进:科学工作者的美德

大学生是国家优秀青年的代表,是国家科学研究的主力军。同时,大学生作为青年中的重要群体,是千万个家庭的掌上明珠,更是国家的未来和民族的希望,也是具体到行业、专业、事业的未来。积极上进、努力学习就是最基本的作为学生的学术美德。做学术,只有一条道路可走,那就是在学习和研究的实践中勤奋、勤奋、再勤奋。积极的人生态度对于从事科学研究工作是非常必要的。学术生涯往往意味着困难和挑战,没有积极的人生态度是不可能完成挑战性任务的。工作和生活需要热情和行动,需要努力。积极,就是主动、自动自发的精神。有积极的态度才能够担负起责任,才能够团结,才能够开拓创新,才能够应对各种复杂的问题。做任何事情,成败的关键不在于客观因素,而在于我们做事的态度。客观困难的确存在,关键在于我们是直面困难、解决困难,还是回避困难、在困难面前放弃,这便是一个态度问题。

上进意味着不断取得进步。从大的方面说,取得进步是国家发展的要求;从小的方面说,取得进展就是研究课题的逐步完成。如果说上进是基本美德,那如何不断进步取得成功也是优秀青年追求的目标。智力是从事学术研究的基础,但也仅仅是基础,要想在学术上有所成就,仅靠智力是远远不够的。科学研究充满着未知,充满着探索,作为职业生涯,是否能有所成就或者说成就大小,决定于个人的多种努力。当然,作为人类的高级活动,智力对于科学研究是必不可少的。要从事科学研究没有一定的智力水平那也是不可能的。但智力不是科学研究的全部，更不是从事科学研究的全部。智力之外，在科学研究中是否有所成就更要看是否能专注于工作。一些青年科研人员在学习中患得患失，在面对生活、事业、家庭、社会的各种纷繁复杂的现实中左右顾盼、朝秦暮楚，或者自认为比同伴聪明而放松对自己的要求，在科研工作中被有定力、做事全身心投入而智力相同甚至"笨鸟"同伴甩下，这也是再稀松平常不过的。在各种职业群体和研究领域中，不管是热点问题还是长期存在的问题，通常都会有许多人关注，而在专注于此的一众"粉丝"中，时间是最好的教练，谁能持久谁就会与教练一起笑在后面。每个人的科研生涯几乎都会有高潮和低谷，每个问题的存在都会有快速发展的阶段和发展较缓甚至停滞的时期，谁能更长久地关注一个问题，谁能一直坚持在某个领域不断追求，谁就终会有所收获。事实上，我们经常会羡慕别人，认为他们是幸运儿，认为别人比自己遭遇的挫折少，但实际上困难和挫折是每一个人都逃不过的，它是我们的对手也是我们的老师，真正的成功者都是那些在困难和挫折中不断爬起来前行而不退缩的人。青年科技工作者更要知道，成功不仅仅是自我闪耀，更需要的是要有对他人的贡献。现实世界中许许多多的"精英"在他们成功之后迷失方向、不知所措，甚至有些人被自己千辛万苦获得的"光环"所压垮。问题在于对"成功"的理解，在于那个深藏于每个人灵魂中的使命感，就是我们的初心，到底是为了什么而奋斗。

有人说，成功者总是少数。事实上这是一个伪命题。除了我们不断需要反思和加强修养，自律并纠正自己的道德偏差外，更需要正确理解"成功"的含义。成功不是功利，是对他人的帮助和对社会的贡献。科学研究的目标是为人类获得进步，这就是科学工作者的使命感。一个没有崇高使命感的人是不会获得真正的成功的喜悦的。因为科学研究不是个人兴趣使然，现代科学研究是集体的劳动。科学研究本身有其自身的目标，科学研究队伍有其集体共同的目标。在科学研究中，宏观地说，包括在从大学开始的科学研究生涯的整个历程中，研究者（我们姑且从本科生开始就视其为研究者）就处于集体之中，不可避免地处于人与人的关系之中，如何处理这种人与人的关系，处理个人与集体的关系、处理个人与自然的关系必然有一定的规则，这种处理科学研究中应该遵守的行为准则和规范称为学术道德。学术道德反映和调整人们在科学研究活动中的利益关系，道德是人们作为信念、习惯和社会舆论维系的价值观念和行为规范。学术道德具有评判科研人员在科学活动中善恶美丑的作用。学术道德当然包括所有参与科学研究活动者的价值观念和行为准则，学生的学术道德是其中具有核心位置的部分，因为学生的学生道德建设与整个学术界的道德建设互为前提和条件，学生是学术界的今天，更是学术界的明天，口腔医学生概莫如是。培养具有强烈的道德自律、充分了解相关学术规范并具有道德行为能力的学术新生力量是保证科学事业健康发展的重要支柱。

第二节　名副其实：学术道德的第一个问卷

学术道德是围绕科学研究活动展开的。学生的学术道德遵从学术道德的一般原则，同时也具有对于学生身份的重点要求。了解和掌握这些价值观念和行为规范，避免有意无意地触犯这些规范，更有利于学术活动的进行，也对青年学生的成长有百利而无一害。

某校内科学研究生 Z，其导师是国内著名的专家，也是长期从事临床专业工作的教授。Z 为能成为这个专业的研究生而感到非常高兴和自豪。下决心按照导师的要求潜心做好案例研究。在查房中，导师谈到其对某个疾病进行了 20 年的病例积累，希望大家进一步做好资料收集工作。Z 急功近利，立即把这个疾病的 20 多年的历史资料以导师的名义从病案室取出，并进行了简单汇总，并写成了英文论文投稿。为了给导师以"惊喜"，他以导师为共同作者，并模仿导师笔迹代为署名。由于案例资料很完整，而且病种比较特殊，文章很快便在一个很不知名的杂志上发表。等到文章见刊，导师方知事由，急忙声明撤稿已来不及。由于该生非常没有经验，只想着尽快发表论文，没想到这些资料一旦发表则无法再用，导师痛心疾首地说，自己二十多年的心血就这样被轻易地毁掉了。本来能够在高分杂志发表的资料竟然就这样丧失了机会，造成临床科研的重大失误。最后这名学生也因此被退学处理。

论文是科学研究工作最主要的成果表达方式。通过科学研究，科研工作者有责任将研究结果公布于众，而发表论文就是其履行这种责任的方式之一。在科学期刊上发表论文通常是首次公开新发现的正规途径，发表论文可以为社会分享科学研究成果，提高人类的健康水平，也能阐释一些科学原理。科研工作者的学术声誉与论文发表密切相关。科学论文发表中有许多相关的伦理学问题。虽然每篇文章都应该包含足够详细的信息，以便让读者评价其可靠性，但是科学验证不是通过评估提交的或已经发表的论文实现的，而是看论文结果是否能被其他人重复。因此，每篇论文应当包含其他科学家重复此项工作所必需的全部信息。当然就包括如何联系确认需要重复试验的联系人。

论文署名是青年科技工作者最关注也是接触科研工作后面临的最基本的问题。论文署名是科研工作中非常严肃的事情。署名是决定学术成果分配的主要方式，也是评价其对论文所做贡献的基础。论文署名在于让读者知道作者是谁，如何联系，也表示作者对文章的内容和观点和结果负责。著名生理学家张香桐教授说，论文的署名就是表明责任，所谓负责，包括法律责任和学术责任。《中华人民共和国著作权法》规定"没有参加创作的人，不能视为合作的作者"。综合各家之言，学术论文署名作者应具备以下条件：

（1）学术论文内容的创始构思或设计者；

（2）必须参加论文的全部或主要研究工作，并做出了重要贡献；

（3）必须全部了解和掌握论文的内容、观点及有关学术问题，并能在学术界就论文内容进行答辩；

（4）能对论文中有关材料的真实性、方法的可靠性、结论的正确性以及对理论和实际意义的合理性承担责任；

（5）能对编辑部提出的审改意见进行答辩、修改。

几乎所有的大学生在科学生涯中都会面临论文署名的问题。论文的署名作者必须是能对文章的全部工作承担责任者。由于涉及责任担当，从一般来说，署名作者必须同时具备上述条件，如果只参与其中的部分具体工作或对工作有所帮助，而对论文的全部工作及意义缺乏了解，只能列入附注或写入致谢。

从道德上说，署名必须尊重本人意愿，这也是学术道德的体现，因为论文不仅仅是科学成果荣誉，更是责任担当。学术论文尤其是医学论文中的数据、方法、观点正确与否，事关人的生命和健康，对医学论文的署名者来说，其责任更重，更为严肃。不应该也不能让别人承担别人未承诺的责任。作为学生，更不应该让自己老师承担自己学术上不成熟可能产生的责任。其中包括利用自己老师的学术影响力强制性代为论文署名、甚至完全是为了抬高论文的身价，拉上一些无关的专家署名。要知道作为学生，学术水平尚低，拉上老师署名也就是绑架了老师的学术生命。从另一方面说，更要避免把学术论文作为低俗人际关系的筹码，用论文署名进行利益交换，用论文署名作为进一步拉拢各种私人圈子的敲门砖。正确对待论文署名，处理好论文署名问题，是学生学术道德观念的第一份答卷。

第三节　忠诚守候：学术道德的必修课

据报载。某医院院士状告曾经的学生 W 在互联网上发布多篇文章，使用"三腐院士""臭名昭著"等字眼，侵犯了自己的名誉权，要求其停止侵权，删除文章，赔礼道歉，并赔偿精神损害抚慰金。事由是 W 曾是其研究生和秘书，对其学术工作提供了重要协助。此后，W 认为院士未在他的权限范围内使其在医院获得应有的学术地位、职务等，因故发生怨恨。进而，W 提交了一份以院士的口吻拟写的对自己的培养计划，其中首先是肯定其贡献，并提议进行物质补偿、奖励及精神奖励。院士拒绝签字确认。其后，W 对院士进行网上举报，提出其多项学术成果"剽窃"。最后，校学术委员会认定，院士在"学术态度上有不实事求是"之处，但"不属于学术剽窃"。法院要求 W 停止侵权行为，删除在互联网上的侵权文章，公开赔礼道歉并赔偿精神损害抚慰金。

从科学研究角度来说，学生是将要走向理论型或应用型研究的道路、但还不完全具备研究能力、需要得到导师指导、接受训练的人。学术的目标就是追求创新、探索真理，除此之外不应该有别的目的。但现实社会中,学术活动常常夹杂着许多不纯的目的。口腔医学研究也不例外,而且更有特点。口腔医学实用性强,市场利益对学生的学术追求影响很大,更需要关注利益对学术活动的不良影响。当前,在西方个人主义不良文化侵袭与现代社会快速发展的多重压力之下,功利主义的价值取向在青年学生成长中显现出苗头。在科学研究中,片面追求论文成果的社会风气对学生道德成长产生了严重的冲击。用人单位把论文成果作为聘任、录用、晋升、晋级的主要甚至决定性的因素,激发了许多青年学生不择手段地追求个人功利。青年学生功利主义的价值取向即以追求和实现自己个人的利益为根本目的和首要目的,把个人利益、眼前利益和物质利益看作是自己一切活动的根本出发点和归宿,并以此作为评判一切事物的价值取向。口腔临床的高收益前景甚至成为口腔医学科学研究的干扰因素。社会、市场、开放型教育模式也为利益趋求创造了基本条件。因此,口腔医学不是"象牙塔",相反,和许多基础医学甚至临床医学相比,面临的冲击更大更多。许多本科生、研究生在读期间广泛接触社会,了解自身发展与市场需求相结合的可能性。通过接触社会、进入市场来满足自身的生活需求,并为自己创造广阔的就业平台做准备。市场经济的等价交换原则、求利性原则、优胜劣汰法则及其自发性和开放性,都严重影响着口腔青年学生的学术追求。

研究生教育和学习过程很大程度上是科学研究的过程,其中师生关系是研究生学术生涯中具有非常意义的关系。从早期德国研究生教育采用的"学徒制",即研究生充当导师的科研助手,到美国现代大学研究生教育的"辅导"导师制,以及科研与社会、企业紧密结合而产生的"联合导师制",包括中国学位制度,研究生教育过程中师生关系的伦理状况,一直受到教育界和学术界的高度关注。研究生的师生关系既关系到研究生教育本身的性质、价值、效果和效率,也关系到研究生教育的培养目标,关系到研究生社会公德和职业道德。因此,师生关系必须遵循严格的学术逻辑。口腔医学尤其是临床口腔医学受"师父"的传统观念以及"师带徒"的工匠作坊模式影响,师生关系更加密切,也容易掺杂一些非学术元素。导师成为研究生成长的主要负责人,肩负着研究生培养过程中多方面的价值塑造和价值判断责任,良好的师生关系促进研究工作的开展。指导和被指导是师生双方职业生涯中必不可少的过程。而且现代大学研究生培养尤其是专业学位研究生的培养更注重团队作用,除了项目研究负责人作为导师,也鼓励学生去寻找其他导师,以获取更多的专业技能培养,共同形成职业培养的基础。导师的任务不仅是给其他科研人员的职业发展提供帮助,同样要给研究团队成员包括学生建立学术发展的合作平台。

师生关系在学术活动中是最亲密的关系之一。正因为如此,没有什么比学生背叛对学术道德的伤害更大的了。应该指出的是,倡导学生在学术活动中坚持正确的道德观是伦理道德教育的重要内容之一。除了尊师重教,忠诚和守候应该作为学生在学术领域的必修课。学生之所以为学生,是接受了老师的知识和经验积累。在现代科学研究中,一个成熟的老师也是许多人共同努力的结果,一个成功的老师也是团队的共同成就。因此,学生接受的不仅仅是导师一个人的传授,而是一个团队集体的传授,是一个学科可能也是几代人的事业。我们不能说师生关系中导师或者其他老师总是对的,或者说他们的学术生涯中没有瑕疵,但作为学生,如果在价值观上的确与老师有所不同,完全有理由或者有条件离开团队和导师,去选择其他的团队和导师。道不同可不相为谋,这是大家都能理解的。但不能怀揣个人的目的加入团队,去接受师生关系,为了讨好和迎合而积极加入"不实事求是"的行为。一旦不能满足自己的要求,达不到自己预想的目的便成为"告密者"。这种为个人私利而"举报"的行为既不光彩也不应受到鼓励,就像在消费领域那些"职业打假"人,为了营利性目的刻意买假而索赔,这一行为并不受到《消费者权益保护法》保护。加入某个研究团队是一种承诺,是一种对前辈工作的肯定,加入团队就有责任忠诚于团队,就有责任守候前辈的事业,就有责任为后来者做出榜样。

第四节 诚实不欺:学术道德的核心

科学研究的第一要素是追求真理。学术道德最根本的要求就是诚实。诚实之所以成为社会人的独特价值追求,是个人竞争、群体竞争、种群竞争中最大的软实力,是因为它是道德的核心力量。从人类认识世界来说,道德是人类高于、优于动物的品质。道德是人的理性产物,又是人的理性标志,是人对于事物的规律性认识的升华。作为科学工作者,应当比其他人更清楚和更深刻地认识到人的这一内在品质或群体优势。因为以探索真理为天职的科学研究其目的不仅在于要了解周围世界的规律,还在于拥有依据真理而改造世界的理想。道德是以"应当"来表达行为约束的,同时更是引导人们认识和解决人与人、人与社会、人与自然的价值取向,是引导人们回答"为什么"这样做的原动力。在对真理探索中,执着向善,凝聚了求真求实的审美意识。科学研究在求真求实中所坚持的是人类共同的价值追求,如果离开诚实,说假话、做假事,则背离了道德的基本出发点。追求的目标离开了初心,就不可能获得科学研究所获得的成功和满足。即使短期成功,也难以持久,更会受到同行的鄙夷。科学工作者坚守自己的道德不仅能够取得学术上的进步,而且只有坚守自己的道德,才能够明确自己的奋斗目标,才能使自己永远内心安宁。

在人类学术追求的历史中,欺骗一直伴随着发展。这并不奇怪,这是人类许多天性受到社会影响的必然产物。只是我们需要不断地提醒自己,努力摒弃欺诈不端的思想和行为。从这个概念上说,弄虚作假不论是对于高等教育,还是对于整个社会,都是一个常讲常新的问题。在科研工作中,学术不端行为有其特定含义,也有明确的指向。这就是在科研项目立题、实施、评估和撰写研究报告时发生的编造、篡改和剽窃行为。包括伪造数据、结果和记录,编造研究材料、设备和工艺,更改或遗漏试验数据和结果的行为,从而导致研究报道不能真实反映试验结果。美国国立卫生研究院(NIH)还把学术不端分为三类:科学不端行为、不可靠的研究实践和其他类型的不端行为。不可靠的研究实践包括没有保存数据、试验记录不完整、挂名作者和公布不可靠的研究试验结果。其他类型的不端行为还包括经济违规、性骚扰、犯罪行为以及一些特定的规则、法规和法律所涵括的不正当行为。有些利益看起来好像是"正当的",比如获得评职称、拿奖金、拿学位等,看上去也是为了在职业上的"进步"。但学术不端不因目的是否正当而改变,学术不端本质上就是欺骗,是某一种或者几种具体的学术上的欺骗,关键在于在科学活动中违背了科学的基本道德准则。目前国家和各高校都非常重视学生的学术道德建设,通过制定学术规范和学生守则来规范教师和学生的学术研究行为,并且加强学术道德观念和意识的教育和宣传。国家也为了从根源上解决这一问题,把对学术不端行为纳入立法处罚的范围。

南京大学明确提出,学术不端是指在科学研究或相关活动中发生的违反公认的学术准则、违背学术诚信的行为。根据《南京大学处理学术不端行为办法(试行)》第二十条,在科学研究及相关活动中有下列行为之一的,将认定为构成学术不端行为,包括:

(1) 剽窃、抄袭、侵占他人学术成果;

(2) 篡改他人研究成果;

(3) 伪造科研数据、资料、文献、注释,或者捏造实事、编造虚假研究成果;

(4) 未参加研究或创作而在研究成果、学术论文上署名,未经他人许可而不当使用他人署名,虚构合作者共同署名,或者多人共同完成研究而在成果中未注明他人的工作、贡献;

(5) 在申报课题、成果、奖励和职务评审评定、申请学位等过程中提供虚假学术信息;

(6) 买卖论文,由他人代写或者为他人代写论文;

(7) 其他根据学校或者有关学术组织、相关科研管理机构判定的规则,属于学术不端的行为。

在求学过程中,在一生的学术生涯中,成长与进步应该是我们青年学生不断追求的目标。诚实不欺的要求,除了这些明确的篡改科研成果的学术不端之外,更要注重通过诚实劳动获得学术生涯进步的基本理念。作为学生的学术道德养成,自觉在科学研究中独立思考、尊重事实、诚实严谨、长期坚持。这是学术研究的内在要求,也是学术道德的本质特征。

进行道德养成教育的目的不仅仅为了使大学生在理论上或思想上接受道德规范,而是最终通过青年成长,提高全社会的道德水平。要通过加强道德实践,变他律为自律。使道德真正成为全民的自觉追求的行为规范。大学生学术道德建设是一项系统工程,需要长期的、理论联系实际的教育,而不是脱离实际的说教,更不是就事论事的随意讲解。只有把大学生的思想道德教育融入社会实践中,通过主动学习和社会教育相结合,使学生在学习中受教育、长才干、得提高，做到知行统一，才能真正使青年在学习和研究中培养品格、锻炼毅力，真正走在正确的人生道路上。

参考文献

［1］袁玉立.学术不端的伦理控制［J］.学术界，2012(12)：120－128.

［2］毛文明，郑俊海，汪军洪.如何处理科技期刊论文署名问题［J］.中国科技期刊研究，2005，16(6)：901－902.

［3］邱龙虎.研究生学术道德建设探究［J］.高等教育研究学报，2007，30(4)：52－53.

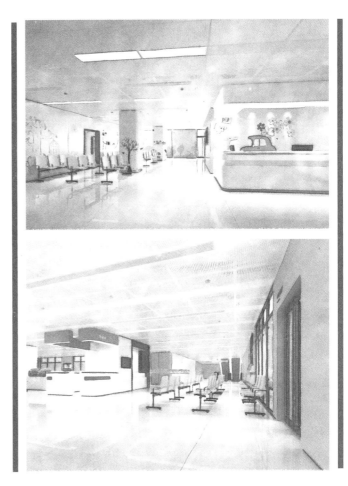

03

医事法学

医事法概论 03
第十章

人从呱呱落地时起就围绕在各种社会关系之中,如家人之间的、个人与单位之间的、公民与国家之间的、不同国家之间的等等。稳定的社会关系,是每个人正常生活的前提,而为了维护各种社会关系的稳定,就必须构建相应的社会秩序。调整社会秩序的方式有多种,在人类社会几千年文明发展过程中,道德、宗教、习惯等都曾发挥过重要的作用。但是欧洲资产阶级革命以来,法律的作用日益得到国际社会的重视,也逐渐成为各国构建社会秩序的最重要方式。法律与其他方式最大的不同点在于,其由公民通过各种方式选举成立,由代表其利益的权力机关制定,并由强制力保障实施。我国自改革开放以来,依法治国以及依法维权的理念日益深入人心,法律也成为构建和谐社会、维护社会关系的主要方式。医事法作为调整医疗领域的法律,其目的就是构建医疗领域的正常秩序,提升医疗水平,保障医疗安全,保护医患双方的合法权益。

第一节 医事法的概念

一、医事法名称的辨析

长期以来,我国卫生行政部门对医疗领域法律规范的称谓并没有明确的界定,学术界对其名称也没有统一的说法,在不同学者出版的教科书、专著以及发表的期刊论文中也出现了不同的称谓。目前使用频率较高的有卫生法、医疗法、医事法。主流学者一般倾向于医事法这个名称,主要原因是:与其他两个名称相比,医事法具有更为明确的业务指向,即其规范的法律关系主要集中于医务人员与患方、医务人员与卫生行政部门以及医务人员或者医疗机构之间。而医疗法除了规范医疗领域内相关法律关系外,也囊括了医疗保障等属于社会保障领域的法律关系。卫生法广义的范畴更是包含了传染病防治、卫生检疫、食品安全等领域。因此,从法律概念界定范围的明确性看,医事法指代医疗领域的立法确实比其他两个名称更为准确,基于上述事实,本书也将用医事法作为本部分医疗领域立法的总称。

二、医事法定义与调整范围的说明

从法理学角度对医事法下一个法学定义并不复杂,即由国家制定或认可,并由国家强制力保障实施的,旨在调整医疗活动中所形成的各种社会关系的法律规范的总和。但是对于非法学专业的医务人员或者医学生来说,上述定义过于抽象,难以对医事法的范畴有一个相对直观的理解。事实上对医事法做出准确的定义也确实较为困难,一方面其涉及的主体较为特殊,既包含了地位平等的医方与患方,也包含代表国家行使公权力的行政机关或者司法机关。另一方面,医事法调节的社会关系既有医患平等主体之间的医疗服务合同关系、医疗损害赔偿关系等民事法律关系,也包括作为行政主体的卫生行政部门对作为行政相对人的医疗机构以及医务人员的许可、监督、处罚、救济等行政法律关系。总的来说,医事法包括医事法立法目的、参与医事法律关系的各方当事人和医事法规范的活动这三个基本内容。

首先,对于医事法的立法目的而言,其必定是旨在建立起良好、稳定的医疗服务关系,以不断提高整个社会的医疗水平,保障医疗安全,维护医患双方的合法权益,其主要表现在患者的病有所医、医疗机构的依法执业、医务人员的规范行医。与此同时,卫生行政部门以及司法行政部门的依法行政、执法必严、违法必究等。

其次,对于参与医事法律关系的当事人,其最主要的是医方(包括医疗机构、医务人员)、患方(患者及其利益相关人)和卫生行政部门。司法部门(主要是法院)以及其他部门(医学会、司法鉴定机构、人民调解委员会等),主要是因国家公权力或者因公权力部门的委托、法律规范的直接授权,而直接、间接地参与到医事法律关系中。

最后,医事法规范的活动涵盖了医方与患方之间建立的医疗服务活动(包括医疗服务合同关系)及其医疗损害责任的救济;也包括卫生行政部门对医方(医疗机构、医务人员)的许可、监督管理、处罚以及相关救济;在发生医疗纠纷以及相关医疗技术争议的情况下,法院、人民调解委员会、医学会、司法鉴定机构等参与的活动也涵盖其中。

因此,从医学专业人员的角度看,只要符合上述目的、参与主体或者活动的法律规范或者相关条款,都可以归为医事法的范畴。

三、医事法的部门划分

按照调整社会关系的不同,可以将不同法律划分到不同的法律部门,我国的法律部门有:宪法及其相关法、民商法、行政法、刑法、诉讼与非诉讼程序法、经济法、社会法七个。医事法是跨部门法的学科,其综合了多个部门法的特点。但基于医疗服务提供者准入的途径(例如,口腔医疗机构的设置、口腔医师资格的获得与注册需要国家的许可)等,医事法具有鲜明的行政法属性。尤其是在我国公立医疗机构是医疗服务主要提供者的现实背景下,上述属性更加明显。

但是,涉及医疗损害民事权利的救济的法律规范则属于民商部门法的范畴;医疗纠纷争议的解决则属于诉讼与非诉讼程序法的范畴;当存在违法行为非常严重,应当追究相关人员刑事责任的情况下,则属于刑法的范畴。

需要进一步指出的是,目前绝大多数的医务人员,甚至一些医院管理者对医事法的上述属性仍没有清晰的认识。这也进一步导致了大家对依法执业行为认识的偏差。民商法以鼓励平等主体间的"交易"为原则,这也促成了国家公权力尽可能少地介入主体间的活动,推崇自治,也即"法无禁止皆可为"。但是行政法所调整的社会关系往往涉及国计民生,关乎社会公共利益,个人追求自己利益的最大化往往并不会带来社会整体利益的最大化,甚至会导致公共服务体系的瘫痪,在这种情形下国家有必须以家长式的干预介入上述活动中,这就要求参与相关主体严格按照法律规范明确许可的方式活动,也即"法无授权不可为"。具体言之,医方作为医疗服务的提供方,其行为的合法性必须以政府的授权为先决条件(例如口腔医师必须通过国家组织的医师资格考试,并经所在地的卫生行政部门注册才能独立行医)。上述理念的差异使得医师在执业活动中必须转变日常生活中固有思维方式,在判定自己能否进行某项操作时,应当以医事法是否授权进行这项操作为准。

第二节　医事法的基本原则

基本原则不同于具体的条款或者规则,其代表的是一种价值观,是立法必须遵循的准则,贯穿于法律运行的始终。而且立法往往具有滞后性,在新鲜事物层出不穷的情况下,法律条款无法囊括所有情形。在穷尽了所有条款或者规则仍无法找到具体参考依据的情况下,基本原则甚至可以作为定纷止争、依法裁决的依据。医事法的基本原则就是医事法律规范体现的一种价值取向,主要包括以下几项内容:

一、平等原则

平等原则主要包括医患之间以及患者之间的人身平等。医患平等指的是提供医疗服务的医务人员与接受医疗服务的患者之间建立的是地位平等的民事法律关系。在医疗服务过程中,医务人员不能强迫患者接受某项医疗服务(法律规定的特殊传染性疾病或者精神疾病除外);在非紧急状态下,患方也不能强迫医务人员为其提供诊疗服务。医患关系平等的另一项含义是:当一方权益受到侵害时,受害方均可以通过法律规定的途径主张自己的权利,其权利受到法律无差别的保护。

患者间平等指的是不同患者具有同等的就诊权。宪法规定了我国医疗卫生事业的公益性,从现阶段医疗机构的构成看,公立医疗机构是绝对的主体。患者在公立医疗机构的就诊权利不因其财富以及社会地位的不同而有差别。

二、患者权利至上原则

患者权利至上其实就是要求医务人员必须在诊疗过程中时刻保有爱伤意识。患者是医事法最为重要的主体之一,医事法的主要客体是患者的生命健康。这也就意味着医务人员在诊疗活动中必须时刻保障患者权益的最大化。例如,口腔医师将新技术或者医疗产品应用于患者前应当严格评估各种风险,不能因为经济利益或者科研目的将风险与收益严重不匹配的项目应用于患者。医疗不同于消费,生命健康权属于自然人固有的权利,也是基本人权(生存权和发展权)的延伸。患者权利至上原则更是医学伦理的体现,是每一个医务人员最基本的行为准则。

三、医疗安全原则

安全与风险相对应,医疗风险指的是实施相关诊疗行为可能给患者带来的不利后果,医疗风险可能来源于固有疾病的发展,也可能是其他疾病或者并发症的出现。医疗安全并非要求医务人员完全消除所有的不利后果,而是要求将风险控制在现有技术水平与条件下可以接受的范围内。事实上,医事法以及医务管理的规范性文件中经常出现的另一个词是医疗质量,国家卫生健康委专门出台的一项部门规章就叫《医疗质量管理办法》(2017)。医疗质量就是医疗机构以及医务人员能够保障的医疗安全的程度。在现有的医疗水平下,尽可能地发现并控制医疗风险,提高医疗质量,这达到的状态就是医疗安全。

四、患者自主原则

权利的所有者可以选择是否行使权利,也可以选择如何行使权利,这就是权利处分的自由(严重违反社会风俗或者伦理的除外)。患者作为其生命健康权的所有者自然有自主的决定权。上述原则在医事法中就表现为医方的告知说明义务以及患方的知情同意权。告知说明义务的主要内容是医方应当将患者的病情、可供选择的诊疗方案、诊疗风险和替代方案,以患方可以理解的方式告诉患方。在患者民事权利能力有所欠缺的情况下,应当告知患者的近亲属或者法定代理人,并由其做出决定。简而言之,医方有诊疗方案的制定权,但诊疗方案的选择权专属于患方。

第三节　医事法渊源

法律渊源是指法律的表现形式,也就是相关法律的精神与要求通过什么样的法律规范予以表现。自 20 世纪 90 年代以来,我国各层级医事法的立法层出不穷,让医疗界翘首期盼多年的《基本医疗卫生与健康促进法》也已正式颁布,我国医事法的体系基本确立。

一、宪法

宪法是国家的根本大法。宪法的制定和修改遵循着最为严格的程序,其规定着国家政治、经济、社会等方面最基本的制度。其对公民基本的权利与义务等最根本和重要的问题予以规定。这就包括了国家医药卫生的基本制度以及公民生命健康的权利。例如,宪法第二十一条第一款规定,国家发展医疗卫生事业,发展现代医药和我国传统医药,鼓励和支持农村集体经济组织、国家企业事业组织和街道组织举办各种医疗卫生设施,开展群众性的卫生活动,保护人民健康。宪法因其独特的地位,内容较为笼统,本身无法直接适用,需要下位法对其立法精神进一步具体化后方能予以实施。

二、医事法律

法律作为一种狭义的概念,指的是全国人大及其常委会制定的法律规范,其效力仅次于宪法。我国的医事法律是指由全国人大及其常委会制定的医事方面的专门法律和其他法律中关于医事方面的条款。我国 1998 年颁布的《执业医师法》是专门规定医师执业行为的法律,从医师资格的取得与注册、行为规则、继续教育与考核、法律责任承担等对医师执业过程的各个方面予以规定。因此,是医师依法执业的主要参考依据,大部分下位法均是对其的具体化。原《侵权责任法》(2009)第九章医疗损害责任部分,对医疗民事责任的诸多方面进行了系统规定,其对医疗损害责任的归责原则进行了拨乱反正,统一了医疗损害纠纷诉讼的案由和赔偿标准,在医疗赔偿的公平性方面具有划时代的意义,目前《侵权责任法》的相关条款已正式被《民法典》吸纳(2020)。《基本医疗卫生与健康促进法》(2019)被称为医疗卫生的"母法",其对我国医疗卫生事业中最基本内容加以规定,具有总纲的作用。除了上述法律外,《药品管理法》《传染病防治法》《精神卫生法》《中医药法》等法律的相关章节或条款,以及《刑法》中关于医疗事故罪、非法行医罪的规定,均构成医事法律的渊源。

三、医事行政法规

行政法规是国务院制定,并由总理签发的规范性法律文件,效力次于宪法和法律,在全国范围内均有效。我国的医事行政法规是指由国务院制定的医事方面专门的规范或者其他行政规范中与医事相关的条款。例如,《医疗事故处理条例》(2002)对医疗机构或者医师在存在严重过失行为并对患者造成严重损害后果情形下的行政责任的处理、程序以及责任的承担进行了规定,目前仍然是卫生行政部门追究医师行政责任的主要法律依据。《医疗纠纷预防和处理条例》(2018)系国家为了缓解目前紧张的医患矛盾、规范医疗纠纷解决途径与程序而专门出台的行政法规。其倡导多元化的纠纷处理方式,并对医患双方的行为均予以约束,是当前医疗纠纷非诉解决的主要法律依据。除了上述两部专门的医事行政法规以外,《医疗机构管理条例》《药品管理法实施细则》《社会救助暂行办法》等的相关条款也构成医事行政法规的渊源。

四、医事部门规章

部门规章是由中央政府的相关部委以部长(或者主任)令的形式颁布的规范性法律文件,主要是对法律、行政法规条款的进一步具体化,使其更具有可操作性,但其不能与上位法的规定相冲突。我国的医事部门规章由国家卫生健康委员会制定,并以主任令的形式签发。我国目前现行有效的医事部门规章有百余部,其规定了医疗卫生的各个方面。例如,《医疗技术临床应用管理办法》(2018)就对我国医疗技术的分类、准入、授权、管理等进行了规定,其要求我国境内所有的医疗机构以及医务人员均必须遵守并执行;《医疗机构投诉管理办法》(2019)对患方投诉以及医疗纠纷的处理提出了新要求。从数量以及效力范围来看,医事部门规章是医事法律规范的主体,是从事医政医务管理、医院法务等人员必须深入研究的对象,也是值得医师重点关注的内容。

五、医事地方性法规与规章

地方性法规与规章是地方性权力机关或政府制定的,是仅在其辖区内有效的法律规范。我国医事地方性法规是由省级或者符合条件的市级人大制定的医事法律规范。其在不违反上位法的基础上,可以在具体实施过程中,结合地方特色予以变通。医事地方性规章是由省级或者符合条件的市级人民政府制定的医事法律规范,也只在一定的区域有效且不得与医事地方性法规相冲突。例如,《江苏省医疗纠纷预防与处理条例》(2017)就是由江苏省人大常委会通过的、在江苏省内实施的医事地方性法律法规。

六、司法解释

司法解释指的是司法机关(如最高人民法院、最高人民检察院)对法律规范适用问题所做出的具有法律效力的解释,其主要形式有解释、规定、批复、意见以及通知等。医事司法解释的主要用途是指导各级法院在审理医疗损害案件时正确合理的适用相关法律条款。与此同时,医事司法解释也是医务管理人员防范医疗法律风险的重要依据。例如,最高人民法院发布的《关于审理医疗损害责任纠纷案件适用法律若干问题的解释》(2017)就是全面指导医疗损害案件审理的医事司法解释,其对案件诉讼过程各个方面进行了统一规定。最高人民法院《民事案件案由规定》(2011)在诉讼案由方面将医疗纠纷诉讼案件的起诉案由分为医疗服务合同纠纷和医疗损害责任纠纷两大类,其也是适用较为频繁的医事司法解释。

七、其他技术性法律渊源

除了上述正式渊源外,医疗因其专业性,也有许多特殊的非正式渊源,如中华医学会、中华口腔医学会制定的诊疗指南、操作技术规范、药典。相关专业委员会发布的专家共识、标准等。上述指南、规范、共识与标准是业内认定医疗机构或者医务人员的诊疗行为是否存在过失或者达到当时应当达到诊疗水平的依据。因此,可以认为是医事法律规范的技术性渊源。

参考文献

[1] 刘鑫.医事法学[M].北京:中国人民大学出版社,2015.

[2] 汪建荣.中国医疗法[M].北京:法律出版社,2018.

[3] 解志勇.卫生法学通论[M].北京:中国政法大学出版社,2019.

[4] 赵同刚.卫生法[M].北京:人民卫生出版社,2010.

03 医事法本体论
第十一章

所谓医事法的本体,通俗来讲就是医师在整个行医过程中会遇到哪些人或者机构,这些主体享有哪些权利,应当履行哪些义务,如果没有履行这些义务,要承担什么样的法律后果?

人与人之间的活动都会产生一定的关系,如果这种关系应当受到医事法的规范,那就称为医事法律关系。每个法律关系都包括主体、客体与内容。主体就是产生法律关系的自然人或者法人(法律拟制、可以单独承担法律责任的"人"),在医疗服务关系中就是患者与医疗机构或者医师,在医疗行政管理关系中就是卫生行政部门与医疗机构或者医师。法律关系的客体主要是医患双方权利与义务所共同指向的对象,我国发展医疗卫生事业的立法目的就是为了保障人民的健康,鉴于本书是属于医学人文类的教材,目的是提升读者的医学人文素养。因此,本章将着重讲授患者享有的基本民事权利。法律关系的内容是各方享有的权利与应当履行的义务,由于权利与义务的相对性,患方权利的保障就需要医方履行一定的义务,而医方履行义务后就可以享有一定的权利。如果医方在医疗活动中因为疏忽,履行的义务没有达到应有的标准,从法律上讲就是存在过失,那就需要承担相应的医事法律责任。

第一节 医事法的主体

医事法最为重要的法律关系有医患之间的医疗服务关系以及卫生行政部门与医疗服务提供方之间卫生监督管理关系。上述第一种关系属于民事法律关系,医患双方的法律地位是平等的。第二种关系属于行政法律关系,卫生行政部门是行政主体,代表国家公权力,医疗机构与医务人员是行政相对人,必须接受行政主体的监督与管理。因此,双方的法律地位是不平等的。除了上述两个主要的法律关系外,还有因发生医疗争议后第三方主体(人民调解委员会、医疗鉴定机构以及法院)介入产生的关系;医疗机构在使用医疗产品时与药品、医疗器械生产销售者之间的法律关系等等。

一、患者

我国宪法规定了"国家发展医疗卫生事业，保护人民健康"的宗旨。人民是一个政治概念，从法律上讲医疗卫生事业服务的对象是我国公民、在我国的其他国家的公民以及无国籍人士，而他们在接受医疗服务时就是患者。患者是医疗服务的需求方，也是医疗服务的发起者。患者因疾病的诊断、治疗、康复或者预防保健的需求到医疗机构就诊，医疗服务合同的成立并生效始于其挂号成功（急诊抢救除外）。此时患者与医疗机构、医师间因医疗服务合同而成立相应的权利与义务。患者在就诊过程中享有较为广泛的权利，主要表现为：

①选择权：患者对于是否治疗相关疾病具有自主选择权（特殊传染性疾病或者精神疾病除外），也在一定限度内可以选择自己信任的医疗机构、医师为其提供诊疗服务。患者对诊疗方案有最终选择的权利。

②知情权：患者对于自己的病情、疾病可能的结果、治疗方案、风险、替代方案、治疗费用等有知情的权利。

③同意权：患者在被充分告知并理解病情、治疗方案等相关信息意义的基础上，有同意实施或者放弃相关治疗的权利。

④病历资料的查阅与复印权：根据《医疗纠纷预防和处理条例》的规定，患方有权复印全部病历资料。

⑤建议与投诉的权利：患方在对诊疗行为有异议或者对诊疗服务不满意的情况下，有权对医疗机构或者医务人员提出相关建议，或者按照法律规定的方式与程序，解决医疗纠纷。

二、医疗机构、医师

医疗机构是医疗服务的提供者，按照其所有制的性质主要可以分为政府办医与社会办医两种，但在一些特殊的情况下，也会出现政府与社会资本共同出资的情况。按照医疗机构的等级与服务范围，我国医疗机构分为三级。一级医疗机构通常是社区卫生服务站（中心）或者乡镇卫生院，其服务区域一般仅限于某一个街道或者乡镇；二级医疗机构通常是区或者县医院，其主要服务于某一个市辖区或者县；三级医疗机构通常可以为多个市辖区或者县，甚至可以跨市或者省提供医疗服务。政府办医疗机构是我国医疗服务提供的主体，也占据着绝对的卫生经济与人才资源。近年来，国家政策不断向社会办医疗机构倾斜，口腔诊所、医疗美容机构、体检中心也如雨后春笋般蓬勃发展。

医疗服务直接的提供者是在医疗机构中注册的医师。医师行医资格的获得来自国家对其能力的确认并授权，本质属于行政许可。医师与医疗机构建立的是一种劳动合同关系，医疗机构聘用医师并为其办理注册；在医师行医过程中应当给予其相适应的软硬件设备、资质授权与卫生防护，支付工资与福利性收入，支持其能力提升的相关活动，并鼓励其参与医疗质量与医院民主管理。在因医师的医疗过错对患方造成伤害的情况下，医疗机构应当承担相应的单位责任。本章第三节和第四节将会对医师在执业过程中具体享有的权利、应当履行的义务做更为详细的介绍。

三、卫生行政主体

医事法中的卫生行政主体主要是国家、省、市、区（县）四级卫生健康委（局）。各级卫生健康委（局）对医疗机构与医师的监督管理的分工，其大致可以概括为"中央指导、属地管理"。国家卫生健康委主要是医疗卫生政策、制度、标准的制定者。如上文所述，其颁布实施的部门规章在全国范围内具有约束力，各地应当参照执行。

省、市卫生健康委的职能主要是根据上级发布的政策、标准与规范，制定本地区具体且切实可行的规范与制度，其仅对所在地或者所属的医疗卫生机构及其医务人员有约束力。

区（县）级卫生健康局主要是政策与规范的执行者，其负责根据上级发布的标准，对所管辖区域内医疗机构及医务人员进行监督管理。

四、其他主体

医疗服务的平稳运行仍需要其他机构与人员的参与。例如，口腔医疗主要是以操作为主，口腔医师所用的牙椅、检查时用的探针与口镜、拔牙时用的牙钳、补牙时用的充填材料、外科手术用的钛板钛钉以及各种药品均需要统一采购，上述物品在医事法中统一被称为"医疗产品"。医疗产品的生产者与销售者也是医事法的主体，需要指出的是国家对医疗产品的管理较为严格，生产和销售医疗产品的资质以及引入程序也有特定的流程，因其质量导致的损害责任的追究方式，也与一般的医疗损害责任有较大差异。

医疗服务因其专业性以及特殊性，国家规定了专门的程序与途径进行疏导与处理，对于医疗过错与责任也设置了专门机构进行认定。因此，法院、人民调解委员会、各级医学会、司法鉴定机构也被引入到医事法律关系中，在特定的程序中作为主体。

第二节 患者的基本民事权利

基本民事权利是指民法中规定的公民享有的基本权利，我国《执业医师法》中规定的医师义务正是以此为依据。我国《民法典》已于 2020 年 5 月 28 日由全国人大通过，并由第四十五号主席令签发。本节将以此为依据，对患者享有的基本民事权利做简单介绍。

一、生命权

生命权是指自然人维持生命延续,且不容他人非法剥夺的权利。生命权是国际公认的基本人权,也是宪法规定的最为重要的权利之一。生命权始于出生,终于死亡。目前,在我国法律生命开始的认定标准为新生儿出生后的独立呼吸,生命终止(死亡)的认定标准为呼吸与心跳停止。医事法规定的对患者生命权保障主要是指医务人员对于生命垂危患者的紧急救治义务以及医方在诊疗过程对患者生命权的注意义务。例如,口腔医师在治疗患者的过程中,应当评估诊疗方案对患者的风险,详细询问既往史、过敏史、现病史,不得实施存在明显治疗禁忌证或者风险显著高于收益的治疗方案;在治疗过程中注意患者体征的变化,康复过程中关注病情的变化;对于发现生命垂危的患者,口腔医师不得以任何理由推诿,应当立即实施当时情况下可以做到的抢救措施,在上级医师或者相关专业的医师到来之前不得放弃抢救。

二、身体权与健康权

身体权与健康权两者之间有一定的交叉,因此在此一并介绍。对两者的区分,需要明确其所关注的焦点的差异。身体权是指自然人对其肢体、器官、其他组织完整性享有的权利,其关注的焦点是完整性。健康权是指自然人保持其自身及器官正常功能安全的权利,其关注的焦点是功能性。比如,口腔医师未经患者同意拔除其智齿,由于绝大多数的智齿并没有建立咬合关系,拔除后多数情况下不会对其整体咀嚼功能造成明显的影响。因此,该行为侵犯患者健康权的程度并不明显,但是智齿也是患者身体的一部分,未经允许拔除的后果显然破坏了患者口腔结构的完整性。因此,该行为侵犯的是患者的身体权。从另一方面说,许多智齿有损害邻牙健康的潜在威胁,拔除并非对患者健康不利。但是否拔除需要患者知情同意。未经患者同意而拔除,侵犯了患者的知情同意权。但是如果口腔医师在拔除智齿过程中不慎损伤了邻牙,经鉴定无法保留,且该邻牙尚且存在一定的咀嚼功能,则该行为侵犯的是患者的健康权。需要指出的是,在绝大多数情况下,侵犯患者身体权的行为也是侵犯健康权的行为。

三、隐私权与名誉权

隐私权与名誉权也有一定的相似性,也在此一并介绍。隐私权是指自然人不愿公开或者不让他人知悉个人秘密的权利。名誉权是指民事主体享有的要求社会对其信用、声望、品德与才干客观评价的权利。对这两种权利侵害的行为都是,通过公开的手段,将个人的敏感信息在一定范围内公布;最终损害的后果也都是造成相关人员社会评价的降低。但两者也存在着显著的区别,侵犯隐私权发布的个人信息往往是真实的信息,而侵犯名誉权发布的是不真实的信息。例如,患者往往不愿意让他人知晓自己所患的某些特殊疾病,如果口腔医师违反病历保管规范,向他人透露,该行为侵犯的是患者的隐私权。如果口腔医师在填写患者病历时随意复制病历模板,也没有仔细检查,患者未患有艾滋病等敏感疾病的,却在病历中将其诊断为上述疾病,造成患者社会评价降低的,则属于侵犯患者的名誉权。上述行为均要承担相应的行政责任和民事责任。

四、财产性的权利

医师提供诊疗服务的场所(诊室、病房)具有相对独立性,其也应当在一定程度内保障患者的财产免受意外的损失。例如,医务人员在患者接受口腔治疗前应当提醒患者将贵重物品随身携带,并维持就诊的秩序,提醒无关人等离开诊室。候诊大厅、走廊等公共区域应当符合安保要求。一旦患者有贵重物品遗失,要协助患者通过相关途径追回失窃财物。

第三节　医师的权利

医师的权利是指国家为了保障医师的执业行为,通过法律规范确认的、在执业过程中应当享有的权利。医师行医资格来自国家的许可,其权利也受法律保护。医师的权利不同于一般的权利,其在一定程度下甚至是国家强制力的体现。例如,医师在诊疗过程中发现相关人员疑似患有《传染病防治法》或者《精神卫生法》规定的属于应当接受隔离或者强制医疗的疾病,其有权在公安等相关部门的协助下行使医疗处置权,且应当及时上报。与此同时,从伦理角度出发,医师的部分权利在一定情况下也不允许随意放弃。例如,在需要紧急抢救的情况下,口腔医师的医疗处置权就有义务的属性,不会因其专业不对口而免除心肺复苏等基本急救处置的义务,如果抢救不及时造成后果的,甚至要承担一定的责任。

一、医疗处置权

医疗处置权是指医师在注册的执业范围内进行医学诊查、疾病调查、医学处置、出具相应医学证明文件,制定合理的医疗、预防、保健方案的权利。医疗处置权是医师享有的核心权利,也是《执业医师法》授予的最重要的权利。医师作为医学领域的专业人员,其有权根据自己的专业知识和经验,对患者进行符合规范的检查,做出相应的诊断,并以此为依据制定相应的诊疗方案。例如,因牙齿疼痛不适到医院就诊的患者,口腔医师有权进行全口检查,并根据临床检查和放射牙片结果做出诊断,并制定相应的治疗计划,如补牙或者根管治疗。需要强调的是,对于多数口腔疾病来说,医师具有治疗方案的制定权,也可以向患方告知自己更为倾向的治疗方案,但是患方才具有诊疗方案最终的选择权。

二、执业保障权

执业保障权是指医师在执业过程中有获得与其执业活动必需医疗设备、基本防护条件的权利。医师是一项特殊的职业,其中的一个显著特点就是医疗设备的专业性。相关的医疗产品的生产者与销售者往往需要国家的特别批准,且申购与使用需要特别的程序。这就需要医疗机构为医师提供专业的硬件资源,以保障医师的执业活动。例如,口腔医疗机构通常需要配备一定数量的牙椅,相对独立的诊室,符合感控要求的设备、器械、材料等。

与此同时,医疗机构也应当为医师的执业安全提供基本的保障与条件,当医师在诊疗活动中不慎发生职业暴露的情况下,医疗机构也应当有相应的预案、程序与措施。

三、医学研究与交流权

医学研究与交流权是指医师有从事医学研究、学术交流和参加专业学术团体的权利。行业组织内以及同行间的交流是医师相互学习、不断提高岗位能力的重要途径。各级医师协会、口腔医学会、医院协会以及相关专委会、学组是口腔医师交流的平台,口腔医师可以根据自己的需求与能力参加相关的学术团体。与此同时,从事科学研究的权利也是宪法保障的基本权利之一,口腔医师也可以深入进行临床、基础研究。

四、继续教育权

继续教育权是指医师有参加专业培训、接受继续医学教育的权利。医师的培训与考核是《执业医师法》规定的一项重要内容。医师作为一项特殊职业,为了更好地为患者服务,整个职业生涯均需要不断地学习新知识与技术。为了督促医师的不断学习,我国规定了两年一次的医师定期考核制度,从职业道德、业务能力等方面对每个医师加以评价,作为其能否继续执业的依据,而医师的继续教育权是医师定期考核制度得以实施的基础。

五、人身安全与尊严保障权

人身安全与尊严保障权是指医师在执业活动中,有人格尊严、人身安全不受侵犯的权利。上述权利已经由《执业医师法》《基本医疗卫生与健康促进法》中的相关条款予以明确。国家卫生行政部门也通过与公安部、司法局、最高人民法院、最高检察院等部门的联动,切实保障医师的人身安全与人格尊严,严厉打击涉医违法犯罪行为。

六、获得劳动报酬权

获得劳动报酬权是指医师有获得工资报酬和津贴,享受国家规定的福利待遇的权

利。医师也是劳动者,其权利受《劳动法》《劳动合同法》保护。医师与单位发生劳动报酬
争议的,可以提起劳动仲裁。

七、民主管理权

民主管理权是指医师有对所在机构的医疗、预防、保健工作和卫生行政部门的工作
提出意见和建议、依法参与所在机构民主管理的权利。医师的民主管理权主要有两个方
面的内容,即参与医疗机构内部管理的权利,这是属于劳动者应当享有的基本权利;其次
是对卫生行政部门提出意见与建议的权利,这主要是以行政相对人的身份,对作为行政
主体的卫生行政部门的监管行为合理性提出异议,并可以视情况提出行政复议或者直接
提起行政诉讼。

第四节　医师的义务

医师的义务是指国家为了保障患者的合法权益,通过法律规范确认的、医师在执业
过程中应当履行的对患者权利的保护。诊疗活动具有高度的专业性,法律以及诊疗规范
标准的制定具有一定的滞后性,这就需要医师具有高度的责任心与爱伤意识。因此,医
师义务不仅来源于法律的直接规定,也结合了道德的要求。

一、职业道德义务

我国《执业医师法》第三条规定,医师应当具备良好的职业道德和医疗执业水平,发
扬人道主义精神,履行防病治病、救死扶伤、保护人民健康的神圣职责。单从文字上看,
上述条款完全属于道德范畴,是否履行以及履行的程度完成取决于医师的内心,卫生行
政部门无法制定明确的标准评价。例如,对于表现为根管明显弯曲的慢性牙髓炎患牙,
如果患者意愿是保存患牙,医师可以做根管治疗,但是治疗难度较大,且治疗过程中有根
管侧穿风险。当事医师也可以告知其拔除后种植修复。显然从患者利益最大化出发,医
师可以尝试根管治疗以最大程度保存患牙,但是直接拔除患牙显然也不违反诊疗规范,
也无从追究当事医师责任。这就属于医德养成问题。

二、遵守诊疗技术规范义务

口腔医师需要遵守的诊疗技术规范主要有中华口腔医学会组织编写的《临床技术操
作规范—口腔医学分册》以及《临床诊疗指南—口腔医学分册》。除此之外,口腔医学会
及其专委会发布的相关专家共识属于广义的诊疗技术规范的范畴。需要进一步强调的
是,疾病的治疗需要对患者的全身情况做评估,治疗禁忌证的排除需要参考其他专业的

临床诊疗指南与技术操作规范。例如,口腔医师在评估高龄口腔癌患者能否耐受全麻手术时,需要参考心内、呼吸等专业的规范、指南与专家共识。除此之外,国家发布的关于医师注册、手术分级、处方权授予等方面的程序性规范也是口腔医师需要遵守的法律性技术规范。

三、保护患者隐私义务

医师应当注意对患者的隐私保护,患者的疾病信息、个人信息、病历资料、图像信息都属于个人隐私,口腔医师不得将执业活动中得到的上述信息向无关的第三者透露。口腔医师常见的侵犯患者隐私权的过失行为主要有以下两种:

第一种情况,一些医师因临床教学和科研需要收集临床病例,在诊疗过程中未经患者同意擅自拍摄照片,尤其是能够辨别身份的面部照片,若不加修饰地用于教学、科研甚至参与病例展评,这种行为就侵犯了患者的隐私权和肖像权。

第二种情况,主要是一些医师或者医院的病案管理部门未严格遵守医疗机构病历管理规定,未经患者同意将患者的病历资料透露给第三方,不管是否有营利性目的,这都属于侵犯患者权益行为。一般来说,在非患者本人要求查阅与复印的情形下,需要提供患者的授权委托书以及到访人的相关身份证明方可查阅和复印病历资料;国家机关或者相关组织(一般是法院、公安、卫健委、保险公司)要求调取病历的,也应当核查到访人的证件,并留存身份证明和介绍信。

四、提高诊疗技术义务

提高诊疗技术的义务是指口腔医师应当努力钻研业务、更新、提高专业技术水平。现阶段的医学仍未完全摆脱经验科学的桎梏,医学也是不完美的科学,理论仍在不断更新。因此,口腔医师需要不断尝试与纠错,增加自己阅历的同时,通过各种方式接触最前沿的理论与技术,引进与开发口腔医疗新技术与新理念。

五、健康教育义务

健康教育义务是指口腔医师在诊疗活动中应当宣传卫生保健知识,对患者进行健康教育。我国医疗卫生的方针政策越来越重视"治未病"的理念,疾病的三级预防也逐渐深入人心。健康教育不仅是基层家庭医师或者预防口腔科医师的义务,其也是每一名医师的责任。例如,口腔医师在完成主诉牙齿的治疗后,应当宣传口腔预防保健知识;如果发现其他牙齿也有发生发展危险因素的,应当及时提醒关注或者尽早治疗。需要提醒的是,由于吸烟有害健康是普遍接受的健康知识,因此所有医务人员不管专业如何,都有劝导戒烟的义务。

六、亲自诊察义务

亲自诊察义务是指口腔医师在实施医疗、预防、保健措施,签署有关医学证明文件时,应当亲自诊查、调查。口腔医学是一门实践性较强的学科,相关疾病的明确诊断需要口腔医师问诊与细致的临床检查,并辅以必要的辅助检查。口腔医师违反上述义务的主要形式有:上级医师违反三级医师查房制度,术前不参与查房或讨论,直接以管床医师的记录开具相关医学证明或者实施手术;带教医师违反带教制度,让没有独立行医资质的医学毕业生、实习医师、进修医师在无教师指导的情况下对患者实施独立诊疗行为。

七、病历书写与保管义务

病历书写与保管义务是指口腔医师应当按照规定及时、准确、客观真实地填写医学文书,不得隐匿、伪造、篡改、销毁医学文书及有关资料。由于门诊口腔诊疗行为发生的即时性,规范的门诊病历可以最大化还原治疗的具体细节,是提高医疗安全、保障医师权益的重要手段。通常情况下,口腔门诊病历应当包含主诉、现病史、既往史、检查(现场检查、影像学检查)、建议、处理等模块,鉴于牙齿数量较多,建议口腔医师除了描述主诉牙以外,还应当描述邻牙和对颌牙情况。对于住院患者或者口腔种植、口腔正畸、牙周系统治疗等的门诊病历由医疗机构统一保管的,医疗机构应当按照《医疗机构病历管理规定》(2013)的要求与时限予以存放。

八、告知说明义务

告知说明义务是指口腔医师应当如实将患者的病情、治疗方案、治疗风险、替代方案等信息以患者能理解的方式告知患者或者法定代理人。在如实告知病情可能对患者造成不利影响的情况下(如口腔癌),口腔医师可以告知近亲属,并由近亲属决定是否如实告知患者本人。告知说明义务保障的是患方的知情同意权,也是患者自主行使选择权的前提条件。

九、特殊信息上报义务

特殊信息上报义务是指对于患有法定传染病的患者,或患者系因治安、刑事案件受伤接受治疗等情况下,在救治患者的同时应当向卫生行政部门、公安部门上报上述信息。特殊信息上报是口腔医师保障社会公共利益的体现。

十、规范使用医疗产品义务

口腔医师规范使用医疗产品义务主要体现在三个方面:首先,口腔医师使用的药品、消毒器械、医疗器械等医疗产品必须是符合法定标准、从正规厂商中购买且在合理使用期限内的;其次,口腔医师在使用相关医疗产品时应当符合正当程序,如获得麻醉、精神药品处方权前,相关医师需要经培训、考核和医疗机构授权;最后,口腔医师应当正确、合理地使用医疗产品,不得基于经济利益或者使用与自己执业范围无关的医疗产品。

十一、紧急处置义务

紧急处置义务是指口腔医师对病情危重的患者应当采取紧急措施进行诊治,不得拒绝急救处置。急救是每一位医师甚至是现场医务人员应当履行的义务,紧急处置义务的履行可以突破执业地点、执业类别、执业范围以及手术权限的限制。在无法获得患者及家属意见的情况下,甚至可以经医疗机构负责人授权直接实施处置措施。

十二、服从调遣义务

服从调遣义务是指在遇有自然灾害、传染病流行、突发重大伤亡事故及其他严重威胁人民生命健康的紧急情况时,为了社会公共利益,口腔医师应当服从上级部门的调遣,积极参与患者的救治。

十三、廉洁行医义务

廉洁行医义务是指口腔医师不得利用职务之便,索取、非法收受患者财物或者牟取其他不正当利益。医师违反上述规定可以被追究非国家工作人员受贿罪或者其他相关刑事责任。

参考文献

[1] 江必新,何东宁.民法总则与民法通则条文对照及适用提要(全新修订版)[M].北京:法律出版社,2017.

[2] 李建伟.民法 60 讲[M].北京:人民法院出版社,2011.

[3] 韩祥波.2017 国家司法考试民法攻略[M].北京:中国法制出版社,2017.

03 口腔医师执业法律风险防范与纠纷处理

第十二章

口腔执业类别的医师的诊疗行为与其他执业类别医师有一定的差异。本章首先介绍了口腔医师执业行为的特点，然后从依法执业、实体性、程序性、系统性以及共性附随义务的履行这五个方面探析口腔医师执业的风险。最后将根据最新国家医疗纠纷处理的规定，介绍法定的医疗纠纷解决途径。

第一节　口腔医师执业行为的特点

一、诊疗行为发生的即时性

口腔专科的治疗重点往往是门诊患者，诊疗行为也一般当场发生。口腔门诊治疗项目包含较多有创治疗，例如，拔牙、牙周刮治、根尖手术、种植牙等。有些诊疗项目甚至已经纳入手术分级目录。治疗行为发生的即时性对口腔医生的沟通能力提出了较高的要求，接诊医师需要在短短数分钟内将病情、治疗方案、风险以及替代方案告诉患者，并让其充分理解。而且由于牙齿数量繁多，患者往往不能准确描述，为了避免后期不必要的医疗纠纷，口腔医师需要以患者能够理解的方式，定位到需要治疗的患牙，这对其表达能力提出了较高要求。

二、治疗方案选择的个性化

口腔治疗方案往往需要考虑患者的性别、年龄、职业、经济情况等客观因素。除了恶性肿瘤、颌面部创伤、严重间隙感染以及需要紧急救治的疾病，患者对于诊疗方案的选择有较高的话语权。例如，对于单颗牙齿缺失的患者，经济情况较好的年轻患者会倾向于选择固定修复或者种植修复；经济条件一般的老年患者选择活动义齿修复。对于因牙髓炎疼痛难忍的患者，行根管治疗后冠修复是大多数人的选择，但是对于经济条件较差的患者很可能更希望作干髓治疗，甚至接受拔牙的方案。口腔医师在诊疗过程中应当区分不同的情况，尽可能多地告知诊疗方案，但是选择权应当交给患者，这对医师临床应对能力提出了较高要求。

三、诊疗科目划分的精细化

口腔医学的深入发展使得口腔诊疗科目也越来越细化,目前国家卫生行政部门正式发布的口腔科二级诊疗科目有:牙体牙髓病科、口腔颌面外科、口腔正畸科、口腔修复科、牙周病科、口腔黏膜病科、口腔种植科、儿童口腔科、预防口腔科、口腔颌面医学影像科、口腔病理科、口腔麻醉科和其他共 13 个。诊疗科目的细化能够让相关治疗项目做到极致,但是带来的影响就是患者往往需要辗转多个科室才能完成一个疾病的治疗,影响就医体验。例如,患者因牙髓炎到院治疗,先要到牙体牙髓病科行根管治疗,治疗完成观察一段时间后,再到口腔修复科行冠修复。如果是牙周状况比较差的,还要先去牙周病科洁牙,然后可能还要做牙周刮治,上述情况也对首诊医师的诊疗和协调能力提出了较高要求。

四、治疗过程的阶段性

口腔疾病的特点以及口腔治疗的特殊性往往要求患者多次复诊。例如,正畸治疗过程往往需要延续 2 年甚至更久;口腔修复需要经历取模、戴牙、调试等过程;种植牙需要经历种植体植入、后期修复等过程。多次的复诊经历既是医患双方建立信任感的有利条件,也对医师的沟通能力提出了较高要求。

五、诊疗行为的独立性

与以住院手术治疗主导的综合性医院临床医师相比,口腔医师的诊疗行为更为独立性。以口腔门诊拔牙为例,对于一些高位阻生的智齿,口腔颌面外科门诊医师甚至不需要拍摄 X 线牙片就可以直接拔除。拔牙后的观察、后期的拆线均由该医师完成,整个过程不需要其他医师参与。这在综合性医院手术科室是无法想象的。住院患者在手术前往往需要在医学影像科、医学检验科的协助下排除手术禁忌证,术前科内需要三级医师查房与讨论,手术过程中需要麻醉科医师全程保障麻醉与复苏,在出现异常情况下需要其他相关科室参与会诊与抢救。综合性医院临床各专业医师间既是相互合作,也是相互学习,更是相互监督。诊疗行为的独立性对口腔医师自我监督与提醒能力提出了较高要求。

第二节 口腔医师执业行为的法律风险

一、依法执业风险

口腔医师的依法执业主要有两个条件:第一,口腔医师本身是否具有独立行医的资质;第二,医师所在医疗机构能否开展相应的诊疗项目。上述条件缺一不可,不符合任意一个条件则构成非法行医,情节严重的可以被追究刑事责任。

（一）口腔医师独立执业

口腔医师独立执业需要经历两个程序,首先要获得口腔医师资格,其次要经卫生行政部门注册。口腔医师资格的取得必须通过国家统一组织的医师资格考试,口腔医师资格考试分为:实践技能考试和笔试两部分,只有在上述考核均合格的情况下才被授予医师资格,获得医师资格证。但是医师资格证的取得并不意味着可以直接行医。口腔医师在独立行医前必须到拟行医的医疗机构行政主管部门,按照执业类别、执业范围、执业地点完成注册,取得医师执业注册证后才真正完成了手续。口腔医师没有完成上述两个程序就独立行医的,则构成非法行医,应当承担相应的法律责任。

（二）医疗机构资质

理论上医师依法执业的前提是医疗机构依法设立、并有从事相应诊疗科目与医疗技术的资质。例如,口腔医师能够执业的机构,其医疗机构执业许可证上应当登记有一级诊疗科目:口腔科。如果医疗机构需要深入开展其他诊疗项目的,则应当进一步登记二级诊疗科目,如牙体牙髓病科、口腔颌面外科、口腔修复科、口腔种植科等。需要强调的是,并非将口腔科全部诊疗科目登记全,医疗机构就可以开展一切手术或者医疗技术。我国的医疗机构分为三级十等,根据手术分级管理规定中对开展相应手术医疗机构的等级规定,一些三四级手术与医疗技术只能在等级较高的医疗机构开展。因此,如果一名合格的口腔医师,也履行了注册手续,但是其开展的诊疗项目超过了医疗机构所能开展项目的级别,其也构成超范围行医,应当承担相应的法律责任。

二、口腔执业实体性风险

1. 诊疗技术资格风险

诊疗技术是医师在诊疗过程中对患者诊断、治疗疾病的手段。我国对医疗技术与手术实施分级管理,只有达到相应职称或者经过一定专业培训,并经医疗机构的统一授权才能开展相应的诊疗技术。例如,口腔科的限制类医疗技术目录分为国家目录和省级目录两种。口腔医师如果要实施目录中的限制类医疗技术,首先职称必须达到最低要求,并在经过培训,最终由医疗机构授权后才能正式开展。以江苏省为例,口腔种植诊疗技术属于省级目录中的限制类医疗技术,口腔医师在江苏省内要实施口腔种植诊疗技术的,首先必须具有中级职称或者是口腔种植专业研究生毕业并从事相应工作满 3 年,并经过相应的培训,经医疗机构授权送卫生主管部门备案后,才真正获得开展口腔种植诊疗技术的资格。

2. 处方权资格风险

药品也是医师诊疗疾病的手段,医师使用药品为患者诊疗疾病是《执业医师法》规定的权利,而医师开具药品所需要的权限就是处方权。口腔医师处方权的取得是开具相应药品的前提条件。因此,口腔医师应当注意处方权获得的条件与程序,以规避处方权资格的风险。

我国医师的处方权大致可以分为基本处方权(也称为法定处方权)、抗菌药物处方权以及特殊药品处方权三类。基本处方权是指相关专业的医师在执业过程中应当具有的、满足患者就诊的最基本药品的处方权,通常经依法注册的口腔医师,经过规定的院内培训,并在所在医疗机构药学部门签名留样,就获得了基本处方权。

抗菌药物处方权系国家加大对抗菌药物管理力度的结果。由于抗菌药物滥用比例居高,原卫生部在2012年发布了《抗菌药物临床应用管理办法》。国家卫生行政部门从安全性、经济性以及耐药性等多个方面考量,将抗菌药物分为:非限制级、限制级以及特殊级三类,与此对应的抗菌药物的处方权划分为:非限制级抗菌药物处方权、限制级抗菌药物处方权和特殊级抗菌药物处方权,权限依次上升。医疗机构通常会根据口腔医师职称的晋升不断提升其抗菌药物的处方权限。需要强调的是职称晋升并非处方权提升的充分条件,相应处方权的获得仍需经过院内培训并考核合格。

特殊药品处方权是指医师开具麻醉药品、精神药品、放射性药品、医疗用毒性药品等国家特殊管制药品处方的权利。特殊药品处方的开具通常需要开展特殊的诊疗项目,同时也需要经过特殊的培训并考核合格,医疗机构才会授予上述处方权。口腔医师因其独特的诊疗范围,开具特殊药品的机会并不多,因此也很少获得特殊药品处方权。

3. 诊疗技术水平风险

诊疗技术水平是医师通过对患者病情的把握,提供适宜诊断、治疗技术的能力,通俗来说就是医师医术的高低。医师诊疗技术水平的高低是个见仁见智的话题,但是其底线却是有客观标准的,那就是相关专业的临床技术诊疗规范、疾病诊疗指南以及专家共识,这些标准通常被称为诊疗常规。这也意味着口腔医师在对某种疾病的诊疗过程中,如果偏离了诊疗常规,也不能做出合理的解释,甚至直接违反了诊疗原则、忽视了相关禁忌证,在这种情形下,可以认定口腔医师没有达到当时的诊疗技术水平,未充分履行诊疗义务,进而应当承担相应的法律责任。例如,口腔医师在为患者拔牙过程中,没有注意邻牙的保护,不慎导致了邻牙的损伤,自然属于诊疗技术水平不足,违反了谨慎义务,应当承担邻牙损害的赔偿责任。

当然,诊疗技术水平也是有一定弹性的,通常需要考量的其他因素包括医师的职称、医疗机构的级别、医疗机构所在地的经济发展水平以及患者就诊的时间。这也是从客观公正的角度对医师诊疗义务履行提出合理的要求。例如,法律对于一名在北上广地区三级口腔医院中执业的主任医师诊疗水平的预期,显然高于中西部地区基层医疗机构中的口腔住院医师。

三、口腔执业程序性风险

在疾病的诊疗过程中,仍有一些与治疗本身的效果无关,是基于诚实信用原则或者从医学伦理学角度考量,医师应当履行的义务。医师的这些行为可能并不能直接促成诊疗效果的达到,但却可以督促医师履行谨慎诊疗义务,有效降低口腔执业的实体性风险。口腔执业程序性风险主要包括口腔医师告知义务的充分履行、病历的规范化书写紧急救治与转诊义务履行的各方面。

1. 告知与说明义务的充分履行

口腔医师的告知与说明义务源于患者的知情同意权,属于伦理方面的一项义务。许多口腔的诊断与治疗属于有创操作,都会对患者产生一定的伤害或者风险。但是基于病痛可能对患者的伤害更大的可能性,"两害相权取其轻"。从诊疗行为需符合伦理的要求出发,患者的知情同意是诊疗行为区别于加害行为的条件。由于任何人都没有权利处分一个无辜者的生命权与健康权,只有让患方真正明白诊疗行为的必要性与目的,并在此基础上表达出真实的承担风险的意愿(急救情况除外),医师的"伤害行为"才真正变为符合伦理要求的诊疗行为,为法律所接受。因此《执业医师法》《侵权责任法》中规定医师在进行治疗前应当将患者的病情、治疗方案、治疗风险以及替代方案告知患方,并要求在手术、特殊检查、特殊治疗的情况下,还要与患方签订书面的知情同意书。

但是因为医学专业知识有其特殊性,医学信息过于专业,医师仅仅告诉上述内容,患方往往仍不能充分理解诊疗方案的意义,在这种状态下患方的同意在法律上并不能认定为"意思表示真实",因此《医疗纠纷预防和处理条例》进一步明确了说明义务的重要性。患方对病情、医疗措施的理解程度也成为考量知情同意有效性的依据。

口腔门诊诊疗行为往往发生在当场,患方作出知情同意的时间并不充分,而且很多门诊操作已经被列为手术或者特殊治疗的范畴,这就要求口腔医师更加应当重视告知与说明义务,在门诊病历中详细记载说明过程,必要时可以通过门诊宣传栏的方式辅助说明;属于门诊手术或者特殊诊疗的必须与患者签署书面知情同意书。

2. 病历的规范化书写

《病历书写基本规范》(2010)对病历内容提出了客观、真实、及时、完整、规范的要求。从医学事业的发展角度讲,病历不仅是证明医师诊疗行为合法性的证据,也是医学发展的宝贵财富。例如,协和医学院就将图书馆、老教授、病历资料称为"协和三宝"。单从防控法律风险角度讲,医师以规范的方式将患者的治疗过程客观、及时、完整地书写,并按照规定交付患者或者归档保存,是一项法定的义务。

如果未按照规定的要求进行记载,则可能会引发一系列不利的后果。例如,应当记载的病情没有记载,导致诊断依据不足,在医疗纠纷中可能就会认定医师诊疗行为过于草率,甚至直接否定医师的诊疗行为。在一些法定的情况下,医师不能提供病历,或者有隐匿、篡改、毁灭病历情形的,行政机关和法院可以直接认定医师存在过错,在支持患方诉求的同时,进一步追究医疗机构和当事医师的行政责任,甚至刑事责任。

3. 紧急救治与转诊义务履行

医师的紧急救治义务是《执业医师法》所规定的法定义务,在医疗机构内发生患者或者其他人员需要紧急救治的情况,不仅是医师,在场的护理、药剂等医务人员都应当在第一时间参与救治。口腔科的诊疗范围有其局限性。因此,口腔医师在临床抢救方面的经验较为匮乏,但法律并不会因此而免除口腔医师的急救义务。例如,患者在门诊就诊过程中突发心跳呼吸骤停,现场或者最近的口腔医师应当立即给予心肺复苏。在其他救援人员赶到前,医师不能停止急救行为,更不能离开现场。在院内应急救援人员或者"120"急救人员赶到,并完成交接后,其急救义务才履行完毕。

医师的转诊义务就是在患者病情稳定或者符合转运条件的情况下,为了让患者得到进一步救治,将其转往本院其他科室或者其他医疗机构的行为。如果其所患疾病属于本院诊疗范围,经过紧急救治后患者病情已经稳定,则医师应当协助拟转入科室的医师并完成交接;如果患者需要立刻进行手术的,则应当协助手术科的医师转往手术室加以进一步抢救。如果患者的疾病超出了本医疗机构的诊疗范围,则应当在患者生命体征稳定、符合转院指征的情况下,联系相关医疗机构并确认转运程序,在正式转交"120"前口腔医师仍应当对患者的安全履行相关义务。

紧急救治与转诊义务表面上符合诊疗技术的要求,但是在实际的评价过程中,鉴定专家对程序性义务的履行有着更高的要求,如口腔医师是否第一时间参与其中;心肺复苏和电除颤的操作是否及时与准确;尤其是面对病情已经非常凶险的患者,口腔医师是否临危不乱,在采取正确措施的同时,有条不紊地开展整个抢救步骤,这是每一个医师必须具备的能力。

四、口腔执业系统性风险

本部分介绍的风险是指医师以及医疗机构难以控制,且无法归责于口腔医师的风险。这类风险有的来源于现阶段政策法规制定未考虑口腔专业的特点,有的则普遍存在于一切医疗行业中。对于口腔医师影响较大的有口腔执业范围划分的问题、口腔颌面外科执业风险以及医疗产品责任风险三个方面。

1. 口腔执业范围划分相关风险

口腔类别医师的注册范围有:口腔专业、口腔影像专业、口腔病理专业和口腔麻醉专业。但是国家卫生行政部门发布的医疗机构诊疗科目中,真正从事临床治疗工作的9个诊疗科目的医师(牙体牙髓病科、口腔颌面外科、口腔修复科、口腔正畸科、口腔种植科、牙周病科、黏膜病科、儿童口腔科、预防口腔科)均只能注册为口腔专业。根据《医师执业注册管理办法》的规定,执业范围应当与其能力相适应,这也就意味着理论上注册为口腔专业的医师应当具备上述 9 个诊疗科目的能力,这对口腔医师的执业活动提出了较高的要求。例如,对于一名因为义齿使用多年、近期溃疡长期不愈就诊、要求重新更换义齿的患者,口腔修复专业的医师应当提醒他转往口腔颌面外科进一步诊察,排除口腔癌的发生。

2. 口腔颌面外科执业风险

口腔颌面外科专业是口腔各专业中唯一保留病区的专业,其诊疗范围包括颌面部的各种炎症、创伤、畸形、肿瘤,其中较多属于四级手术,存在较高的诊疗风险。而且口腔癌在我国是发病率排名前十的肿瘤,其多发于中老年人群,由于基础性疾病较多,往往需要心内科、呼吸科、ICU 等临床科室的支持。但是目前口腔科排名前十的医疗机构中仅一家为综合性医院,其他均为口腔专科医院。从医疗机构的定位与现实政策看,口腔专科医院不可能短期内完全设置上述科室,这就给口腔颌面外科围术期的安全保障带来很多不确定性。院际会诊能够一定程度缓解上述矛盾,但是在真正遇到突发情况下,外院会诊专家不能保证在半小时内赶到;此外,即便暂时性地维持患者生命体征平稳,要想转至其他医疗机构进一步治疗时,转运风险也较大。这就要求从事口腔颌面外科的口腔医师紧密关注住院患者体征变化,严格落实三级查房、交接班等核心制度。

3. 医疗产品责任风险

医疗产品责任是指因产品本身的质量问题给患者造成人身损害,医疗产品的生产者、销售者和医疗机构应当承担的责任。根据《民法典》与《产品质量法》的规定,医疗产品责任属于无过错责任,患者可以要求医疗机构先行承担责任,进而由医疗机构向销售者和生产者追偿。口腔医师使用的器械与材料的复杂性是其他临床专业不能想象的,这也提高了口腔医疗产品责任的风险。而且因医疗产品责任导致的口腔损害在实际临床工作中往往难以界定,门诊口腔医师也往往缺乏一定时间内封存器械与材料的意识,进而导致在医疗产品责任的认定中处于被动地位。因此,口腔医师在发生疑似因医疗产品质量问题引发的不利事件或者诊疗效果不佳的情况下,应当联系医疗机构中主管医务、药学、医疗设备的部门,并与患方一起封存尚未使用完毕的医疗产品及其包装,必要时应当录音录像。在后期医疗纠纷处理过程中,应当联系产品的销售者或者生产者一起参与协商、调解。在患方已经起诉的情况下,应当向法院申请追加销售者和生产者作为共同被告,以保障自己的合法权益。

五、其他附随义务履行风险

患者到医疗机构就诊的首要诉求自然是看病,因此医师按照诊疗规范进行诊疗履行的主给付义务。在提供医疗服务的过程中,显然医师应当在合理范围内保障患者免受意外伤害或者财产损失,因为这个义务与医疗行为本身无关,可以将其称为附随义务,主要包括患者人身安全保障风险、患者财产安全保障风险两类。

1. 患者人身安全保障风险

患者在就诊过程中,医师应当始终秉承"爱伤意识",尽量从患者角度出发,保证患者利益最大化,使其免受其他意外的伤害。例如,在口腔颌面外科医师拔牙过程中,应当注意邻牙的保护;当牙体牙髓病科医师在使用涡轮机过程中,应当尽量防止损伤黏膜或者舌部。口腔治疗往往需要在牙椅上操作,对于老年人等特殊患者尤其应当注意直立性低血压或者谨防其不慎摔倒等医源性意外伤害。

2. 患者财产安全保障风险

口腔治疗时间往往较长,而且诊疗过程中财物往往脱离患者的控制。由于诊室属于相对独立的空间,医师对患者应当履行的注意义务较公共区域要求更高,但是诊疗过程中患者初诊、复诊进出较频繁。这就要求口腔医师及护士提醒患者将贵重物品随身携带,并维持就诊秩序。在接诊的患者意识不清醒且无人陪同的情况下,医务人员应当专门放置患者的衣物及随身携带的物品,待患者清醒或者家属到场时交付患方。

第三节　口腔医疗纠纷的处理

根据《医疗纠纷预防和处理条例》(2018)的规定,医患双方对医疗行为发生争议后,有法定的解决途径:医患双方协商、第三方介入调解以及司法诉讼。上述途径各有其特点和要求,下面做简单介绍。

一、医患双方协商

协商是医患双方发生争议后最直接与便捷的解决途径,医疗机构接待医疗投诉的部门往往也具有参与协商的职能。协商途径对纠纷解决的程序要求并不高,处理时限与内容也比较灵活,医患双方在不违反法律强制性规定的前提下,可以根据实际的情况达成协议,上述协议可以不公开,且仅对医患双方有效,但效力也较低,患方认为自己是在受到欺骗、重大误解、显示公平情况下签署协议的,可以向法院起诉要求撤销协议。例如,口腔医师在治疗患牙时误伤其健康邻牙,并确定无法保留的情况下,医患双方达成协议给予1 000元赔偿。患者后期需要种植时发现1 000元远远无法弥补其后期的治疗费用,其可以向法院起诉要求撤销协议。

二、第三方调解

医疗纠纷的第三方调解主要的法律依据是《人民调解法》《医疗事故处理条例》以及《医疗纠纷预防和处理条例》(2018年)。调解在国际上被称为"东方经验",是我国特有的纠纷解决方式。其应用于医疗纠纷的解决具有时限短、形式灵活、解决成本低、迅速修补医患关系的特点。从介入调解部门的不同，可以分为人民调解、行政调解和司法调解。医疗纠纷人民调解是由民间组织人民调解委员会或者专门成立的医调委作为第三方介入调解（以下简称人调委），因其中立性，社会认可度比较高，也是政府目前比较推崇的调解模式。在调解过程中，人调委可以进行专家咨询，或者申请医疗鉴定，并根据专家意见促进双方达成共识。医患双方在调解员的主持下，达成一致意见的，可以签订调解协议，上述协议由人调委作为第三方见证确认。

行政调解主要是发生医疗争议后，患方向医疗机构所在地的卫生行政部门投诉，医患双方在卫生行政的主持下对医方是否存在过错以及医疗行为的合理性进行评价，必要时可以委托医学会进行医疗事故鉴定，卫生行政部门根据调查结果，组织双方调解，达成一致意见的，可以签订调解协议。与人调委组织的调解相比，卫生行政调解不仅要解决纠纷，更要评价医疗行为的合理性，必要时将作为追究医疗机构和医务人员行政责任的依据。例如，在拔错健康恒牙的情况下，医患双方在卫生行政部门的主持下达成调解协议后，卫生行政部门仍然可以按照四级医疗事故对医疗机构做出处罚，并视情节严重程度给予当事医师警告、暂停执业等处罚。

司法调解是在患方向法院提起民事诉讼后，法院征求医患双方意见后组织的调解，其在诉讼过程中发生。医疗纠纷的调解协议对双方均有约束力，一方不按照协议履行的，一方可以申请法院强制执行。人调委、卫生行政部门组织的调解医患双方可以在签订调解协议的1个月内到法院申请司法确认，经司法确认后的调解协议不能再撤销，除非协议内容严重损害国家与社会利益或者一方能够证明是因受胁迫而违背真实意思才签署的情形。

三、司法诉讼

民事诉讼是医疗纠纷合法性解决的最权威途径，也是程序最为严格的纠纷解决方式。患方向医疗机构所在地的基层人民法院递交起诉状、证据材料、明确被告和诉求时起，正式进入司法诉讼程序。患方是诉讼的原告，医疗机构是被告。基层法院通知医疗机构并转交原告的起诉状和证据副本，医疗机构在举证期限内提交答辩状和医疗机构的证据，并委托诉讼代理人（律师或者本机构工作人员）参与诉讼。法院给双方发送的传票中，会明确庭审的时间与地点，原、被告均必须按时前往。庭审过程中，按照患方陈述、被告陈述、举证与质证、双方辩论、法官提问以及双方总结的程序进行。对于一些医学专业问题，法官可以要求承担举证责任的一方申请医疗损害鉴定，也可以直接委托鉴定。对于鉴定的意见医患双方必须质证，在最后一次庭审结束前，法院会征求医患双方的意见，是否愿意司法调解，如果双方均同意且最终达成一致意见的，法官制作司法调解书，司法调解的内容不予公开。如果医患中有一方不愿意调解，或者最终未达成调解协议的，法院将依法裁判。

　　原、被告任何一方对判决不服的,可以自收到判决书后的 15 日内提起上诉。所在地的中级人民法院为二审法院。二审法院通过庭审,对一审判决认定的事实是否清楚、证据是否充分、法律适用是否正确等方面进行审查,并根据情况作出维持原判、依法改判或者撤销原判发回重审等判决。我国的民事诉讼是二审终审制,医疗纠纷经中级人民法院审理后即为终审判决,双方均必须按照判决书履行。任何一方不履行的,另一方可以申请法院强制执行。

参考文献

[1] 陈志华.医事法律律师实务[M].杭州:浙江工商大学出版社,2016.

[2] 张卫平.民事诉讼法[M].北京:法律出版社,2013.

[3] 戴鹏.2017 国家司法考试民诉法攻略-5[M].北京:中国法制出版社,2017.

[4] 刘鑫,张宝珠.医疗纠纷预防和处理条例理解与适用[M].北京:中国法制出版社,2018.

[5] 国家卫生健康委员会医政医管局.医疗质量安全核心制度要点释义[M].北京:中国人口出版社,2018.

03 口腔医疗鉴定
第十三章

医疗鉴定是帮助医患双方、法官、人调委认定医学专业事实的法定依据,医疗鉴定也可以被认为是一种技术性的审判,虽然不能直接决定诉讼结果,但会很大程度影响法官的心证。我国目前没有独立的口腔医疗鉴定机构,口腔、临床、公共卫生、中医类别医疗条件完全在统一的体系中鉴定。我国医疗鉴定的发展经历了无序、摸索与逐渐统一的过程,同时鉴定专家评价的思维模式也日益成熟。口腔医师可以通过参考专家鉴定思维,以提高医疗质量,降低医疗风险。

第一节　医疗鉴定概述

一、我国医疗鉴定的历史沿革

我国医疗鉴定制度的发展与我国的法制进程基本一致。自新中国建立至改革开放初期,我国无论是官方还是民间的法制观念均没有树立,习惯以行政命令与红头文件指导国民生活的各个方面。因此,各领域的立法均较为粗糙,也没有得到有效实施,医疗鉴定处于无序阶段,既没有相关法律规范,也没有法定机构承担医疗鉴定。20 世纪 80 年代以后,法制观念逐渐深入人心,国务院在 1987 年出台的《医疗事故处理办法》成为我国第一部处理医疗纠纷的行政法规,其配套的《关于〈医疗事故处理办法〉若干问题的说明》中将医疗鉴定明确定义为医疗事故鉴定,且设立省级、市级和县级三级医疗事故技术鉴定委员会。相应的医疗事故结论也分为三级,其中一级最重,二级次之,三级最轻。医疗事故鉴定结论既是对医务人员行政处罚的依据,也是给予患方民事赔偿的依据。需要指出的是,当时我国医疗卫生公益属性较强,人民负担的医疗费用并不高,医患矛盾也并不尖锐,确立的医疗民事赔偿标准也较其他人身损害赔偿标准低。

随着 20 世纪 90 年代以来市场经济的进一步开放,医疗费用的负担也不断提升,医疗卫生的公益属性饱受质疑,医患矛盾也逐渐加深,患方也不再能接受医疗事故赔偿的标准。在此背景下,患方不再仅仅通过行政途径解决医疗纠纷,诉讼途径逐渐成为主流,而法院有独立的司法鉴定程序(主要是法医参与鉴定)这也是医疗损害鉴定的雏形,医疗鉴定的二元化初步形成。

21世纪初国务院重新出台了《医疗事故处理条例》(2002年),原卫生部配套以《医疗事故鉴定办法(试行)》以及《医疗事故分级办法(试行)》,上述法律规范将原来的省、市、县三级鉴定机制变为中华、省级、市级医学会的鉴定体系,但因中华医学会仅对重大或者国家影响力的医疗纠纷才启动鉴定程序,因此绝大多数的鉴定程序已经变为省、市两级。与此同时,医疗事故的分级也变为四级十等。《医疗事故处理条例》较《医疗事故处理办法》更为合理,但是其赔偿标准仍无法达到患方的期望值。而且医学会往往隶属于各级卫生行政部门。因此,医疗事故鉴定也被民间戏称为"老子给儿子鉴定",其公平性饱受诟病,更没有改变医疗鉴定二元化的格局。

2009年《侵权责任法》的发布对我国目前医疗鉴定制度的确立具有重大意义,其正式统一了医疗纠纷民事赔偿的标准,将法院审理医疗纠纷案件委托的鉴定统一为医疗损害鉴定,鉴定结论作为民事赔偿的依据。而医疗事故鉴定也逐渐被边缘化,成为追究医疗机构和医务人员行政责任的依据。但遗憾的是《侵权责任法》并没有对医疗损害鉴定的鉴定机构做出明确的规定,也导致了此后10年间全国各地适用不同的鉴定主体。例如,北京市仍以原来的司法鉴定机构作为医疗损害鉴定的主体,而江苏省明确医学会作为医疗损害鉴定的主体。上述局面在我国最高人民法院的《关于审理医疗损害责任纠纷案件适用法律若干问题的解释》(2017年)以及国务院《医疗纠纷预防和处理条例》(2018年)正式发布后得到了一定程度的改善,各地相继遴选出一部分符合条件的司法鉴定机构与各级医学会一起承担医疗损害鉴定。与此同时,医疗损害鉴定的专家库由各地的司法部门会同卫生行政部门共同遴选和聘任,医疗损害鉴定机构发生了一定程度的融合。

二、医疗鉴定的程序

虽然医疗事故鉴定与医疗损害鉴定组织的鉴定机构并不统一,结论形式也不尽相同,但是其鉴定程序是基本一致的。医疗鉴定常规分为专家书面预审与现场鉴定两个阶段。鉴定机构在收到委托机关(通常是卫生行政部门或者法院)提交的符合要求的申请材料后,会根据纠纷争议涉及的事项拟定所选的医学专业与专家人数,鉴定专家组一般为3~7人的单数,主要专业的专家不得少于1/2,而且通常专家组中也会安排法医专业的专家共同参与,一来保证鉴定立场的公平性,二来可以对死亡案例进行死因分析或者对严重伤害患者明确伤残等级。

鉴定机构在确定受理委托案件后,会让医患双方到场抽取鉴定的专家,并约定现场鉴定的时间。鉴定机构的工作人员至少提前一周将鉴定双方的资料送交鉴定专家,以便让专家可以提前熟悉整个医疗过程,归纳争议的焦点,这就是书面预审阶段。

在约定的现场鉴定时间与地点,医患双方以及鉴定专家均必须出席,并在鉴定机构主持人的引导下,按照患方陈述、医方陈述、专家提问、专家合议等程序,确定医疗机构的诊疗行为是否有过错、患者损害结果与过错诊疗行为的因果关系、责任程度以及患者达到的伤残等级等制作鉴定报告,这就是现场鉴定阶段。

鉴定报告的结论根据少数服从多数的原则做出,持不同意见的专家可以将相关意见附后。鉴定机构对医疗鉴定结论的真实性、客观性负主体责任,并应当在约定的时间内将鉴定报告送达委托鉴定的机关,而并非直接给医患双方。

三、医疗鉴定的思维

诊疗行为不能照本宣科,单纯从损害结果倒推诊疗行为是否符合规范,对医务人员并不公平。为了保证医疗鉴定的公平性与客观性,政府层面已经组建了医疗损害与医疗事故的专家库,各地也通过各种途径对专家库的成员进行培训,以使得入库的鉴定专家培养出医疗鉴定的思维,让他们从单纯的临床医学专家逐渐转变为法官与卫生行政管理者的合格医学智囊团与辅助人,公正、合理地认定医学事实以及诊疗行为的规范性。

思维属于隐性知识的范畴,无法准确定义,但是医务人员通过医疗鉴定思维的培养可以提升医疗风险的识别能力,同时反作用于临床诊疗能力的提高。因此,笔者通过还原医疗鉴定中专家认定医方是否存在过错的过程,希望口腔医务人员能够尽量领悟其中包含的鉴定思维。

在医疗鉴定中,认定一个诊疗行为是否存在过错,大致可以分为层层递进的五个阶段。第一阶段主要认定考察病情诊断是否正确,依据是否充分。诊断是医疗行为的开始,诊断正确与否的认定主要通过患者当前的治疗效果以及现存的病历资料,其中现存的病历资料主要有:治疗前病历的记载、检验结果、影像学资料等。如果相关病历资料不能得出相应的诊断或者依据尚不充分,则可以直接认定医方的诊疗行为存在过错;如果专家组通过现有资料认定医方的诊断正确或者依据充分,则进入第二阶段——针对诊疗方案正确与否的评估。专家组根据当时现行有效的诊疗规范、专家共识或者权威教科书,结合自身的临床诊疗经验,综合考虑医院的等级、当事医生的职称,评价当事诊疗方案是否适宜。如果诊疗方案明显违反诊疗常规的,那么可以认定医方的诊疗行为存在过错;如果经专家评议诊疗方案未违反常规的,则进入第三阶段——针对医方告知义务履行是否充分的判定。专家组通过病历记载、医患双方的陈述以及接诊时的实际状况(病情危急程度、是否是急诊等),综合判定医方治疗时对病情、治疗方案、可选的替代方案、可能的风险与并发症告知患方的程度与形式是否得当。对于按照国家认定为手术、特殊检查、特殊治疗的治疗措施,是否签订书面知情同意书也是一个重要考量标准。上述情况主要系对医疗程序的评估,经认定医方告知义务存在缺陷的,可以认为医方存在过错;如果经专家组评议,知情告知义务履行充分的,则进入第四阶段——针对治疗方案履行适宜性的评估。本阶段的鉴定主要依据医方现场的陈述以及专家组对医方(当事医师)的现场提问,与此同时专家组会结合病历的记载评估医方陈述的真实性,推断真实的诊疗过程,依次作为评价治疗过程是否符合常规的依据。需要强调的是,《医疗纠纷预防和处理条例》(2018年)中进一步要求医方对高风险的治疗措施应当提前制定风险预案,上述情形也是考量医方谨慎履行治疗方案的重要因素。如果医方治疗方案的履行明显存在过错,或者病历记载与现场陈述有明显矛盾,也未制定风险预案的,可以认定医方的治疗存在过错。如果治疗方案的履行也未发现明显不当,则进入第五阶段——对损害结果出现后的处理措施,以及突发紧急情况下抢救义务的履行是否得当。专家组通过术后病程记录、护理单、医嘱单、抢救记录,结合医方现场的陈述,对医方是否积极有效地防止了损害结果的扩大,以及抢救义务履行是否及时进行综合评价,如果上述义务履行存在过错的,即便是前四个阶段医方均无过错,仍要承担一定的责任。

医疗鉴定思维是一种阶段性、过程化的考量,五个阶段环环相扣,但是也要考虑到一些特殊的情况。例如,患者的特殊体质、就诊时间、患方的配合程度以及其他客观情况等。口腔医务人员完全可以通过上述思维过程指导自己的诊疗行为,防范医疗不良事件的发生,有效控制可能的医疗风险与医疗纠纷。

四、口腔医疗鉴定的特点

我国的口腔医学会虽然是独立于医学会的团体,但是口腔医学会并不承担具体的鉴定工作。因此,口腔医疗鉴定仍然由医学会和相应的司法鉴定机构承担。但由于口腔的专业特色,往往要多学科共同参与。口腔医疗鉴定中门诊案件较少,主要原因是门诊损害后果较小,往往不会激化严重矛盾。但是口腔颌面外科专业的病种较为复杂,患者基础疾病也较多,其最终损害后果因基础疾病转归的也不在少数。因此,往往需要其他临床医学专家共同参与鉴定。例如,一位口腔癌患者合并肺功能疾病,在口腔癌根治术后突发呼吸衰竭,经抢救无效死亡,如果该案中家属对诊疗过程表示异议要求鉴定,该案鉴定专家除口腔颌面外科专家外,仍需邀请呼吸专业、重症医学专业和法医学专业的专家共同参与。

第二节　口腔医疗事故鉴定

一、鉴定目的

口腔医疗事故鉴定主要是患者对口腔医师的诊疗行为有异议,认为存在较为严重的过错,或者造成了较为严重的结果,要求卫生行政部门追究口腔医师行政责任而申请的鉴定。

如上文所述,医疗事故鉴定最初不仅是我国卫生行政部门追究医疗机构与医务人员行政责任的依据,也是患方民事赔偿的依据。但是由于其赔偿标准较其他人身损害赔偿低,加之医疗市场化浪潮的高涨以及大众对鉴定机构公立性问题的质疑,其民事赔偿依据的属性已经被极大削弱,即便是在《医疗纠纷预防和处理条例》(2018年)再次强调医疗纠纷行政调解的大背景下,医疗事故鉴定的结论普遍仍被认为是医疗机构与医务人员是否应当被追究行政责任的依据。

二、口腔医疗事故鉴定机构与依据

根据《医疗事故处理条例》以及配套的规范性文件——《医疗事故技术鉴定暂定办法》(2002年)和《医疗事故分级标准(试行)》等规定,承担口腔医疗事故鉴定的鉴定机构是各级医学会,对于疑难、复杂并在全国有重大影响的口腔医疗争议,省级卫生行政部门在必要时可以商请中华医学会组织鉴定,但其并不是常规程序。

根据医疗纠纷属地化管理的要求,患方对口腔医师的医疗行为有异议的,可以向该医师注册医疗机构所在地的卫生行政部门反映,卫生行政部门可以根据患者的要求或者直接委托市级医学会进行口腔医疗事故鉴定。在一些特殊情形下,医患双方共同提出申请,医学会也立案受理。市级医学会是首次鉴定机构,其应当在各方材料提交完全的45日内组织鉴定、完成鉴定报告并提交委托人。卫生行政部门根据鉴定意见对医患双方进行调解,医方存在过错的,也可以给予行政处罚。医患双方中的任何一方不服市级医学会鉴定结论的,可以在收到鉴定报告之日起15日内要求卫生行政部门再次委托省级医学会组织专家进行口腔医疗事故鉴定,省级医学会在相同的时限内完成鉴定,并提交鉴定报告。卫生行政部门根据鉴定结论对医疗纠纷进行处理。

三、口腔医疗事故鉴定事项与结论

口腔医疗事故鉴定具有官方属性,且作为医疗行政责任的认定依据,鉴定中需要明确的事项有:

(1) 医患双方当事人的基本情况及要求。

(2) 医患双方当事人提交的材料和医学会调查的材料。

(3) 整个医疗鉴定过程的说明。

(4) 医疗行为是否违反医疗卫生管理法律规范、诊疗护理规范与常规。

经鉴定专家组认为过程医疗事故的,还应当明确:

(1) 医疗过失行为与人身损害后果之间是否存在因果关系。

(2) 医疗过失行为在医疗事故损害后果中的责任程度。

(3) 医疗事故等级。

(4) 对患者的医疗护理医学建议等。

专家组做出的口腔医疗事故鉴定结论会明确口腔医师的诊疗行为是否构成医疗事故,不构成医疗事故的要说明理由。尤其对于那些诊疗行为虽然有过失,但是对于损害后果无因果关系的案件,专家组更需要有充分的理由进行说明。对于认定为医疗事故的,专家组还要根据最终的损害后果对事故定等定级,并明确责任程度(轻微责任、次要责任、主要责任与完全责任)。

四、口腔医疗事故鉴定的特点

在大众的印象里口腔医师就只是看牙的医生,而且从《医疗事故分级标准(试行)》来看,涉及口腔专业的只有拔错健康恒牙情形下的四级医疗事故。其实这也是对对口腔专科以及医疗事故分级标准的一种普遍误解。首先,我国口腔专业的诊疗范围与欧美等国有很大的不同,口腔癌、颌面部创伤等属于临床外科专业的疾病在我国都属于口腔医师的诊疗范围,从各地发布的手术分级目录看,口腔专业的三四级手术率也并不低,因此其诊疗风险不低。

其次,我国对医疗事故分级的标准是以列举与概况并举的方式陈述,也就是说只要最终损害后果与相应等级罗列的后果一致,就可以定为该等级的医疗事故。例如,在门诊治疗中医生操作不慎导致扩大针脱落,而扩大针又进入气道最终导致患者窒息死亡的,可以定为一级甲等医疗事故。

更为重要的是,我国目前的医疗事故定级标准以患者最终的损害后果为依据。因此,理论上只要医师在诊疗过程中的过失行为对患者最终的损害后果仅有轻微因果关系,也可以按照最终的结果定级。例如,在患者在拔牙过程中突发心肌梗死,而口腔医师在拔牙前未详细询问病史,发生心梗后抢救也不力,虽然拔牙并不会直接导致患者的急性心梗,且心梗抢救的成功率也并不高,但因为医师的疏忽仍可能承担构成一级甲等医疗事故,只是责任承担较低。

五、口腔医师参与医疗事故鉴定的注意事项

医疗事故鉴定具有鲜明的官方属性,其立案与开展并不需要医方同意,但其最终的鉴定结论却会对口腔医师各个方面产生重大影响,笔者在此提出几点注意事项,供大家参考。

第一,以平常心对待医疗事故鉴定的开展。医疗事故鉴定中口腔专业的比例并不高,口腔医师在职业生涯中很少有机会接触到,因此有些心理素质较差的口腔医师会过于担心专家组是否会过于严苛。其实上述担忧是没有必要的,专家组成员平时也是医生身份,彼此的诊疗思维是相通的。而且评价诊疗行为正确与否的依据是诊疗技术规范,并非某个专家的个人意见,只要自己能够拿出诊疗依据,专家组都会认可。

第二,虚心接受专家的建议。鉴定会中也有一些医方会掉入另一个极端,认为自己水平较高,在专家组已经明确提出问题或者改进建议的情况下,仍试图辩解,企图误导专家以减轻责任,这种行为是最不可取的。专家组成员都是区域内在本专业领域有影响力

的专家,而且他们在鉴定前就已经基本熟悉整个诊疗过程(医学会至少提前一周送达所有鉴定资料)。因此,面对鉴定会中专家提出的意见,医方可以做一些必要的解释,但是千万不要试图用一个错误掩盖另一个错误,尤其不要试图证明自己在本案中尽善尽美,最终引起专家组的反感。

第三,充分准备后亲自参与鉴定会。鉴定会进程本质上是一个医方自证清白的过程,口腔医师在参与鉴定前应当配合医疗机构指派的工作人员,完成陈述意见,认真梳理有利的病历资料或者证据材料,为现场陈述做好准备。同时当事口腔医师应当尽量参与现场鉴定并自己陈述。当事医师和患者才是真正的当事人,专家组需要双方的现场陈述来充分还原诊疗过程,当事医师的缺位不仅会让专家组因无法充分查明事实,进而更倾向于患方的陈述,也会认为当事医师缺乏担当与勇气,而给予患方更多的同情。

第三节　口腔医疗损害鉴定

一、鉴定目的

口腔医疗损害鉴定主要是因为患方在口腔诊疗服务过程中,认为自己的人身权利受到损害,要求医疗机构承担民事赔偿责任,而依法申请或由法院、人调委委托的鉴定。

医疗损害鉴定起源于司法鉴定,因卫生行政部门依据的医疗事故赔偿标准低于其他人身损害标准,患方为了寻求更多的经济赔偿,进而寻求司法途径解决医疗纠纷。但是法院有其独特的鉴定体系,因此法医参与的司法鉴定成为认定医方是否存在过错的法定证据。但是法医与临床医生的专业特长毕竟不同,因此鉴定结论的科学性饱受质疑。而且法院委托鉴定的程序没有卫生方面法律规范可以参照,各地法院的做法与名称也不尽相同。原《侵权责任法》(2009 年)正式统一鉴定的名称为医疗损害鉴定,但各地对鉴定机构的选取仍未统一。最高人民法院《关于审理医疗损害责任纠纷案件适用法律若干问题的解释》、国务院《医疗纠纷预防和处理条例》(2018 年)的颁布一定程度上缓解了医疗损害鉴定各地实践各不相同的矛盾,国家卫生行政部门也正在加紧"医疗鉴定管理办法"出台的步伐,医疗事故鉴定与法医司法鉴定相互融合的新型医疗损害鉴定模式已经在积极探索实践中。

二、口腔医疗损害鉴定机构与依据

目前,国家层面统一的"医疗损害鉴定办法"尚未出台,从多数省、市、自治区的实践来看,各地遴选出了一部分符合条件的,在司法系统备案的司法鉴定机构与原来的医学会一起共同承担医疗损害鉴定,且上述机构共同使用一个鉴定专家库。鉴定专家库的专家由当地的司法部门与卫生行政部门共同遴选并聘用。

患方认为口腔医师的诊疗行为存在过错,向法院起诉,要求医院承担损害赔偿责任的,可以直接申请医疗损害鉴定。医患双方均不申请鉴定,但法院认为有必要的,也可以依职权委托鉴定。

对于口腔医疗损害鉴定机构的选取,医患双方可以协商,能够达成一致意见的,则委托协商确定的机构鉴定。医患双方没有达成一致意见的,则抽签确定鉴定机构。在法院正式委托鉴定前,应当归纳医患双方对诊疗行为争议的焦点,并对医患双方提交的证据材料组织质证,以明确真实性,医疗损害鉴定机构无权对提交的证据材料的真实性进行审核。口腔医疗损害鉴定结束后,鉴定机构应当在规定的时限内将鉴定意见送达法院,法院会再次组织医患双方对鉴定意见质证,也可以要求鉴定人出庭解释或者提交书面意见。一方对鉴定意见不服,要求推翻鉴定结论或者主张重新鉴定的,必须有较为充足的理由,如专家组构成不合理、程序违法、认定事实明显错误或者鉴定人拒绝解释或者解释不合理的。对于存在缺陷的鉴定意见,法院可以要求鉴定机构补正、重新鉴定或者委托其他鉴定机构再次鉴定。因此,医疗损害的再次鉴定需要充足的理由,而医疗事故的再次鉴定是医患双方法定的权利。

三、口腔医疗损害鉴定事项与结论

医疗损害鉴定是患方主张民事赔偿的依据,其根据民事诉讼法规定的权利处分自由、"不告不理"的特点,口腔医疗损害鉴定机构主要对法院归纳的、存在争议的鉴定事项给出专业的鉴定意见。主要包括:

(1)医方实施的诊疗行为有无过错。

(2)诊疗行为与损害后果之间是否存在因果关系以及原因力大小。

(3)医疗机构是否尽到了说明义务、取得患者或者患者近亲属书面同意的义务。

(4)医疗产品是否有缺陷、该缺陷与损害后果之间是否存在因果关系以及原因力的大小。

(5)患者损伤残疾程度。

(6)患者的护理期、休息期、营养期(三期)等。

口腔医疗损害鉴定的结论应当对法院要求的鉴定事项给予明确的意见。在医方的诊疗行为存在过错的情况下,专家组应当明确过错的事实,并对因果关系及其大小(全部原因、主要原因、同等原因、次要原因、轻微原因)给予充分的依据。经鉴定不存在过错或者无因果关系的,更应当对事实与理由给予充分的论述。根据医疗损害责任"无过错,无赔偿"的原则,专家组应当仅在医师存在过错且有因果关系的前提下对患者残疾程度以及三期进行鉴定,否则医疗损害鉴定出具的上述意见对民事赔偿无明显借鉴意义。

四、口腔医疗损害鉴定的特点

口腔医疗损害鉴定在口腔医疗鉴定中比例较高，一方面是因为大众对鉴定的认同感，另一方面口腔门诊医疗行为的损害后果并不严重，通常达不到医疗事故的标准。但是因为医师在诊疗过程中不慎导致牙齿或者黏膜损害的案例时有发生，而且患方因此而产生的误工费、交通费等属于民事诉讼可以支持的范围。因此，患方提起医疗损害鉴定获得补偿的把握更高。更为重要的是医疗鉴定的主要依据是病历资料，门诊医师对病历资料重要性的认识远低于病区医师，不写病历或者缺项的案例比比皆是。在诉讼过程中，严重的病历书写缺陷，会将口腔医师推向鉴定的不利方，也必然导致不利的鉴定结果。

五、口腔医师参与医疗损害鉴定的注意事项

医疗损害鉴定是民事赔偿的依据，同时进入鉴定程序往往也意味着医疗纠纷已经有第三方介入，口腔医师不仅需要博得专家组的好感，而且需要通过他们书写的鉴定意见让自己博得第三方的好感，在此提出几点注意事项，供大家参考，与医疗事故鉴定相同的注意事项不再赘述：

第一，体现告知义务的充分履行。口腔门诊的诊疗操作现场发生，沟通时间较短。因此，告知义务履行是否充分是专家组非常关心的问题，尤其在《医疗纠纷预防和处理条例》(2018年)进一步提高要求的背景下，患者的知情同意权已经日益成为法官重点查明的对象。因此，口腔医师不能回避上述事项，在前期准备以及现场陈述时应当主动体现自己确实履行了告知义务，如果没有书面告知，则可以通过门诊病历的说明以自证履行充分，如果病历资料中也没有记载，则也要告知专家组当时口头告知的情况，以取得谅解。千万不可以病人多为由搪塞，或者表现出不以为然的态度。

第二，重点展示风险的预估与防控。口腔医疗损害鉴定中专家组里往往会有其他专业的专家共同参与。尤其是在口腔颌面外科专业的案件中，可能会涉及临床类别的多个专业。参与的口腔医师也不必过于担心，鉴定的进程由专家组的组长把握，口腔医疗损害案件的组长通常由口腔专业的专家担任，而且口腔专业作为案件的主要专业，专家人数不会少于1/2。口腔医师对基础疾病的控制往往无法做到尽善尽美，这一点临床类别的专家往往也会理解，并表现得相对"宽容"，此时，如果口腔医师在陈述时能够展示出风险的评估以及表明已尽全力采取的措施，可以博得专家组的好感。

第三，重视过失行为与损害后果因果关系的论证。法律人对因果关系有着超过常人的关注。法官审理医疗损害案件时尤其重视因果关系的论证以及原因力的评估，而这也是最终决定民事赔偿数额的关键因素。因此，在一些已经明显存在过失行为的案件中，可以着重论述过失行为并不会导致或者无法直接导致损害后果，并通过各种资料证明患者本身基础疾病的影响，或者患者体质的特殊以及当时发生的意外情况，上述事项都是

排除因果关系、减轻原因力的有效陈述素材。

参考文献

［1］刘鑫.医事法学［M］.北京：中国人民大学出版社，2015.

［2］汪建荣.中国医疗法［M］.北京：法律出版社，2018.

［3］刘鑫，张宝珠.医疗纠纷预防和处理条例理解与适用［M］.北京：中国法制出版社，2018.

［4］刘鑫，孙东东，陈特.医疗损害赔偿诉讼实务［M］.北京：中国法制出版社，2012.

［5］凌巍.最高人民法院医疗损害责任司法观点精编［M］.北京：人民法院出版社，2018.

03 口腔医疗法律责任
第十四章

法律上讲的"责任"主要是指相关个体因违法行为,损害了相对方的权益,法律对其进行的否定性评价,进而其应当承担不利的法律后果。法律责任从追究主体以及追究目的的不同大体可以分为民事责任、行政责任和刑事责任。口腔临床医疗实践中产生的患者权益损害其追究原则也是一致的。

第一节　口腔医疗民事责任

一、口腔医疗民事责任的概念

口腔医疗民事责任是指在口腔诊疗相关活动中,医患双方之间因医疗服务合同的不完全履行或者医疗侵权行为而导致的,医方应当承担的不利后果。口腔医疗民事责任的承担主要有以下几个特点:首先,双方的法律地位平等,一方不得强迫另一方。例如,在诊疗过程中,口腔医师不能强迫患者必须接受某项诊疗措施(法定情况除外),患者也不能强迫口腔医师必须为其实施某项诊疗措施;其次,口腔医疗民事责任通常由患方主动提起,通过双方协商、第三方调解、民事诉讼等方式向医疗相关主体提出明确诉求后,由医方承担相应的经济赔偿责任;最后,从口腔医疗民事责任承担的目的来看,其通常以弥补受害方的实际损失为限,极少有惩罚性赔偿的案例。

二、口腔医疗民事责任的分类

口腔医疗民事责任可以分为口腔医疗服务合同责任和口腔医疗损害责任,上述责任划分的主要依据是:医方过失行为的性质;患方是否存在损害后果;追究责任的法律依据。

(一) 口腔医疗服务合同责任

口腔医疗服务合同责任追究的法律依据主要是《民法典》第三编合同部分的规定,患方主张的依据是医方履行的诊疗行为违反了医疗服务合同的约定,从而要求医方承担的民事责任。例如,在种植体植入成功后行冠修复的过程中,患者明确表达行全瓷冠修复的意愿,口腔医师也明确知晓且告知符合要求,但实际诊疗过程中仍为患者进行了烤瓷冠修复。这样的行为虽然不会导致实际治疗效果有多大差异以及存在明显的损害后果,但是其违反了医疗服务合同签订时双方的约定,应当追究医方瑕疵履行的民事责任。

需要进一步指出的是,医疗服务合同并非必须签署合同书,只要患方有足够的证据表明当事医师违反了治疗前的约定,就可以主张违约责任,如病历记载、收费单据、发票等。

(二)口腔医疗损害责任

口腔医疗损害责任的法律依据是《民法典》第七编侵权责任部分的规定,患方主张的依据是医方的诊疗行为存在过错,并给患者造成了人身损害,从而要求医方承担的民事责任。口腔医疗损害责任从医方过错性质的不同,可以分为口腔医疗技术损害责任、口腔医疗伦理损害责任、口腔医疗产品损害责任和口腔医疗管理损害责任。

1. 口腔医疗技术损害责任

口腔医疗技术损害责任主要是指口腔医师或者相关人员违反口腔诊疗技术规范、诊疗常规、药品标准以及专家共识(以下简称口腔诊疗技术性规范),造成患者人身损害后果而应当承担的民事责任。口腔医疗技术损害责任的构成要件有:医方实施了有创诊疗行为;患者在诊疗过程中有客观的人身损害后果;医方的诊疗行为与患者的损害后果之间有因果关系;医方的诊疗行为违反了口腔诊疗技术性规范。

医方承担口腔医疗技术损害责任的前提是患者存在客观的人身损害后果,其归责原则是过错责任,也就是必须是口腔医师在违反口腔诊疗技术性规范的情况下才应当承担上述责任,而且口腔医疗技术损害责任属于专家责任,很多情况下需要经过医疗损害鉴定或者专家咨询才能够加以评判。

2. 口腔医疗伦理损害责任

口腔医疗伦理损害责任主要是因为口腔医师或者相关人员违反了医学伦理的相关共识或者要求,而应当承担的民事责任。口腔医疗伦理损害责任的构成要件有:医方实施了相关的口腔诊疗行为;患者因诊疗行为有人身损害后果;医方的诊疗行为与患者的损害后果之间有因果关系;医方的诊疗行为违反了医学伦理的要求与共识。

不同国家对医方医疗伦理损害责任的追究不尽相同,在我国仍以患方有客观人身损害后果为条件,其归责原则也是过错责任。口腔医师违反医疗伦理的行为主要是未经患者同意实施相关的诊疗行为,即告知义务履行的缺陷。例如,在实施手术、特殊检查、特殊治疗,首次开展医疗技术或者在人体开展临床性实验研究的情况下,未获得患方签署的符合条件的知情同意书的行为。除此之外,口腔医师过失泄露患者的隐私等行为也是需要承担口腔医疗伦理损害责任的。

3. 口腔医疗产品损害责任

口腔医疗产品损害责任是指口腔医师或者其相关人员使用了不合格的药品、医疗器械、消毒产品、血液产品等,造成患者人身损害,而应当承担的民事责任。需要强调的是,口腔医疗产品损害责任中使用的必须是不合格医疗产品,如果产品质量合格,因口腔医师使用错误而导致的损害则属于口腔医疗技术损害责任;但如果产品质量合格,口腔医师的使用也不违反口腔诊疗技术性规范,患者有人身损害的,则属于产品的不良反应(如药品不良反应等)。因此,口腔医疗产品损害责任的构成要件可以概括为:医方使用了相关的医疗产品;医疗产品非因医方原因而不合格;患者发生人身损害后果;使用医疗产品与患者的人身损害之间有因果关系。

口腔医疗产品损害责任最终的承担者是医疗产品的生产者,有证据证明是销售者或者医疗机构导致医疗产品不合格的,生产者可以向销售者或者医疗机构追偿。但是由于我国医疗产品尤其是药品的生产厂商良莠不齐,有的偿付能力严重不足,为了给予患者特殊保护,法律允许遭受医疗产品损害的患者直接起诉医疗机构,由医疗机构先行垫付相关赔偿费用后,再向生产者追偿,要求其承担最终的经济赔偿。上述特征表明,医疗机构承担口腔医疗产品损害责任并不需要其有过失行为,可依据患者自己的选择。因此,其归责原则是无过错责任。因其并不是最终的责任承担者,在学理上又被称为不真正的连带责任。

4. 口腔医疗管理损害责任

口腔医疗管理损害责任是指由于医疗机构管理制度落实不到位,造成患方权益的损失,而应当承担的民事责任。口腔医疗管理损害责任行为主要是由于医疗机构未严格落实上级要求的制度,其造成的患者损失也不限于人身损害,也可能是一些财产性的权益。其构成要件有:医疗机构未落实保障患者相关权益的制度;患者诊疗过程中权益受到损害;患者权益的损害与医疗机构未落实上述制度之间存在因果关系;上述制度是医疗机构应当落实而未落实的。

医疗机构承担口腔医疗管理损害责任以医疗机构存在过错为前提,因此上述责任的归则原则是过错责任。国家卫生行政部门为了保障医疗安全以及医疗活动的有序运行,制定了医疗安全十八项核心制度、财务制度、安保制度等。医疗机构因落实不到位导致患者民事权益受损,应当承担相应的责任。例如,口腔医疗机构未严格执行病案保管制度,造成患者病案的丢失,致使患者购买的商业保险无法兑现,相关权益的受损应当由医疗机构承担。

三、口腔医疗民事责任的承担项目

患方主张医方承担口腔医疗民事责任的途径有协商、调解和民事诉讼,口腔医疗民事责任的赔偿项目主要包括:

(一)医疗费

医疗费是指患者因医疗侵权行为而发生人身伤害,需要进行医学诊疗和康复所必须支出的费用,可以是已经发生的费用,也可以是后期必然产生的费用,包括诊察费、检查费、治疗费、药费、医疗器材费、住院费、功能性康复训练费等。医疗费必须是治疗与损害相关疾病的费用,治疗其他无关疾病的,应当扣除。例如,在因正畸减数拔牙中拔错牙齿的案件中,患者因后期缺牙需要种植修复所产生的一切费用属于应当支持的医疗费,后期正畸费用不能得到支持。

(二)护理费

护理费是指患者因医疗行为而发生人身伤害,行动能力与生活能力受到严重限制,在后期诊疗与康复期间需要专人照顾而产生的费用。护理费的主张必须是患者人身损害达到严重影响其行动与生活的程度。护理费的标准是相关照顾人员实际收入的减少。护理人员没有收入或者雇佣护工的,则参照当地护工费用的标准计算护理费。护理的期限为患者恢复自理能力或者定残的前一天。需要多人护理的,应当有明确的鉴定意见。

(三)误工费

误工费是指因医疗行为而发生人身伤害后,患者因后期诊疗影响其正常工作,导致其收入减少而可以主张的赔偿项目。误工费必须是患者本人的损失,而非陪同人员的收入损失。患者没有固定收入的,应当以其过去三年收入的平均值或者法院所在地相同行业的上一年度的平均工资为基准。

(四)交通费

交通费是指患者及其家属因后期诊疗需要,往返救治地与居住地或者住所与医疗机构所花费的费用。交通费的主张需要提供相关原始票据,如果有陪同人员,或者患方以非常规的方式出行的,患方需要证明必要性。例如,如果一名居住地在南京的成年患者在家属陪同下,选择乘飞机去上海转杭州的某医疗机构进一步治疗口腔疾病,则其需要证明家属陪同以及飞机出行并绕行到达的必要性。

(五)住宿费

住宿费是指患方在外地就诊过程中,因无法当日返回或者等待入院期间,在诊疗地留宿所产生的费用。我国没有统一的住宿费的标准,实践中各地通常参照国家机关一般工作人员出差期间住宿费的标准执行。

(六)住院伙食补助费

住院伙食补助费是指患者后期需要住院治疗的,医方在对其住院期间应当给予的膳食补助费用。住院伙食补助费一般参照国家机关一般工作人员出差期间的伙食补助标准执行。

(七)营养费

营养费是指患者因疾病治疗或者康复,需要补充额外的营养物质而产生的费用。营养费的主张需要鉴定机构出具专门的意见,并明确补充额外营养的期限。

(八) 残疾赔偿金

残疾赔偿金时是指患者因医疗损害达到国家规定残疾的标准,导致收入的减少或者生活来源的丧失,医方应当给予的赔偿。残疾赔偿金的给付通常需要医疗损害鉴定时法医的现场检查,并在鉴定意见中给出的明确伤残等级。赔偿标准通常是法院所在地上年度的人均可支配收入或者居民纯收入乘以赔偿年限,再乘以残疾等级。赔偿年限通常是20年;但是60周岁以上的,年龄每增加一岁则扣除一年;75周岁以上的患者赔偿年限直接定为5年。伤残等级共分为十级,伤残等级达到一级的,为完成失去工作能力,需要以100%的标准赔偿;其余为部分失去工作能力,赔偿标准每级依次递减10%。如果患方没有因为伤残导致收入减少,或者患方收入显著高于法院所在地人均可支配收入的,法院可以根据实际情况作相应的调整。

(九) 残疾辅助用具费

残疾辅助用具费是指患者因伤残,后期生活中必须购买辅助用具而产生的费用。残疾辅助用具费通常需要有明确的鉴定意见,其标准也通常为国产普通用具,一般也需要考虑更换的周期与次数。

(十) 被抚养人生活费

被抚养人生活费是指医疗损害导致患者死亡或者伤残,使得依法需要患者抚养的近亲属或者其他人员失去抚养费的来源,医方需要补偿的费用。实践中被抚养人主要是患者未成年的孩子、无生活来源的父母以及配偶。赔偿标准为法院所在地城镇居民上一年度的人均消费性支出或者农村人均消费性支出乘以相关年限。

(十一) 死亡赔偿金

死亡赔偿金是指医疗损害造成患者死亡的,医方给予患方特定家属的赔偿费用。死亡赔偿金的标准为法院所在地上一年度人均可支配收入或者居民纯收入乘以赔偿年限,赔偿年限通常是20年;但是60周岁以上的,年龄每增加一年则扣除一年;75周岁以上的患者赔偿年限直接定为5年。

(十二) 丧葬费

丧葬费是指医疗损害造成患者死亡的,医方对安葬患者所产生费用的补偿。丧葬费的赔偿标准是法院所在地上一年度职工月平均收入乘以6个月。

(十三) 精神损害抚慰金

精神损害抚慰金是指患者或者家属(患者死亡)因医疗损害导致其严重精神损害,而要求医方给予的赔偿费用。精神损害抚慰金的主张通常需要医疗损害达到死亡或者严重伤残的程度,其赔偿标准为5 000～50 000元,法院根据具体情况裁量。

需要指出的是,上述赔偿项目中第1~12项最终的赔偿数额仍需要乘以医疗损害鉴定意见中的过错比例或者参与度,精神损害抚慰金则由法院直接认定。

第二节 口腔医疗行政责任

一、口腔医疗行政责任的概念

口腔医疗行政责任是指口腔诊疗活动中,口腔医疗机构或者口腔医务人员因违反医事法律规范、诊疗技术性规范,而应当承担的由卫生行政部门追究的不利的法律后果。口腔医疗行政责任的承担主要有以下两个特点:首先,其承担不以给患者造成实质的损害后果为必要条件。例如,口腔医师在未获得相关医疗技术资格的情况下为患者实施了特定的治疗,可能治疗达到了效果,但是也属于超范围行医的行为,卫生行政部门应当予以处罚。其次,其启动程序可以是卫生行政部门在日常检查中发现而直接发起,也可以是卫生行政部门接到相关人员的举报,调查核实后发起。第三,其涉及的相关主体的法律地位是不平等的,卫生行政部门是行政主体,拥有国家强制力;口腔医疗机构和医务人员是行政相对人,不得拒绝执行卫生行政部门做出的处罚决定,但不服的可以通过行政复议或者行政诉讼予以变更。最后,设立口腔医疗行政责任的目的并不是弥补患方的损失,而是对已具有明显社会危害、但尚不构成犯罪的违法行为的处罚,具有明显的惩罚性和教育性。

二、口腔医疗行政责任的追究程序

口腔医疗行政责任承担的发起通常来源于卫生行政部门的日常性检查或者相关人的举报,卫生行政部门必须派出2名以上的工作人员调查核实,调查核实过程中应当表明身份,现场记录调查发现的内容,并按照规定拍照、摄像甚至查封相关物品。卫生行政部门通常也会要求口腔医疗机构提交书面陈述意见。卫生行政部门根据调查了解的情况,根据法律规定对医疗机构或者相关医务人员做出相应的裁决。

对于相关处罚决定可能对医疗机构或者医务人员产生重大影响的,如吊销许可证、执业证书、较大数额罚款的,应当告知行政相对人享有申请听证的权利。听证程序不得由参与现场调查核实的工作人员主持,医疗机构或者医务人员现场陈述自己的意见,卫生行政部门根据最终的证据材料,做出最终的裁决。

对于卫生行政部门做出的裁决,医方或者举报方都可以表示不接受,在这样的情况下,不接受方可以进一步向上级卫生行政部门或者做出裁决的卫生行政部门的本级人民政府申请行政复议,也可以直接向卫生行政部门所在地人民法院提起行政诉讼。需要强调的是,行政复议以及行政诉讼中的一方主体是做出裁决的卫生行政部门。在行政复议的程序中,上级卫生行政部门或者本级人民政府会对原卫生行政部门做出裁决的合理性与合法性进行全面审查,并做出维持、撤销或者要求原卫生行政部门重新做出行政处罚等的决定。

卫生行政复议并非卫生行政诉讼的前置性程序,医方或者举报人作为原告可以直接针对卫生行政部门的决定提起行政诉讼,相关卫生行政部门或者政府作为被告参与诉讼。法院会对相关行政决定的合法性做出裁判,认为事实清楚、适用法律正确的,驳回原告诉讼请求;认为事实不清或者适用法律错误的,则可以撤销原裁决,并要求相关卫生行政部门在一定期限内重新做出新的裁决。卫生行政诉讼中,原、被告有一方不服的,均可以向上级法院提起上诉。

三、口腔医疗行政责任的承担方式

(一) 口腔医疗行政责任的承担主体

口腔医疗行政责任的承担主体主要是违反医事行政法律规范的行政相对人,主要包括追究口腔医疗机构的单位责任和追究直接违反医事行政法律规范以及技术性规范的个人责任。随着医院法治化进程的推进,权责一致的理念也越来越受到重视,领导责任或者管理者的责任也在医事法律规范中得到体现。例如在《医疗质量管理办法》中正式确立的院、科两级负责制,以及《医疗纠纷预防和处理条例》(2018年)中明确规定的"对直接负责的主管人员"。

(二) 口腔医疗行政责任的形式

口腔医疗行政责任根据承担对象的不同可以分为行政处分和行政处罚两种形式,下面做简要介绍:

1. 医疗行政处分

医疗行政处分主要是卫生行政部门对其所属的公立医疗机构中有领导职务或者具有特定身份医务人员追究的行政责任。我国公立医疗机构或者政府办医占据医疗卫生体系的主体地位,相关医疗机构往往隶属于各级卫生行政部门,医疗机构的院领导、科主任或者相关人员往往也具有国家工作人员的身份。在这种情况下,医疗机构相关人员对医院管理中出现的重大问题或者发生的严重医疗安全事件就存在失职的行为。

医疗行政处分依据的法律规范是《行政机关公务员处分条例》《事业单位工作人员处分暂行规定》以及《事业单位人事管理条例》。对于有领导职务的公立医疗机构工作人员的行政处分共分为6种,即:警告、记过、记大过、降级、撤职和开除。对于一般的公立医疗机构医务人员的行政处分共分为4种,即:警告,记过,降低岗位等级或者撤职,开除。

2. 医疗行政处罚

医疗行政处罚是卫生行政部门对违反医事行政法律规范的单位和个人做出的行政

法律制裁。承担行政责任的相对人不需要具有特定的国家工作人员的身份。根据医事行政处罚的内容,可以分为申诫罚、财产罚和能力罚三种。

(1)申诫罚:也被称为声誉罚,其是对违反医事行政法律规范的个人声誉的否定性评价,目前实施的行政处罚措施是警告,也是医疗行政处罚中最为轻微的措施。

(2)财产罚:是指卫生行政部门对违反医事行政法律规范的单位和个人,强制其缴纳一定数额的货币或者剥夺其财产的处罚,财产罚的措施主要有罚款、没收违法所得、没收非法财物三种。例如,口腔医疗机构实际开展的诊疗活动超过等级范围的,卫生行政部门可以根据具体情节,给予3 000元以下的罚款。未取得"医疗机构执业许可证"擅自执业的,可以没收违法所得和药品、器械,并可以根据情节处以10 000元以下的罚款。

(3)能力罚:是指卫生行政部门剥夺医疗机构或者医务人员从业资格的处罚措施。可以分为暂时性剥夺和直接性剥夺两种。暂时性剥夺是指医疗机构或者医务人员暂时不得从事医疗实务或者行为,主要措施有:卫生行政部门要求发生医疗事故的医疗机构限期停业整顿;责令未充分履行执业义务的医务人员(详见第十一章第四节)的情形,暂停6个月以上1年以下执业活动。直接性剥夺是指卫生行政部门直接吊销医疗机构的执业许可证或者医务人员的执业证书,这也是最为严重的医疗行政处罚措施。

第三节　口腔医疗刑事责任

一、口腔医疗刑事责任的概念

口腔医疗刑事责任是指口腔医务人员在诊疗活动中严重违反医事法律规范,造成严重后果,仅承担口腔医疗行政责任仍不足以惩戒,且按照《中华人民共和国刑法》(以下简称刑法)应当处以刑罚处罚的法律责任。口腔医疗刑事责任作为国家强制性保障实施的最为严重的法律后果,其主要的特点有:

第一,罪刑法定的原则,口腔医务人员是否应当被追究口腔医疗刑事责任应当严格按照《刑法》的条款,相关的罪名、刑罚措施以及量刑均有明确的条款予以规定,司法机关不能创设一个罪名适用。

第二,特殊的追究程序,刑事责任作为国家最严厉的惩罚性措施,必须遵循最为严格的追究程序,一般由公安机关立案侦查、检察机关提起公诉、法院作为审判机关依法审判。

第三,鲜明的惩罚与震慑目的,犯罪是严重危害社会公共利益的行为,国家制定《刑法》的目的就是让已经实施犯罪行为的罪犯不敢再犯,同时震慑潜在的危险分子不敢犯罪。因此,口腔医疗刑事责任设立的目的就带有鲜明的惩罚性与震慑性,其惩罚措施也最为严厉。同时根据《执业医师法》的规定,受刑事处罚的医师应当直接注销其执业证书,且在刑罚执行完毕之日起两年内都不得申请执业。因此,口腔医疗刑事责任对医务人员后期的执业会产生深远的影响。

二、口腔医疗刑事责任的追究程序

刑事责任因其处罚的严厉性以及后果的严重性,同时遵循"罪刑法定""疑罪从无""罪责刑相适应"的基本原则,国家设立了专门的刑事责任追究程序。在口腔刑事案件从立案到最终裁判可以分为:立案侦查、移送起诉、提起公诉、开庭审理并最终审判等阶段。在整个刑事案件的追诉过程中,公安机关、检察机关以及审判机关各司其职,以事实为依据、以法律为准绳,定罪的证据均要排除合理的怀疑,并保障被告人的辩护权。

刑事案件的负责立案侦查的部门通常是公安机关。公安机关发现可能的违法犯罪案件、接到相关部门移送的案件或者接到举报后,就会立案并对案件进行侦查。在侦查结束时,公安机关根据所得到的证据以及调查情况,认为达到提起公诉要求的,就移送检察机关。我国的检察机关代表国家对刑事案件的犯罪嫌疑人提起公诉。在移送审查起诉阶段,检察机关对公安机构移送的证据材料加以进一步的审查,认为犯罪事实清楚并应当追究刑事责任的,则向法院提起公诉,也是从此时起医方真正成为刑事案件的被告人,检察机关是公诉人。

法院收到检察机关提起公诉的案卷资料后,也会进行审查,并决定开庭时间,并通知检察机关和作为被告人的医务人员。刑事案件中,国家保障被告人享有充分的辩护权,医方可以聘请律师作为自己的辩护人。在开庭审理的过程中,检察机关与医方进行陈述、证据的质证、法庭辩论等阶段,最终法院根据认定的事实,依照《刑法》的规定依法裁判。法院认为现有证据可以认定医方不构成犯罪的,则应当直接判决医方无罪;法院认为现有证据尚不足以认定医方构成犯罪的,则可以判决证据不足的无罪;法院认为现有证据可以认定医方构成犯罪的,则应当依法裁判,并做出刑事处罚;法院认为医方构成犯罪,但情节显著轻微的,则可以裁判医方构成犯罪,但免除刑事处罚。

口腔医疗刑事案件也可以由患方自行向法院起诉,这种情形下可能公安机关或者检察机关在侦查、移送审查起诉过程中,认为医方不构成犯罪,决定终止侦查或者不提起公诉,但患方坚持要求追究医方刑事责任的。这种情况下则必须由其作为一方当事人自行起诉、承担举证的责任并参与庭审。法院最终根据证据认定的事实依法裁判。

三、与口腔医疗相关的罪名

(一)非法行医罪

非法行医罪是指未取得医师执业资格的人,为他人治病、情节严重的行为。非法行医与非法行医罪的区别在于后者有"情节严重",即产生对患者个人或对社会的损害。也就是说,当非法行医行为的后果达到一定的程度,相关主体就会成为非法行医罪的追责对象。口腔执业的独立性较强,其主要操作可以在门诊完成,设置要求较临床类别执业医师低,这也给不法分子以及投机者可乘之机,无资质的口腔医疗机构以及个人成为非法行医的重灾区。我国目前认定的"未取得医师执业资格"主要有以下 5 种情形:

1. 未取得或者以非法手段取得医师资格的。

2. 个人未取得"医疗机构执业许可证"开办医疗机构的。

3. 被依法吊销医师执业证书期间从事医疗活动的。

4. 未取得乡村医生执业证书,从事乡村医疗活动的。

5. 家庭接生员实施家庭接生以外医疗行为的。

这也意味着对于一些实习生、医学毕业生、未取得医师资格证规培人员,如果没有在上级医师的指导下进行操作,也是非法行医罪的潜在主体。

我国司法解释对"情节严重"的认定主要有:

1. 造成就诊人轻度残疾、器官组织损伤导致一般功能障碍的。

2. 造成甲类传染病传播、流行或者有传染、流行危险的。

3. 使用假药、劣药或不符合国家规定标准医疗产品,足以严重危害人体健康的。

4. 因非法行医被卫生行政部门处罚两次以后,再次非法行医的。

5. 其他情节严重的情形。

根据我国《刑法》的规定,对于被认定构成非法行医罪的个人,处三年以下有其徒刑、拘役或者管制;并处或者单处罚金;严重损害就诊人身体健康的(中度以上残疾、严重功能障碍或者三人以上轻度残疾、一般功能障碍),处三年以上十年以下有期徒刑,并处罚金;造成就诊人死亡的,处十年以上有期徒刑,并处罚金。

(二)医疗事故罪

医疗事故罪是指医务人员由于严重不负责任,造成就诊人死亡或者严重损害就诊人身体健康的行为。医疗事故罪是医事法界争议比较大的罪名,不仅在设置该罪的必要性上各界争论不休,而且几乎每一起以"医疗事故罪"提起公诉的刑事案件在司法裁判过程中,法律界与医学界也各执己见,司法饱受舆论的压力。医疗事故罪的缘起以及审判要点不是本书讨论的范畴,本章节将对医疗事故罪的构成要点作简单介绍。

首先,医疗事故罪的主体必须是医务人员。《医疗机构从业人员行为规范》中医务人员的范围涵盖了医生、护士、药师、技师以及在医疗机构从事行政管理、财物、后勤保障的人员,这也意味着该罪名中的医务人员不局限于医护人员,应当作广义理解。

其次,医疗事故罪的发生节点必须是在诊疗过程中,该点虽然没有在条款中明确表述,但却是显而易见的。诊疗过程不局限于在医疗机构内,如果不良后果发生与诊疗过程具有一定的延续性,那也可能被追究刑事责任。例如,医师在拔牙前没有询问患者既往病史与禁忌证,拔除过程不顺利,拔牙创较大,渗血严重,但是没有让患者观察一段时间再离开,也没有提醒拔牙后注意事项。患者在回家途中伤口突然因创口大出血而死亡,事后查明患者有严重糖尿病,并有白血病史。该案例虽然死亡事实发生在医疗机构外,但与诊疗过程具有一定的延续性,也可能被追究医疗事故罪。

再次,医疗事故罪是严重不负责任的行为,这也说明医务人员的过错程度必须达到严重的过失,即医务人员在通常情况下不可能犯的错误。上述过失只可能是因为疏忽大意或者过于自信,且其损害结果直接来源于医务人员的过失,而不属于医疗意外。例如,患者已经明确告知有相关药物的过敏史,医师在开具处方时与他人聊天,仍使用了上述药物且用法用量存在严重错误,最后导致了患者的死亡。需要指出的是,如果医务人员主观上是故意想让患者受到伤害,则构成故意伤害罪或者故意杀人罪。

最后,医疗事故罪要求给患者造成的损害必须要达到十分严重的程度,即死亡或者重度伤残。医疗事故罪与医疗行政责任中的医疗事故是一种递进的关系。构成医疗事故罪的诊疗行为是已经构成医疗事故,且行政处罚仍不足以惩戒的医疗行为。

根据《刑法》的规定,构成医疗事故罪的医务人员,应当处三年以下的有期徒刑或者拘役。

(三) 受贿罪与非国家工作人员受贿罪

受贿罪与非国家工作人员受贿罪均属于经济类的犯罪,指的是相关单位的工作人员利用职务上的便利,索取他人财物,或者非法收受他人财物并为他人谋取利益的行为。两罪的区分主要看相关人员是否具有国家工作人员身份,对于有国家工作人员身份的,只要有上述情节,不问金额的多少均可以构成受贿罪,如我国公立医疗机构中承担管理与领导工作的人员或者承担一些特殊工作的人员等。对于普通医师或者其他医务人员具有上述情节的,可以构成非国家工作人员受贿罪。口腔各专业对医疗器械与设备的依赖度较大,口腔正畸、口腔种植、口腔修复以及口腔颌面外科等专业对高值耗材的使用量均较高,因此也是相关行政部门监督的重点。需要强调的是,罪名中的"财物"应当做广义的理解,不仅包括货币、贵金属,还可以是各种实物、购物卡、旅游、为家属提供各种便利等行为。

根据《刑法》的规定,个人犯受贿罪的,可以根据其受贿的金额处罚金、没收财产、拘役、有期徒刑、无期徒刑直至死刑的刑事处罚。个人犯非国家工作人员受贿罪的,可以处五年以下有期徒刑或者拘役的刑事处罚;受贿金额巨大的,处五年以上有期徒刑,并可以没收财产。

国家卫生健康委发布的《医疗机构医用耗材管理办法(试行)》(2019)对耗材的监管提出了更高的要求,相关品种的遴选、采购与使用均应当符合一定的程序,医务人员即便没有收受财物的事实,仅仅违反了采购耗材的程序,也属于违规的行为。

(四) 出售、非法提供公民信息罪

出售、非法提供公民信息罪是指相关单位的工作人员,违反国家规定,将本单位在履

行职责过程中或者提供服务过程中获得的公民个人信息,出售或者非法提供给他人,且情节严重的行为。目前医院信息化已经成为提高医疗效率、保障医疗安全的趋势,电子病历系统、各种检验影像系统甚至在财务收费系统中均保留着就诊患者的各种敏感信息。医疗的特殊性使得患者不得不将诸多隐私信息提供给医疗机构以及医务人员。但是如果医务人员防范意识薄弱,甚至因利欲熏心主动将患者信息提供给"第三方",情节严重的可以被追究刑事责任。《刑法》相关司法解释中对"情节严重"的标准主要有以下几种情形:①出售公民信息获利较大;②出售、非法提供多人信息;③出售、非法提供信息给相关公民造成较大损失或者严重影响其生活的;④出售、非法提供的公民信息被用于违法犯罪活动等情形的。

根据我国《刑法》的规定,出售、非法提供公民信息的将处三年以下有期徒刑或者拘役,并处或者单处罚金。单位犯本罪的,对单位判处罚金,并对直接负责的主管人员和其他直接责任人员,依照上述规定处罚。

参考文献

[1] 陈志华.医事法律律师实务[M].杭州:浙江工商大学出版社,2016.

[2] 杜万华,郭锋,吴兆祥,等.最高人民法院审理医疗损害责任纠纷司法解释规则精释与案例指导[M].北京:法律出版社,2018.

[3] 杨立新.医疗损害责任法[M].北京:法律出版社,2012.

[4] 戴鹏.2017年国家司法考试民诉法攻略[M].北京:中国法制出版社,2017.

[5] 左宁.2017年国家司法考试刑诉法攻略[M].北京:中国法制出版社,2017.

[6] 刘鑫,孙东东,陈特.医疗损害赔偿诉讼实务[M].北京:中国法制出版社,2012.

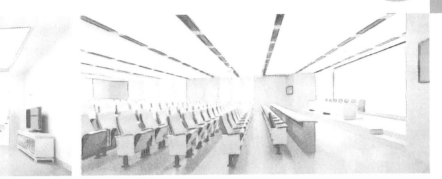

卫生经济概述 04
第十五章

作为经济学领域中相对较新的学科,卫生经济学(health economics)是经济学的一门分支学科,运用经济学的理论与方法研究卫生领域的经济现象和规律。其任务是揭示卫生服务过程中的经济活动和经济关系,包括卫生服务需求和供给、卫生服务要素市场、市场失灵与政府干预等,以便最优地筹集、开发、分配和使用卫生资源,提高卫生服务的经济效益和社会效益。

第一节 卫生经济学的基本问题

卫生经济学既是一门新兴学科,也是一门具有悠久历史的经典科学。一般认为,卫生经济学的研究先驱是 17 世纪中叶英国古典经济学家威廉·配第(William Petty,1623—1687 年)和 19 世纪英国古典经济学家爱德文·查特维克(Edwin Chadwick,1800—1890 年)。他们集中讨论人的生命经济价值,这些思想逐渐发展成为现在的人力资本理论和健康投资理论。但在 20 世纪 50 年代之前,并没有引起人们足够的重视,卫生经济学仍处于萌芽阶段,尚未形成独立的学科。

大多数当代卫生经济学家认为,卫生经济学作为经济学的一门分支学科,其产生和发展主要是在 20 世纪 50 年代以后。1951 年,瑞典学派代表人物之一、制度经济学家、诺贝尔经济学奖获得者冈纳·缪尔达尔(Gunnar Myrdal)在《世界卫生组织纪事》上发表的《卫生经济问题》一文,被称为是卫生经济学的经典文献之一,缪尔达尔被推崇为研究健康在经济上的重要性的第一位经济学家。同年,美国经济学会另有 4 篇文章讨论卫生经济学方面的问题。

20 世纪 60 年代,卫生经济学经历了显著的发展。1962 年、1968 年,美国先后两次召开卫生经济学学术研讨会;1968 年,世界卫生组织在莫斯科主持召开了第一次国际性卫生经济学研讨会,发表了题为《健康与疾病的经济学》的会议纪要。这三次会议使得卫生经济学作为一门独立的学科登上了学术论坛,标志着卫生经济学的形成。

卫生经济学界普遍认为,肯尼斯·阿罗(Kenneth Arrow)于 1963 年发表的《不确定性和医疗服务福利经济学》是卫生经济学奠基性论著。在这篇论文中,阿罗论述了健康与其他发展目标之间的差异,分析了卫生服务市场的特殊性,阐述了不确定性、信息不对称和外部性等条件下对卫生服务市场干预的必要性。

20世纪70年代以后,世界卫生组织多次召开国际卫生经济学研讨会。1993年11月在总干事的倡导下成立了卫生经济特别工作组,其目标是促进会员国在制定和执行卫生政策的过程中更多地应用卫生经济学。1996年5月国际卫生经济学会(International Health Economics Association,IHEA)的成立及第一届大会的召开标志着卫生经济学发展进入新阶段。

进入21世纪以来,多次国际和地区性卫生经济学学术研讨会在世界范围内召开。2010年11月,第一届卫生系统研究全球研讨会在瑞士蒙特勒举行,此次大会以及此后每隔两年分别在北京、南非、加拿大召开的卫生系统研究全球研讨会围绕全民健康覆盖(universal health coverage)和以人为中心的卫生系统(people-centered health systems)进行成果分享与交流。

提高卫生资源的配置效率是卫生经济学核心主体。总的来说,卫生经济学的研究问题包括四个方面。即:

1. 宏观经济的配置效率

在经济资源一定的条件下,应当生产多少数量的医疗卫生产品及服务、生产多少数量的非医疗卫生产品及服务。医疗卫生产品及服务的增加,意味着非医疗卫生产品及服务的减少,反之亦然。

2. 卫生产业的资源配置

从卫生领域的配置效率角度看,在卫生资源一定的条件下,应当生产和提供多少数量的各类医疗卫生产品及服务。某类医疗卫生产品和服务的增加,意味着其他医疗卫生产品和服务的减少,反之亦然。

3. 卫生产业的产出效率

从卫生领域的生产效率角度看,如何生产和提供上述各类医疗卫生产品及服务。在卫生资源既定的情况下,通过资本、劳动等要素的最佳组合,以生产最大数量的医疗卫生产品及服务;或者在既定医疗卫生产品及服务数量的目标下,通过资本、劳动等要素的最佳组合,以最低的成本耗费来实现。

4. 资源配置的公平问题

从卫生领域的公平性问题角度看,谁应当获得上述各类医疗卫生产品及服务。

随着卫生经济学学科的发展,从事卫生经济学研究、教学和政策咨询的专业人士日益增多。全球许多大学的管理学院、经济学院、公共卫生学院以及医学院,都设置了卫生经济学专业,开设了卫生经济学课程,以培养卫生经济学专门人才。卫生经济学的研究不断丰富以及转化为实践应用,对世界各国卫生与健康事业的发展作出了巨大而积极的贡献。

第二节 中国卫生经济学的产生与发展

我国的卫生经济学研究始于 20 世纪 70 年代末。在党的十一届三中全会精神的指导下,卫生系统深入开展了"实践是检验真理的唯一标准"的讨论。1981 年,"全国卫生经济学和医院经济管理学术研讨会"在牡丹江市召开,接着成立了中国卫生经济研究会筹委会,并决定筹办了《中国卫生经济》杂志。1983 年,在广州召开了中国卫生经济研究会成立大会和第一届年会,中国卫生经济研究会成立(后改为中国卫生经济学会),标志着中国卫生经济学的诞生。此后,越来越多的研究者加入卫生经济学研究队伍中,20 年代 80 年代初期,涌现了大量有关卫生经济研究的论文、教材和参考书。部分医学院校开设了卫生经济学课程,并加强了国内外卫生经济学学术交流。20 世纪 80 年代中期,卫生经济学作为一门独立的学科在我国初步形成。

20 世纪 90 年代,卫生经济学在我国取得了较快的发展。1992 年,中共中央第十四次代表大会把建立社会主义市场经济体制确立为我国经济体制改革的目标。在社会主义市场经济的大环境中,卫生改革与发展应该沿着什么方向前进、卫生事业处于什么样的地位、发挥什么样的作用,这些新的机遇和挑战将卫生经济学研究和学科发展推向了一个新的阶段。在这一阶段,卫生行政部门、医学院校和实际工作者互相结合进行了各种形式的调查,就市场经济与卫生改革各个方面进行了研究,如卫生防疫发展战略研究、卫生人力发展研究、卫生总费用与卫生发展纲要研究、农村合作医疗与保险研究、城镇职工基本医疗保险制度改革研究等,并取得了十分可喜的进展。

1991 年 6 月中国原卫生部与世界银行学院共同发起成立了"中国卫生经济培训与研究网络"。该网络在原卫生部的领导下,主要由当时的卫生部卫生经济研究所以及北京、上海、同济、华西、西安、哈尔滨、大连、山东、湖南这九所医科大学从事卫生经济学研究与教学的人员组成,其宗旨是加速我国卫生改革与发展,培训我国高层次卫生管理干部、中层卫生管理和财务管理干部,更新知识与观念,转变职能,积极开展卫生经济学研究,以适应经济转型时期卫生事业发展的需要,为政府部门制定政策提供科学依据。卫生经济培训与研究网络不仅推动了国内的卫生经济学研究与学术交流,也培养了一大批卫生经济学专家。1994 年 9 月,中国卫生经济学会举办了"海峡两岸卫生经济学术研讨会",交流两岸卫生体制及健康保险改革方面经验。以"和谐发展——卫生与经济"为主题的第七届国际卫生经济大会于 2009 年 7 月在北京召开。大会就宏观经济与卫生发展的关系、卫生改革的国际经验比较、卫生筹资公平性和可持续性、卫生服务可及性与健康公平、医疗保险筹资与支付方式改革、卫生资源配置与效率、卫生经济技术评价、医院绩效和医疗服务行为等主题进行了交流与研讨。此次大会既扩大了中国卫生经济学的国际影响力,也推动了国内卫生经济学学科的进一步发展。

经过三十多年的努力,中国卫生经济学学科和师资队伍建设有了长足进步。许多高等医学院校组建了卫生经济学教研室,培养了大批具有相当学术成就的专家。中国卫生经济学会和各地的卫生经济学分会积极开展卫生经济学研究和实践,有力推动了我国卫生事业的改革与发展。至今已有专业学术期刊和教材。国内卫生经济学研究机构和研究人员也出现了多元化趋势,从以前主要分布在各大学公共卫生学院或卫生管理学院,到目前拓展到更多的院系,乃至独立的卫生发展研究机构中。

第三节　卫生经济学研究内容与方法

一、卫生经济学研究内容

2000 年,由安东尼(Anthony Culyer)和约瑟夫·纽豪斯(Joseph Newhouse)主编的《卫生经济学手册》(*Handbook of Health Economics*)系统地总结了国外卫生经济学的研究内容,包括医疗服务需求与保险报销,保险市场、管理保健与契约,特定人群卫生经济学,医疗服务市场,法律与管制,健康行为经济学,健康测量以及公平性。

2011 年,亚当·瓦格斯塔夫(Adam Wagstaff)和安东尼·坎尔耶(Anthony Culyer)在论文《卫生经济学四十年发展文献学分析》中总结归纳了国外卫生经济学 12 个方面的研究内容,包括健康及其价值、效率和公平、健康和不健康的决定因素、公共卫生、健康与经济、卫生统计学与计量经济学、健康与卫生服务需求、医疗保险、卫生服务供给、人力资源、卫生保健市场以及经济学评价。

我国卫生经济学研究紧密结合卫生改革与发展的实践,主要集中在以下几个方面:

1. 卫生领域市场机制与政府作用的研究

卫生与健康事业的发展要与社会主义市场经济体制相适应,但是由于卫生与健康事业的特殊性,存在着诸多的市场失灵现象,单纯依靠市场机制不能实现卫生资源的公平配置与合理利用,必须在有效发挥市场机制积极作用的同时,充分发挥政府对卫生资源合理配置与利用的调控作用,利用卫生经济政策和经济杠杆克服市场失灵、限制市场机制的消极作用,实现卫生资源配置与利用的公平和效率目标。

2. 卫生费用研究

我国已形成一个与国际接轨的卫生总费用(或称国民卫生账户)核算体系。由此测算的卫生筹资总量、来源结构、分配流向及其增长趋势、在国民收入中的比重以及国际间比较,为宏观层面评估我国卫生资源筹集、配置与利用的公平和效率提供了重要依据,也为其他卫生经济学和政策研究提供了必要的基础信息。此外,还有大量的不同口径的卫生费用分析为掌握中观和微观层面的区域、社区、机构的卫生资源利用的总量与结构提供了直观信息。

3. 卫生筹资与医疗保险研究

卫生筹资(health financing)是卫生经济学研究的核心内容之一。在宏观层面需要研究的问题是,国家以及不同地区,在不同的经济社会发展水平下,为满足人民群众基本健康与卫生服务需要,应当筹集多少经济资源用于健康领域才是合理和可持续的,应如何设计或调整不同卫生筹资方式的组合,以与经济社会发展水平和国家治理能力相适应。医疗保险作为我国重要的卫生筹资方式,应如何架构其制度体系,以城镇职工医疗保险与城乡居民医疗保险为主要形式的基本医疗保险如何整合发展以及与社会医疗救助制度、各种补充医疗保险相结合,以实现制度衔接以及公平与效率的平衡。在中观和微观层面需要研究的问题是,在既定的卫生筹资框架下,不同地区如何实现卫生筹资的风险统筹(pooling)和服务购买,包括在哪个层级上进行政府卫生投入与医疗保险基金的统筹管理,如何分配筹集到的卫生资源,如何界定医疗保险保障范围和基本公共卫生服务范围等。

4. 卫生服务购买与支付方式的研究

卫生服务购买是卫生经济学研究的重点内容之一,然而与卫生服务购买结合在一起的支付方式却是当前的热点内容。传统的按项目支付方式已日益显示出其弊端,成为我国卫生体系诸多问题的根源之一。国际上成熟的总额预算、按服务单元支付、按病种支付、按人头支付等支付方式在我国已有很多实践探索,但是不同支付方式的支付标准测算及其调整、需要的配套措施及其实施效果仍有待进一步研究。对公共卫生服务与保险服务的政府购买及其契约管理也是新的研究内容。

5. 健康与卫生服务需求的研究

健康生产理论以健康需求和人力资本之间的关系为重点研究内容。健康是人力资本的重要组成部分,对健康的投资就是对人力资本的投资。健康测量、健康价值及其影响因素也是研究的主要内容。卫生服务需求研究以消费者理论为基础,分析收入、保险卫生服务价格和质量等因素对卫生服务需求的影响。

6. 卫生服务提供者行为研究

生产者行为理论是研究卫生服务提供者行为的基础,由此延伸的诱导需求理论和非营利性机构行为理论对分析医疗卫生机构及其卫技人员的行为更为重要。供给分析和生产函数理论用于研究价格与供给之间的关系以及卫生服务生产的技术效率和配置效率问题,是卫生服务投入产出分析的重要内容。非营利性医院和不同所有制类型的医院及其内部分配制度设计对卫生服务效率和质量的影响也是这个领域重要的研究内容。

7. 卫生服务与健康相关产品市场规制的研究

卫生服务市场存在的需求与供给的不确定性、信息不对称、非营利性机构、外部性等特性使得卫生服务市场理论得到不断丰富和完善,为卫生服务市场及其要素市场的规制,也为健康相关产品市场的规制提供了理论依据。市场规制的手段与方式及其效果评价也成为重要的研究内容。

8. 疾病经济负担的研究

通过基于患病率的横断面和基于发病率的时间纵向上的不同疾病的经济负担分析,有助于掌握疾病带来的社会经济影响,确定疾病干预的优先重点,并为评估疾病干预措施的效益提供必要的基础数据。

9. 卫生经济学评价的研究

运用经济学评价方法分析卫生技术和卫生服务项目的经济性,为卫生技术的准入、定价与医保报销以及卫生服务项目的筛选与推广应用的循证决策提供了科学依据。这是当前比较活跃的研究领域。

此外,还有对疾病预防控制和卫生监督体系的研究,医疗服务成本、价格与补偿的研究,药品研发、定价、补偿与费用控制研究等等。

二、卫生经济学研究方法

微观经济学、宏观经济学、公共财政学、保险学、计量经济学等相关学科是卫生经济学理论与方法的基础。以下是比较常用的卫生经济学研究方法。

1. 微观经济学研究方法

许多卫生经济学分析方法来源于微观经济学。资源稀缺性与生产可能性前沿(production possibilities frontier)的概念与方法是分析卫生资源配置与生产的重要出发点,也是卫生服务效率分析的主要方法。需求与供给分析是确定卫生服务需求与供给的影响因素及其效应的主要工具。弹性分析与边际分析是测量卫生经济变量相互作用的效应的主要方法。均衡分析可用于测定特定市场的经济效率水平。市场结构与福利损失分析是理解卫生服务市场特殊性以及如何对市场失灵进行干预的主要工具。公平性分析为揭示卫生资源配置公平性、卫生筹资公平性、卫生服务利用公平性以及健康公平性提供了方法学基础。

2. 卫生经济学评价方法

经济学的投入产出分析在卫生经济学中具体演化为成本最小化分析、成本效果分析、成本效用分析和成本效益分析,用于评价卫生技术和卫生服务项目的经济性,为提高卫生资源配置效率提供决策依据。药物经济学评价就是卫生经济学评价方法在药物领域的具体应用,其研究结果已被许多国家广泛作为药品定价、报销与合理使用的决策依据。

3. 卫生计量经济学方法

计量经济学是以数理经济学和数理统计学为方法学基础,基于经济学理论运用数理模型对复杂的经济学问题进行实证研究的经济学分支。卫生计量经济学利用横断面数据、时间序列数据和面板数据,广泛应用于卫生服务需求与利用分析、效率分析以及政策影响评估(impact evaluation),常用的模型包括两部模型(two-part model)和前沿模型(frontier model)等。

参考文献

[1] 陈文.卫生经济学[M].4 版.北京:人民卫生出版社,2019.

[2] 高广颖.卫生经济学典型案例分析[M].北京:人民卫生出版社,2011.

04 口腔临床经济运行精细化管理
第十六章

　　精细化管理就是落实管理责任制,将管理责任具体化、明确化,使每一个管理者都要到位、尽职。精细管理的本质意义就在于它是一种对战略和目标分解细化和落实的过程,是让行为主体的战略规划能有效贯彻到每个环节并发挥作用的过程,同时也是提升整体执行能力的一个重要途径。按照"精细化"的思路,找准面临的关键问题、薄弱环节,分阶段解决问题,每阶段完成一个目标,实施连续运转、完善体系,并牵动修改相关体系,只有这样才能最终整合全部体系,实现精细管理的单位在发展中其功能、效果、作用均得到明确确定。同时,需要认识到,在实施精细化管理过程中,最为重要的是规范性与创新性。在医院经济运行管理中,精细化管理的理念和原则具有重要的意义。全面科学地对医院的预算、资金、卫生耗材、药品、采购招标合同、固定资产、收入、成本、支出、投资、物价、审计、医保、绩效、财务等经济运行环节进行规范化、程序化、工具化设计,并且提供医院经济运行精细化管理信息系统,对于规范医院经济行为、提高医疗服务质量、保证行医安全、降低医疗成本、提高医院运营效率、促进医院健康发展具有重要的指导意义。

第一节　口腔临床经济精细化管理面临的问题

　　自 2009 年新医改以来,医院所面临的国际、国内环境发生了巨大的变化。宏观经济运行环境的调整及不确定性的增加,医院规模的扩大,药品、耗材加成的取消,医疗收支结构的变化,各项财经及经济法规制度的制定都在一定程度上对医院的经济运行管理提出了更严峻的挑战和更高的要求。在口腔医疗市场竞争愈发激烈的今天,医院想要提高自己的运行效率,实现公益性的目标,就必须严格按照医改政策要求与规定来改进自身的管理模式,引入精细化管理理念。因此,如何在医改新形势下加强医院经济运行精细化管理至关重要。目前,我国口腔医院经济运行精细化管理仍存在一些不足,主要表现为:

1. 思想观念落后,缺少管理知识培训

　　由于我国医学教育体制和医学教学的客观问题,目前,不管是大型口腔医院还是基

层口腔医院或口腔诊所,绝大多数口腔专业人员在卫生经济教育方面知识相对缺乏。而大型口腔医院由主管部门派驻的经济管理人员,绝大多数都是卫生经济或医院管理工作者,对口腔医院的经济管理特点也缺乏深入了解和研究。这首先原因在于口腔医学本身作为一级临床学科,在学科内涵建设方面存在学科建设、人才培养、专家队伍严重滞后的情况,在口腔医疗经济学、口腔医院管理学等方面还没有真正形成学科体系。因此,口腔临床经济管理大多数情况下要么是简单套用,要么还停留在经验管理,而多数口腔诊所的经济管理从本质上还没有进入科学管理的层面,只是单纯地超额劳务和成本负担,与一般的劳动密集型小微企业无异。由于在理论和运行层面还缺乏系统的整合,因此,专业性的管理知识培训和学术交流更为缺乏。

2. 经济管理水平原始,财务数据静态孤立

总的来说,我国的口腔医院和众多的口腔诊所的财务管理并没有专业化。2015 年,国务院办公厅下发的《关于城市公立医院综合改革试点的指导意见》提出应加强医院财务管理,强化成本核算与经营风险控制。为了实现这一目标,全国公立医院财务工作模式正从粗放式向精细化发展。然而,目前我国多数口腔医院的财务管理水平不高,核算的项目仍然停留在以直接消耗为主的初级阶段,多数口腔医院的间接费用还没有分摊,未完全纳入成本,管理费用都未进行成本核算。在科级成本核算方面,各医院基本上还是模糊成本,诊疗材料的消耗是科室能控制的成本,应该明确核算到科室,甚至核算到医师个人,不易控制的由医院负担,如人员工资、固定资产折旧费、保洁费、水电费、管理费用等,但多数运行"不核算"的经济模式。目前,尽管通过多年的政府推行信息化管理,但目前口腔医疗机构多仍以会计报表为基础,相关的财务信息分析也多是依赖医院经济信息静态的历史数据。现有的财务核算、成本核算、预算管理等信息系统相互独立,无法对产生的大量数据实现统一分析,也无法通过某一个系统便捷直观地获取医院全部的运行信息,难以满足医改对医院财务精细化管理的要求。

3. 预算管理体系不健全,编制缺乏合理性

医院全面预算管理是医院基于全面预算的方式实现医院经营战略目标的一系列内部管理活动,是一种综合管理手段,是以全面预算为标准的管理机制。全面预算管理不仅可以增加预算管理的创新性和全面性,更能帮助医院更为妥善地进行预算管理事务处理,通过规范和调整医院的收支管理流程及结构,降低医院的运营管理成本,提高资源的使用效率,实现医院社会效益与经济效益的统一。目前,国内很多公立"三甲"医院已进行了全面预算管理尝试,口腔医院预算管理总体上还没有起步。全面预算管理的特征之一是全面性,它是一项全面覆盖、全程参与、全员参与的财务管理活动。但多数口腔医疗机构还没有设立专门的预算协调管理机构,对预算管理的理论和实践还没有提到议事日程上来;由于历史的原因,口腔医学的从业人员及其干部基本上还不了解现代财务管理制度,把预算管理认为是财务管理部门或分管负责领导的事务,而没有把预算管理建立

在医院全面精细化管理的观念上。有些分管领导甚至对预算管理思想上有所抵触,觉得预算管理对行政工作是约束和束缚。更谈不上预算编制的科学性和预算管理的积极性。我国近年来社会高速发展,对口腔医疗的社会需求迅速上升,公立口腔医院也在通过社区医疗、分部及开设门诊部、医疗联盟和联合体的迅速建立来尽快应对社会对口腔医疗的需求,也在客观上对口腔医院的预算管理缺乏迫切性驱动。但从宏观上说,这阻碍了医院全面管理水平的提高。

第二节　医院经济运行精细化管理的基本知识

一、医院经济运行精细化管理的概念

精细化管理是一种先进的管理理念,更是一种文化,它可以在潜移默化中改善管理状况,提升运行效率。20世纪50年代,全球范围内社会分工精细化发展的趋势和服务质量精细化的要求,催生了精细化管理这一现代管理理念。1911年,美国古典科学学家,被誉为科学管理之父的泰勒发表《科学管理原理》一书,这本书被看作是世界上第一本精细化管理著作,而日本企业的精益生产思想对精细化管理的应用和普及起到了巨大的影响。所谓精细化管理,就是在常规管理的基础上,将常规管理引向深入的基本思想,这种管理模式通过规则的系统化和细化,运用程序化、标准化、数据化和信息化的手段,组织管理各单元精确、高效、协同和持续运行,最大化地降低管理活动对资源的占用,从而达到减少管理成本的目的。"精"就是切中要点,抓住运营管理中的关键环节;"细"就是管理标准的具体量化、考核、督促和执行。精细化管理的核心在于,实行刚性的制度,规范人的行为,强化责任的落实,以形成优良的执行文化。具体到实际管理活动中,精细化管理最显著的特征就是明确管理内容,明确每一位与管理活动相关者的职责,并且要求管理者必须做好本职的管理工作。

现代医院,包括口腔医院的管理目标是通过科学、合理、有效地使用卫生资源,向社会提供优质的医疗服务,满足人民群众的医疗需求。医院经济运行涉及的环节众多,为将所有工作都落到实处,最大限度地增收节支,提高医院社会效益与经济效益,提升医院的管理水平与执行力,改善医院管理系统的目标,医院就必须将管理工作精细化,构建规范化、格式化、标准化、统一的经济运行管理体系,涵盖整个经济运行的全过程,确保管理工作井然有序、有据可依。

二、医院经济运行精细化管理的作用

实施精细化管理对于促进医院的发展具有重要作用,具体表现在:

1. 通过精细化管理,可以进一步落实医院的经济管理目标,细化医院成本费用指标

管理,量化医院成本费用标准,实现责、权、利相结合的考核,实现医院经营目标。

2. 通过精细化管理,可以促进医院实现人力、资金、物资、信息、技术等资源全方位的优化组合,科学整合、高效利用医疗卫生资源。

3. 通过精细化管理,可以提高医院员工的节约意识,加大医院内部挖潜、开源节流增收节支的力度,降低医疗成本,提高经济效益,提升医院的赢利能力和市场竞争力。

4. 通过精细化管理,可以抵御和防范医院财务风险,避免因现金匮乏,或因资金周转不灵影响医院正常运行。

5. 通过精细化管理,可以拓展医院管理工作的广度和深度,以科学的管理制度和管理手段为平台,制定和实施各项管理制度和措施,建立起切实可行的工作规范和督察机制,细化岗位职责和健全医院内部管理制度。

三、医院经济运行精细化管理的原则

医院经济运行精细化管理需要遵循全面性原则、细化原则、创新性原则、严肃性原则和持续性原则。

(一)全面性原则

经济运行精细化管理全面性原则体现在四个方面:一是全范围覆盖。将精细化管理覆盖到医院全部经济活动范围,包括预算、支出、收入、绩效等环节。二是全过程管控。对医院经济运行的全过程进行有效管理和控制,在时间上实现事前科学决策、事中有效掌控、事后及时总结的全过程精细。三是全体系联动。医院的各科室、部门都能够有机衔接、相互协同,在宏观上能够统筹规划、整合资源,在管理上能够协调运作、优势互补,在服务上能够营造环境、保驾护航。四是全院动员、全员参与。只有突出每个员工在精细化管理中的主体地位,才能实现精细化管理的全方位、全领域、全覆盖。

(二)细化原则

细化原则主要体现在三个方面:一是目标清晰化。清晰地设定医院总体、中期、年度、阶段目标,并通过细化、量化和标准化将目标分解为具体的、可操作的子目标,落实到每个部门、每个科室、每个成员。二是指标系统化。系统地设置医院经济运行的各项指标,全面反映考核对象的主要内容,通过各项指标之间的有机联系,达到统筹兼顾、整体最优,促使医院实现发展目标。三是操作精细化。采用具体明确的量化标准,取代模糊笼统的管理要求,把管理内容逐一分解,量化为具体数字、程序和责任。

(三)创新性原则

创新性原则体现在理念创新、技术创新、方法创新。要建立和完善医院经济管理的创新体系,充分利用互联网技术实现医院经济管理过程的信息化、自动化管理,重视、支持、鼓励员工创新成果的传播和推广。

（四）严肃性原则

严肃性原则体现在对管理制度和流程的执行与控制。一是要严格考核，根据经济管理的目标来量化指标，根据指标科学制定考核办法，动态监控、奖罚分明，避免考核中的主观性、随意性；二是要严明纪律，加强管理的组织性、计划性、准确性、纪律性，严格执行经济管理法规、制度、规定、流程，坚决纠正管理松懈、作风松散、纪律松弛等现象；三是要严谨作风，对待工作认真细致、周到严谨，完成任务兢兢业业、高度负责，处理事务秉公办事、坚持原则，从事管理恪尽职守、执行标准。

（五）持续性原则

精细化管理是一种对战略和目标分解细化和落实的过程，是让医院的战略规划能有效贯彻到每个环节并发挥作用的过程，同时也是提升医院整体执行能力的一个重要途径。因此，精细化管理始终不能间断，要形成连续性的规范动作与良好习惯，达到制度化、程序化、规范化。

四、医院经济运行精细化管理框架和维度

按照新的《医院财务制度》与《会计制度》及卫计委《关于加强医疗机构财务部门管理职能、规范医院经济核算与分配管理的规定》，结合口腔医院经济管理的具体要求，实现口腔医院精细化管理就是建立一个以财务管理为核心，以预算管理、资产管理、成本控制、财务报告与分析、绩效考核及内部控制这六大内容为组成，以信息化控制为重要手段的口腔医院运营管理体系。

医院经济运行精细化管理要从岗位职责、管理制度、业务流程、管理工具、业务表单和管理方案这六个维度来展开。精细化管理，是一种管理理念和管理技术，是通过规则的系统化和细化，运用程序化、标准化、数据化和信息化的手段，组织管理各单元精确、高效、协同和持续运行，以获得更高效率、更高效益和更强竞争力。

第三节 口腔医院经济运行精细化管理的途径及方式

一、构建口腔医院经济运行精细化管理体系

1. 预算管理

口腔医院通过实施全面预算管理推动医院由原本粗放型的管理模式转换为精细化管理模式，提升医院经营运作效率，使医院重心放在经营与服务质量层面，从而降低经营风险。为确保口腔医院预算工作的顺利进行，医院必须成立专业的预算管理小组，由院长担任组长，财务部门、医护部门、人事部门与后勤部门合作，制定各科室预算计划，明确

各自岗位职责与工作方向。在预算编制时,口腔医院需结合财务部门的统一要求,实现零基预算的编制方法,并结合医院上年度预算执行、国家财政等因素对医院收支和发展的影响进行预算规范化编制。在预算管理过程中,医院需严格控制预算的执行,不能随意调整。如果遇到临时性的工作任务、重大突发事件,必须进行调整的,需要医院预算管理小组进行讨论并审批。最后,医院需要结合绩效考核对预算编制、执行过程的科学性、合理性进行评价,便于及时调整。

2. 资产管理

资产是指医院拥有或控制着的能够以货币计量为主要核算手段的相关医疗服务的经济资源,包括财产、债权以及其他医疗服务权利,它们参与到市场经济的运行中,为医疗行业带来相关经济收益。对口腔医院资产的管理活动是保证医院医疗活动和其他活动正常运行的物质保证和前提,资产能否被有效利用直接关乎医院的发展前途。口腔医院需要通过建立科学合理的资产购置及审批制度,对管理中每个环节进行严格控制;通过强化内部审计制度,提高口腔医院资产管理效率;通过培养高素质财务管理人员,提升口腔医院资产管理水平;通过增强资产管理意识,避免口腔医院固定资产流失。由于口腔医院的特性,口腔医疗设备是医院正常运行的基础。医院要对各设备进行登记,根据设备的使用部门和设备购入的时间进行编号,以便日后清点。同时医院要对这些固定资产定期或不定期的进行检查,对设备数量了然于心。此外,对设备的使用率也要进行登记,从而更好地分配固定资产,避免资源浪费和某些常用设备数量不足的情况出现。这样能够显著地提高固定资产的利用率,并提高口腔医院的经济效益。

3. 成本控制

成本控制主要是对口腔医院的资金消耗进行归纳和整理,并通过对口腔医院经营活动进行良好的财务监督,以降低口腔医院的经营成本,促进口腔医院的财务预算和管理目标的有效实现。卫生材料是口腔医院的主要成本支出,随着卫生事业的发展,从细节入手做好卫生材料采购、领用、使用等环节的成本控制与管理工作是口腔医院当前迫切需要开展的工作。成本和预算相互依存,控制预算是成本控制的首要目标任务,口腔医院应从采购环节入手,在事前强化同一种类卫生材料的预算约束,集中采购,以竞标形式确定采购价格。

在领用环节做好卫生材料的成本控制工作,将卫生材料的库房作为管理的起点,最终消耗科室作为终点,中间需要设立专业的过渡管理科室,这个过渡管理科室需要具备较强的成本意识,重视成本材料的成本管理,通过信息系统及时了解卫生材料的流动趋势,实现多方位的监控。在卫生材料的具体使用过程中,应重点关注不正常因素的关键性偏差,及时发现其中存在的异常,有针对性地做好卫生材料的成本控制工作,对卫生材料使用较多的科室需要定期追踪检查。使用高值耗材的科室需要提供患者的具体信息,高值耗材管理部门定期对提供的信息进行核实,将核实的具体情况定期反馈给医院成本管理机构,对成本核算的结果进行分析,将存在的问题及时上报。口腔医院还需要定期开展成本分析,通过将成本控制结果与绩效考核相结合,激发医院职工参与口腔医院经济管理活动的责任性和积极性,确保成本管理制度的落实。

4. 财务报告与财务分析

财务报告与财务分析是口腔医院财务工作的重要组成部分,也是口腔医院管理者对医院内部控制进行科学管理和决策的重要依据。为使医院管理者能够及时、准确、全面地了解医院的整个财务状况、经营成果等数据信息,提高医院资金的使用效率,口腔医院必须要加强财务报告与分析制度的建立。口腔医院要完善报告细则,提供经济效益分析;合理依据报告,形成社会效益分析;安排管理会计,构建决策意识,最终实现全面化的控制管理,保证全面发挥财务报告的作用,让医院能够实现可持续发展。

5. 绩效考核

绩效考核是口腔医院面对医改背景下口腔医疗行业环境变化,为实现医院的高效率运行而实施的新系统。该系统主要涵盖了对医务人员个人、部门的医德、规章制度、财务管理及执行、工作绩效等多方面的综合评价。绩效考核是在全成本核算的基础上兼顾学科发展、优化服务流程、提升服务效率,加强对质量控制、门诊人次、门诊患者人均费用等指标的考核,有助于实现医院社会效益和经济效益的双赢。有效的医院绩效考核管理不仅有利于提高医护人员的执行力,还有利于医院顺利完成自身管理目标,对促进医院长远发展发挥重要作用。口腔医院应成立绩效管理领导小组,共同制定一套完整的绩效管理评价考核体系,根据医院实际情况和发展需要制定合理的绩效指标,对全院管理人员进行绩效管理培训,让全员职工知晓绩效考核的目的和方法,以达到绩效考核的效果,最后通过反馈机制,对绩效考核存在的问题进行分析与改进。

6. 内部控制

内部控制是在一定的环境下,单位为了提高经营效率、充分有效地获得和使用各种资源,达到既定管理目标,而在单位内部实施的各种制约和调节的组织、计划、程序和方法。口腔医院的内部控制体系是以口腔医院财务管理为基础的,结合医院相关政策法规,对口腔医院经营以及服务活动提供指导、规范和监督的体系。通过内部控制制度的实施和落实,有利于口腔医院的自我约束,在保证医院医疗质量和综合效益的前提下实现医院的可持续发展,从而降低经营风险,最终推动医院的社会与经济地位提升。作为公益服务性质的特殊机构,及时有效地进行内部控制当然是管理工作的职责所在,但现实中许多单位在很多时候并不能及时完善内部控制体系和制度,妥善面对风险、正确处理医患关系的能力亦不够强大,内部控制机构的审计作用基本没有发挥出来,其独立性与权威性几乎处于缺失状态。此外,一些口腔医院把关注重点放在医院医疗设备和医疗技术方面的问题上,忽视了医院财务内部控制管理的重要性。想要内控的基本作用发挥出来,提高口腔医院内控管理的效率,就必须加强和完善财务内控管理制度,使财务人员明确财务管理的目标、内容和职责,在管理过程中出现问题后第一时间找到责任人,了解原因并及时解决问题。加大医院审计部门的监督力度,保障医院资金的合理运用。提高财务管理人员的综合素质,从而提高管理水平,促进口腔医院有序运行。同时,可以发挥企业家精神,及时发现内部风险,优化现有的工作流程,降低单位风险点,创新口腔医院内部控制模式。

7. 医院信息化建设

信息化是医院精细化管理的重要手段,特别在口腔医院建设中具有重要的作用。口腔医院经济运行精细化管理的过程是信息流动和综合处理的过程,精细化管理能否实现,很大程度上取决于信息的质量和信息获取的效率。医院信息化有利于管理者把握改革的脉搏和方向,提高医院管理水平,促进医院科学发展,保证医院全面建设。具体来说,与综合性医院相比,口腔医院的特殊性主要体现在治疗操作的标准化程度较高、治疗过程中涉及多种器械和耗材、门诊患者个体治疗耗时相对较长、影像学等辅助检查较多等,采用信息化管理模式可以进一步提升医疗服务品质、更加合理地分配医疗资源、提高耗材管理的工作效率、减少各种资源浪费、简化医疗流程、更有利于提高患者满意度和社会效益。因此,目前大型口腔医院都成立了专门的信息部门,引进专业人才,构建统一的经济管理信息平台,整合医院人、财、物、业务等信息流,实现对医院经济运行的科学化、流程化、规范化、工具化的管理。

二、口腔医院经济运行精细化管理维度

1. 岗位职责

岗位职责指一个岗位所要求的、需要去完成的工作内容以及应当承担的责任范围。岗位是口腔医院为完成某项任务而确立的,由工种、职务、职称和等级内容组成。职责是职务与责任的统一,由授权范围和相应的责任两部分组成。岗位职责是口腔医院考核的依据,有助于规范操作行为,有效地防止因职务重叠而发生的工作扯皮现象,提高工作效率和工作质量。有效的科室设置不仅对于患者而言是获得高水平专科服务的条件,也是医院精细化管理的要求。一些口腔专科医院预防口腔科和儿童口腔科设置上比较滞后,儿童患者不清楚就诊科室。这种状况既不利于患者,也非常不利于管理考核,同时,学科建设的责任也就更是不甚明确。

2. 管理制度

管理制度是口腔医院对管理活动的制度安排,是医院员工在医院医疗活动中共同遵守的规则和准则的总称。良好的医院管理制度不仅可以保障医院经济运行的有序性、规范性、降低医院的运行成本,而且可以使经济管理有据可依,防止管理的随意性,实现口腔医院的经营目标。口腔医院通过实行全面预算管理,建立健全预算管理制度,包括预算编制、审批、执行、调整、决算、分析和考核等制度,合理投入、分配、使用各类资源,提高

医院经济精细化管理程度,促进医院健康持续发展。

3. 业务流程

业务流程是为达到特定的价值目标而由不同的人共同完成的一系列活动。活动之间不仅有严格的先后顺序,而且活动的内容、方式、责任等也都有明确的界定,以使不同活动在不同岗位角色之间转手交接成为可能。业务流程是对口腔医院经济管理业务的一种描述,设计时主要以流程图的方式进行。业务流程图则是以适当的符号表示全部工作事项,来描述工作活动流向顺序的。业务流程图由一个开始节点、一个结束阶段及若干中间环节组成,中间环节的每个分支要设有明确的分支判断条件。

4. 管理工具

管理工具是指管理思想、处理方法、创新思维等,是口腔医院处理经济管理问题的有效方法。口腔医院成功的关键在于科学的管理,强化医院的管理已经成为人们的共识,医院的管理需要高素质的管理者,而具备先进管理思想和掌握科学管理方法的人备受青睐。管理工具的本质是管理规律发生作用所需条件的物化准备,是管理者人体功能器官的延伸和放大。管理工具是管理者最好的帮手,是管理者管理水平高低的标志,包括DRG(diagnosis related groups)、PDCA 循环在内的各种管理工具能够帮助医院实现精细化管理。

5. 业务表单

业务表单是指口腔医院在经济管理过程中需要用到的各项表单。做好表单管理是使医院经济管理标准化、规范化、流程化最基本的步骤,做好表单管理也便于监控,便于实施管理。

6. 管理方案

管理方案是口腔医院进行经济管理工作的具体计划或对某一问题制定的规划。一般有指导思想、主要目标、工作重点、实施步骤、相关措施、具体要求等项目,是对医院经济管理工作做出的全面、具体而又明确安排的计划类文件。

医院经济运行精细化管理是提升医院整体执行能力的重要途径,指的是通过将医院各环节工作精细化,构建规范化、格式化、标准化、统一的经济运行管理体系,涵盖整个经济运行的全过程,确保管理工作井然有序、有据可依。目前,我国口腔医院临床经济精细化管理方面仍存在一些不足之处,管理知识的欠缺、管理水平的落后、管理体系的不健全阻碍了医院运营效率和全面管理水平的提高。精细化管理能够进一步落实经济管理目标、促进医院资源高效利用、降低医疗成本、防范财务风险、拓展医院管理工作的深度和广度。精细化管理需要遵循全面性原则、细化原则、创新性原则、严肃性原则和持续性原则,建立一个以财务管理为核心,以预算管理、资产管理、成本控制、财务报告与分析、绩效考核及内部控制六大内容为组成,以信息化控制为重要手段的口腔医院运营管理体系,从岗位职责、管理制度、业务流程、管理工具、业务表单和管理方案六个维度开展管理工作。

参考文献

［1］徐元元,田立启,侯常敏.医院经济运行精细化管理［M］.北京:企业管理出版社,2014.

［2］李志辉,高峰.关于医院经济运行精细化管理的探讨［J］.中国经贸,2018(6):42－43.

［3］周建军.医改新形势下公立医院经济运行精细化管理［J］.中国总会计师,2016(10):61－64.

［4］李义平.公立医院如何进行全面预算管理的思考［J］.财会学习,2019(16):73－74.

［5］魏勤,朱传安,孙琳.医院经济运行信息平台的设计与实践［J］.中国卫生信息管理杂志,2016,13(6):627－631.

04 口腔医疗服务市场
第十七章

　　一般来说,医疗服务具有公益性,尤其是政府主办的基本医疗服务。但同时,在现代社会条件下,医疗服务或多或少地存在商品特征。在我国建立的以公有制为基础、多种所有制形式为补充的社会主义市场经济下,医疗服务拥有市场属性并不奇怪,这同时也是我国社会主义制度下公立健康体制的有效补充。事实上,当前我国仍处于社会主义初级阶段下,公立非营利性医院都具有相当程度的有偿医疗服务在运行。因此,医疗服务及其医疗服务市场规律是口腔医学生的必修课。医疗服务市场(healthcare service market)是指医疗服务产品按照商品交换的原则,由医疗服务的生产者提供给医疗服务消费者的一种商品交换关系的总和。医院、诊所是医疗服务商品生产和交换的场所,是发生医疗服务行为的地点和区域。医疗服务市场是医疗服务提供者把医疗服务作为特定的商品并以货币为媒介,提供给消费者的商品交易活动,要遵循市场经济的一般规律。

第一节　口腔医疗服务概述

一、口腔医疗服务的概念

　　关于医疗服务的定义,财政部、税务局在《关于医疗机构卫生机构有关税收政策的通知》(2000)第42号文件中指出:医疗服务是指医疗服务机构对患者进行检查、诊断、治疗、康复和提供预防保健、接生、计划生育方面的服务,以及与这些服务有关的提供药品、医用材料器具、救护车、病房住宿和伙食的业务。而口腔医疗服务则承担着口腔疾病检查、诊断、治疗和预防等任务,是医疗服务体系的重要组成部分,口腔医疗服务指的是利用口腔医疗设备为患者提供口腔疾病治疗与保健服务,解决患者的口腔问题。世界卫生组织(WHO)把口腔健康列为人体健康的十大标准之一,随着人们经济生活、文化消费水平的提高以及对口腔健康的认识,口腔医疗产业成为极具发展潜力的朝阳产业。

二、口腔医疗服务影响因素

(一)直接环境影响因素

1. 口腔医疗市场需求因素

口腔医疗市场情况和口腔医疗市场需求对口腔医疗机构运营影响重大,市场需求因素将最终成为决定口腔医疗机构生存发展的最重要环境因素。而健康投资很大层面上反映了社会发展的阶段和程度。其中恩格尔系数(Engel's Coefficient)是指居民家庭中食物支出占消费总支出的比重,是表示居民生活水平高低的一个指标。根据苏宁金融研究院联合国家金融与发展实验室、PP 财经联合发布《中国居民消费升级指数报告(2018)》数据,改革开放 40 年间,我国恩格尔系数持续下滑,2017 年已降至 29.3%,达到联合国富裕国家标准(30%),城乡居民消费支出中医疗、交通通信、教育支出占比明显上升。随着社会的消费结构向发展型、享受型升级,人们对口腔医疗保健的重视以及对美的追求推动着口腔医疗市场的快速发展。

2. 口腔医疗服务竞争因素

竞争是市场经济的重要特征。口腔医疗服务竞争因素是指来自其他口腔医疗机构的竞争和挑战,新建或扩建的其他口腔医疗机构的技术水平、人员数量和素质、新的服务项目的开展、资金实力的加强等,都具有竞争影响。目前口腔医疗服务的竞争对手可分为口腔专科医院、综合性医院口腔科、连锁口腔机构以及个体口腔诊所,各经营主体的特点将在下文中详细阐述。

3. 口腔医疗器械设备资源因素

口腔医疗机构经营活动过程实际上也是利用各种资源的过程,通过物化劳动和活劳动将其转化为产品(及诊疗护理服务),在这个过程中口腔医疗器械设备资源的供应,新的先进仪器设备的诞生和供应,都对口腔医疗机构经营产生重要影响。长期以来,我国口腔医疗体系整体器械设备水平落后,市场空间有限,再加上国家财政对口腔医疗的投入长期不足,使我国口腔医疗设备生产和装备水平与发达国家相比还有一定的差距。国内很多口腔医疗器械设备无法在技术上满足人们的需求,以及直接进口国外产品导致口腔医疗成本的上升,这两方面都会制约人们对口腔医疗的需求。

(二)间接环境影响因素

1. 卫生政策因素

任何国家的卫生体制的改变和卫生服务部门的组织形式都受到卫生政策因素的影响。政策因素是关乎口腔医疗服务发展方向的重要因素,口腔医疗服务必须高度重视国家的政策形势和各项方针、政策对其产生的各种间接影响。

随着患者人数居高不下,为加速口腔医疗行业发展,国家政策频频出台以扶持口腔

医疗行业的健康发展。2016 年,《"健康中国 2030"规划纲要》中提出推进全民健康生活
方式行动,开展健康口腔专项行动,到 2030 年基本实现以县级为单位的全覆盖;明确要
求加强口腔卫生,将 12 岁儿童龋齿率在 2030 年控制到 25%以内。《"十三五"卫生与健
康规划》将口腔健康检查纳入常规体检;将重点人群的口腔疾病综合干预纳入慢性病综
合防控、重大疾病防治项目;鼓励社会力量发展口腔保健等稀缺资源及满足多元需求的
服务。2019 年,国家卫生健康委办公厅印发《健康口腔行动方案(2019—2025 年)》,提出
健康口腔行动工作指标(表 17-1),到2020 年,口腔卫生服务体系基本健全,口腔卫生服
务能力整体提升,儿童、老年人等重点人群口腔保健水平稳步提高。到 2025 年,健康口
腔社会支持性环境基本形成,人群口腔健康素养水平和健康行为形成率大幅提升,口腔
健康服务覆盖全人群、全生命周期,更好满足人民群众健康需求。行动实施有助于普及
口腔健康知识和优化口腔健康管理,为推动口腔医院良好发展奠定了政策基础,未来将
对口腔医院规模化发展产生重要影响。前瞻产业研究院发布的《2019—2025 年中国口腔
医疗行业市场前瞻与投资战略规划分析报告》显示,预计到 2024 年,我国口腔医疗行业
市场规模将会超过1 700 亿元。

表 17-1　健康口腔行动工作指标

主要指标	基线(2016 年)	2020 年	2025 年	属性
12 岁儿童龋患率	34.5%	控制在 32%以内	控制在 30%以内	预期性
12 岁儿童龋齿充填治疗比	16.5%	20%	24%	预期性
儿童窝沟封闭服务覆盖率	19.4%	22%	28%	预期性
成人每天 2 次刷牙率	36.1%	40%	45%	倡导性
65~74 岁老年人存留牙数(颗)	22.5%	23	24	预期性

2. 社会文化因素

社会文化、人们的生活方式、民族传统、宗教信仰、社会时尚、家庭结构、婚姻状况、妇
女地位、儿童教育、人口政策和结构等都会对口腔医疗服务造成间接影响。比如中亚的
几个国家,如塔吉克斯坦,虽然经济比较落后,但在当地人眼中,镶金牙是一种时髦的体
现,不少当地经济能力比较好的人都有镶金牙的习惯,尤以女性居多,有的人只是镶一两
颗,有的人是全口金牙。

3. 专业技术因素

近几十年来,口腔医疗技术发展迅速,口腔医疗技术水平明显提高,其十分重要的因
素之一是技术因素,即科学技术的发展,口腔医疗新技术、新产品、新材料层出不穷。口
腔医疗机构是知识密集型的科技单位,技术发展的环境因素会使口腔医疗技术发生大的

变化。因此,口腔医疗服务决策应当密切关注新技术发展,关注知识经济的到来及其所带来的挑战,及时引进和应用新技术。

4. 其他因素

经济体制、专业教育等因素对口腔医疗服务也产生了间接的影响。国家宏观调控对医疗服务的影响表现在物价趋势、金融政策、市场销售情况、居民购买力水平、国民经济发展水平、经济结构调整、国民收入分配中储蓄和消费比例的变化等,都会对口腔医疗服务市场环境产生重大影响。此外,口腔医学专业教育的模式以及毕业生的就业选择也将影响口腔医疗服务市场的发展。

第二节　口腔医疗服务模式及产业链

一、口腔医疗服务模式

以经营主体为分类依据,我国口腔医疗服务模式可分为以下四种(图 17-1):口腔专科医院、综合性医院口腔科、连锁口腔机构以及个体口腔诊所。这些医疗机构承担着地区内口腔医疗与保健任务,其中公立口腔医院凭借强大的医师资质和高水平的口腔医疗器械成为国内长期以来口腔医疗服务市场中最为主要的经营模式,也占据着较大的市场份额。由于公众医疗习惯,口腔医疗需求增速远超于口腔医疗资源的增速,导致公立医疗机构尤其是口腔科室长期处于高负荷运转状态。因此,民营口腔医院应运而生。近年来,国家允许口腔医疗保健机构引入多元化经营主体的政策先后出台,口腔医疗保健机构从单一的公有制向多元化转变,在社会办医政策扶持下,民营口腔医院无论从数量或是质量都得到了极大程度的提升。

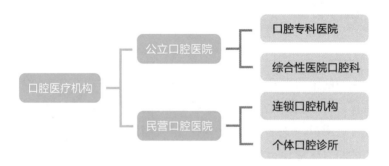

图 17-1　口腔医疗服务经营模式

由于公立与民营口腔医院的性质差异,不同经营主体的分布、硬件设备、医师水平、服务范围及服务人群的特点不同(表 17-2)。总体而言,公立口腔医院(口腔专科医院/综合性医院口腔科)因有比较成熟的管理机制,综合性医疗服务水平较高。尤其是口腔专科医院,因在口腔医疗方面具有绝对的权威性与专业性而深受病患信赖。而民营口腔医院由于地域性强、分散度高、质量参差不齐等因素,难以有统一的标准。就目前市场情况而言,许多个体口腔诊所分布于各生活小区周边,投资规模较小,主要解决患者普通的口腔疾病。而连锁口腔机构主要集中在一、二线城市,这些城市经济发达,居民消费能力居于全国平均水平之上,而且居民更注重口腔医疗保健。因此,连锁口腔机构往往定位为中高端级别,依靠提供特色服务切入口腔医疗市场。

表 17-2　口腔医疗机构特点比较

	口腔专科医院	综合性医院口腔科	连锁口腔机构	个体口腔诊所
分布	一线城市、省会城市及部分经济较为发达的地级市	各个城镇的大型综合性医院	主要集中于一、二线城市	分布于各生活小区周边
硬件设备水平	建设规模较大,设备先进	硬件水平比较好,与专科医院相比存在差距	设备精良,就医环境、服务态度、病患体验好	良莠不齐,大多投资规模在100万左右
医师技能水平	大量知名专家,医师大多具有硕士及以上学历,技能水平极高	医师学历一般为本科及硕士,技能水平较高	大多具有本科及以上学历,技能水平较高	技能水平一般,学历水平一般
医疗服务范围	各种口腔疾病,疑难杂症的诊疗,包括龋病、牙周、种植、正畸、修复、口腔颌面外科等	一般口腔疾病的诊疗	主要特色一般来自种植、正畸、修复、口腔保健等口腔美容与保健项目	较为常见的"拔、镶、补"等
服务人群	一线口腔专科医院可辐射至全国,大部分在当地有口碑效应	专科口腔医院缺少的情况下或占主流	有定位高端的机构,也有终端服务满足多元化医疗需求	社区患者,就近服务

二、口腔医疗服务产业链

口腔医疗服务的上游行业主要是医疗器械行业及医用消耗品行业,其中医疗器械行业主要为本行业提供基础检查设备、医学检验设备、医学影像类设备、口腔科设备等,医用消耗品行业则为医用耗材类产品包括一次性医用材料及检验试剂。下游直接面对终端消费者,包括口腔疾病患者及口腔保健人群(图 17-2)。

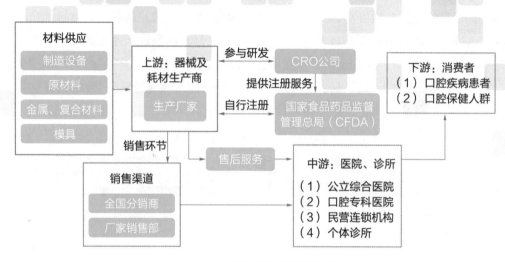

图 17-2　口腔医疗服务产业链

（一）上游分析

得益于居民消费水平与健康意识水平的提升，口腔医疗近五年内受到追捧，发展迅速，由此推动了口腔医疗器械与口腔医疗耗材行业的发展。国产口腔医疗器械以低端为主，进口口腔医疗器械以中高端为主。以 5 万元的价格为划分依据，现今在国内市场上价格超过 5 万元的这部分中高档医疗器械主要依赖于进口，尤其是 10 万～15 万元档次几乎被进口医疗器械所垄断，而 5 万元以下的低端医疗器械则基本实现国产化。因口腔医疗器械的精密性与技术性，该行业的发展水平一定程度上决定着口腔医疗服务的整体运营水平。

口腔医疗耗材主要包括公用耗材、口内消耗材料、口外种植常用外科材料、正畸耗材及正畸粘接材料、修复耗材及预防保健材料，基本上均为一次性医用材料。目前，国内有超过百家生产口腔医疗耗材的企业，整体而言，该行业生产厂商众多，市场集中度较低。也因该行业附加值低，厂商议价能力较小。近几年，该行业的产品价格波动幅度有限，同时由于医疗耗材行业多为经销商代销，即便产品价格短期内出现上涨的情况，经销商亦会放弃部分利润以维持现有市场，利于口腔医疗服务行业长期稳定的发展。

（二）下游分析

与发达国家相比，中国的口腔医疗市场仍处于初步发展的阶段。无论是从人均牙医配备、种植牙渗透率均远远落后于发达国家的水平。2015 年，12 岁儿童恒牙龋患率为 34.5%，较十年前上升了 7.8%；5 岁儿童乳牙龋患率为 66%，较十年前上升了 5.8%；35～44 岁居民的牙龈出血检出率为 87.4%，较十年前上升了 10.1%。尽管中国经济发展水平上升，居民的口腔健康保健意识也日益增强，但由于居民生活方式和饮食结构发生了改变，蛋糕、饼干等精加工含糖食品及含糖饮料的摄入量增加，导致牙齿疾病患病率上升。

第三节　口腔医疗服务市场需求和供给

我国口腔医疗服务市场主要由三个主体组成,即口腔医疗服务的需求方、口腔医疗服务的供给方、第三方付费人如医疗保险机构。本节将对口腔医疗服务的需求方和供给方进行分析,医疗保险将在下一章口腔医疗价格中介绍。

一、国内口腔医疗服务市场需求分析

由于口腔卫生及饮食习惯等因素影响,我国口腔疾病属于高发性病种之一。2017年发布的我国第四次口腔健康流行病学调查结果显示,12岁儿童恒牙龋患率为34.5%,比十年前上升了7.8%;5岁儿童乳牙龋患率为70.9%,较之十年前上升了5.8%;35～44岁居民中,口腔内牙石检出率为96.7%,牙龈出血检出率为87.4%,与十年前相比,上升了10.1%。三类数据均比十年前有所上升,且上升幅度较大。2017年,我国口腔疾病患者数量达到6.93亿人,较上年同比增长0.43%。预计2018年我国口腔疾病患者数量将会达到6.97亿人,占全国人口比重达到49.86%。

与高患病率形成鲜明对比的是,目前我国口腔疾病患者的就诊率较低。根据《中国卫生与计划生育统计年鉴》(2017年)数据显示,2017年口腔医院的就诊人数为3 811万人,仅占口腔疾病患者的5.50%。经我国第四次口腔健康流行病学调查,2017年我国5岁儿童龋齿中经过充填治疗的牙齿比例为4.1%。12岁儿童龋齿中经过充填治疗的牙齿比例为16.5%。65～74岁老人中,存留牙数为22.5颗,全口无牙的比例为4.5%,缺牙已修复治疗比例为63.2%。

我国口腔疾病高患病率、低诊疗率的突出特点,体现出我国口腔医疗服务市场潜在患者众多,口腔医疗发展空间十分广阔。以往老百姓传统观念里的"牙疼不是病",充分说明了口腔问题在我国长期不被重视,人们面对口腔问题一贯的做法是"忍一忍就过去了",落后的口腔健康观念导致了较低的诊疗率。然而,随着中国经济的发展,国内居民收入逐渐提高,消费水平逐步上升,人们的医疗保健意识不断增强,居民对口腔医疗服务的需求也在日益增长。同时,口腔医疗消费动机也在发生着变化,口腔医疗消费早已突破"有病求医"的观念,呈现出多层次、多样化的特点。口腔医疗服务中的大部分已从危急处理、急诊服务转变为患者的随意选择,囊括了美容和健康的概念,不再是一种"必需",而属于消费升级型服务,这也为我国口腔医疗市场提供了广阔的发展前景。根据前瞻产业研究院数据,2017年我国口腔医疗行业市场规模为880亿元,较上年同比增长12.39%,预计2018年我国口腔医疗行业市场规模约为960亿元,继续保持8%以上的增速。

二、国内口腔医疗服务市场供给分析

近年来,我国民营口腔专科医院数量增速高于公立口腔医疗机构。2017 年底我国 689 家口腔专科医院中,公立口腔医院有 164 家,自 2005 年以来数量基本保持稳定; 2017 年民营口腔医院为 525 家,同比增长 22.95%,自 2014 年后增速始终在 20%以上, 保持蓬勃发展的态势。民营口腔医院数量快速增长主要在于三点:第一,公立医院难以 满足我国居民持续增长的口腔医疗需求;第二,近几年国家扶持政策出台频繁,鼓励社会 资本进入口腔等领域,同时允许执业医师多点执业等;第三,口腔正畸、种植等高附加值 诊疗项目的整体利润率高,在所有专科医院中仅次于眼科医院,吸引了社会资本的涌入。

其次,口腔诊所数量多,连锁率低。根据平安证券研究所数据,目前我国口腔诊所数 量在 6 万～10 万家,但中存在着大量缺乏资质、诊疗水平低下的个体诊所。现在连锁口 腔诊所在 2 000～3 000 家,我国口腔诊所连锁率仅 2.5%～3.75%,处于较低水平。

再者,从每百万人口牙医配比数量来看,我国口腔医师资源稀缺、人均牙医数量与发 达国家差距明显。口腔医生是口腔医疗服务的实际提供者,其数量代表了一个国家口腔 医疗资源水平。目前从世界主要国家来看,发达国家每百万人口牙医数量大致在 500～ 1 000 人(图 17-3)。根据 2018 年巴西联邦牙科委员会(CFO)数据,巴西牙医数量已达 到 31 万人,每百万人口拥有牙医数达到 1 495 人,为全球数量最多的国家。与我国民族 和文化相近的日本和韩国每百万人口牙医配比数量分别达到 840 人和 590 人。而我国 每百万人口拥有牙医数仅 137 人,与上述国家差距显著。这一现状显示出中国口腔医疗 服务仍有较大的提升空间,由于口腔科极其依赖医生个人能力,医生资质水平的提升将 极大地推动行业发展。

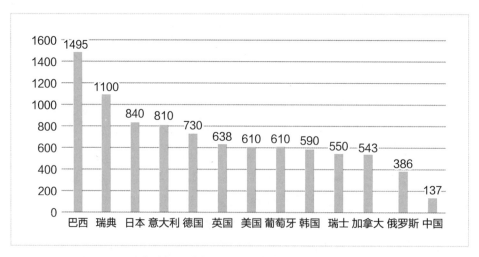

图 17-3 世界主要国家每百万人口拥有牙科医生数量(人/百万)

数据来源:各国官方统计机构、IFDH、平安证券研究所
注:图中数据为 2017—2018 年披露数据或根据之前数据合理推测所得。

口腔医疗服务是医疗服务体系的重要组成部分,是口腔医疗产业链中至关重要的一环,口腔医疗服务指的是利用口腔医疗设备为患者提供口腔疾病治疗与牙齿保健服务,解决患者的口腔问题。影响口腔医疗服务的因素分为直接环境因素和间接环境因素。直接环境因素包括口腔医疗市场需求因素、口腔医疗服务竞争因素、口腔医疗器械设备资源因素,间接环境因素包括卫生政策因素、社会文化因素、专业技术因素等。我国口腔医疗服务模式可根据经营主体不同分为公立口腔医院、民营口腔医院两类,具体由以下四种模式构成:口腔专科医院、综合性医院口腔科、连锁口腔机构以及个体口腔诊所。口腔医疗服务的上游行业主要是医疗器械行业及医用消耗品行业,下游直接面对终端消费者,包括口腔疾病患者及口腔保健人群。我国口腔医疗服务市场主要由三个主体组成,即口腔医疗服务的需求方、口腔医疗服务的供给方、第三方付费人如医疗保险机构。一方面,我国口腔疾病高患病率和低诊疗率的特点、老百姓口腔健康观念的增强、居民收入水平的提高为我国口腔医疗市场提供了广阔的发展前景。另一方面,民营口腔医院的蓬勃发展、较大的口腔医师人才缺口体现出中国口腔医疗服务仍有很大的提升空间。

参考文献

[1] 李刚. 口腔医疗市场拓展[M]. 北京:人民卫生出版社,2013.

[2] 钛媒体 App.《中国居民消费升级指数报告(2018)》发布:"懒人经济"时代到来[EB/OL]. (2018 - 11 - 26)[2019 - 09]. https://baijiahao. baidu. com/s? id=1618162435547 306332&wfr=spider&for=pc.

[3] 卫生健康委印发健康口腔行动方案(2019—2025 年)[EB/OL]. (2019 - 02 - 16)[2019 - 09]. http://www. gov. cn/xinwen/2019 - 02/16/content_5366239. htm.

[4] 李佩娟. 2018 年中国口腔医疗行业市场规模与发展趋势种植、正畸占据主流地位[EB/OL]. (2019 - 03 - 06)[2019 - 09]. https://www. qianzhan. com/analyst/detail/220/190306 - 6efaeca5. html.

[5] 中国口腔医疗行业发展概况及未来发展趋势分析[EB/OL]. [2019 - 09]. http://www. chyxx. com/industry/ 201904/727897. html.

[6] Loreschen. 中国连锁口腔医疗服务市场分析[EB/OL]. (2019 - 08 - 16)[2019 - 09]. https://www. jianshu. com/p/ec644d31c1b7.

[7] 叶寅. 医药行业专题报告:口腔医疗迎来黄金时代 消费升级催生蓝海市场[EB/OL]. (2019 - 03 - 13)[2019 - 09]. http://finance. eastmoney. com/a/201903131068294254. html.

口腔医疗服务价格与医疗保险

第十八章 **04**

第一节 口腔医疗服务价格

一、口腔医疗服务的价值和价格

马克思主义政治经济学认为,商品是使用价值和价值的统一体。口腔医疗服务作为一种商品,其使用价值体现在它能够满足人们防病治病的需要,解除人们口腔疾病的痛苦,保障千家万户的口腔健康。而医务人员提供口腔医疗服务所耗费的劳动,形成了口腔医疗服务的价值。口腔医疗服务的价值取决于生产它所耗费的社会必要劳动时间,既包括物化劳动的耗费,也包括活劳动的耗费。物化劳动耗费指的是提供口腔医疗服务时所消耗的房屋设备、医疗器械、药品材料、水、煤、电等等,他们按其实际消耗而转移到医疗服务中,成为口腔医疗服务产品的一个构成部分,属于原有价值的转移。活劳动的耗费是在提供口腔医疗服务过程中,创造的新的价值,它分为两部分:一部分作为给医务人员支付劳动报酬的补偿,属于必要劳动的耗费;另一部分劳动耗费,即扣除必要劳动耗费之后的剩余劳动所创造的价值,属于医务人员为社会贡献的剩余产品的价值。

口腔医疗服务成本是医院为提供口腔医疗服务而支付的各项费用的总和。它是口腔医疗服务产品价值的重要组成部分,是医疗服务价格定价的基础。医疗服务成本通常包括劳务费、业务费、固定资产折旧及大型修理基金、管理费等项目,退职和退休人员工资、病人医疗欠费减免部分及医疗事故赔偿费等项目不计入成本。

口腔医疗服务价格是口腔医疗服务价值的货币表现,是口腔医疗机构对患者服务的医疗服务项目的收费标准,包括门诊、住院、各项检查、治疗、检验、手术项目等的收费价格。在社会主义市场经济体系构建和完善的背景下,大多数服务价格由市场竞争逐渐形成。口腔医疗服务价格作为一个交换的范畴,必然受到市场供求因素的影响。市场经济学认为,价格由需求和供给两者共同决定。口腔医疗服务市场的供求关系,客观上反映了口腔医疗保健提供能力和社会口腔保健需求之间的矛盾。口腔医疗服务价格只有反映口腔医疗服务市场的供求关系,才能调节供求,才能调节口腔医疗机构再生产的全过程,真正发挥口腔医疗服务价格杠杆的调节作用,调节口腔医疗服务市场供求的平衡、资金和人力的流入和流出。

然而,不同于一般的商品交换,口腔医疗市场具有特殊性,市场机制的作用相当有限,主要体现在以下几个方面:第一,口腔医疗服务需求的价格弹性较小。相对而言,特需医疗服务的需求价格弹性稍高,而常见、多发口腔疾病等基本医疗的需求价格弹性较低,价格的变动不会对需求产生很大的影响;第二,供给机制对口腔医疗服务价格的影响有限。由于存在医生诱导需求的可能,口腔医疗服务的供给增加,一般不会引起医疗服务价格的下降;第三,口腔医疗服务的需求方和供给方之间竞争机制的作用十分有限。由于消费者缺少医疗知识,消费者和医生之间信息不对称,供求双方难以展开充分的竞争。

二、公立口腔医院口腔医疗服务价格

我国卫生事业是实行一定福利政策的公益事业,公立口腔医院服务具有公益性质,口腔医疗服务价格不是通过市场供求的调节自发形成的,而是由国家对公立口腔医院提供的基本医疗服务实行政府指导价,特需医疗服务实行市场调节价。口腔医疗服务价格是公立口腔医院收入的主要渠道,是医院弥补医疗支出的主要方式之一。

我国公立医院医疗服务价格改革主要经历了五个阶段。第一阶段(1949—1979年):医疗服务价格国家统一管理期。这个阶段,我国公立医院的医疗服务价格普遍是按照项目进行收费的,并未包含医疗人员工资以及医院固定资产折旧等方面的成本。因此,医疗服务价格处于较低水平。第二阶段(1980—1999年):改革开放初期的医疗服务价格收费标准上调期。该时期医疗服务价格改革的重点在于提高医院的自主经营权,并逐步降低政府对卫生事业的财政支出。第三阶段(2000—2007年):政府对医疗服务价格管理权限的逐步下放期。进入21世纪,政府对医疗服务价格的管制有所弱化,我国对公立医院医疗服务价格改革的手段越来越趋于市场化。第四阶段(2008—2011年):医疗服务价格改革深化探索期。2009年国家先后出台文件,要求建立科学合理的医药价格形成机制,规范医疗服务价格管理,加强医疗服务价格的评审、成本调查和价格监测。第五阶段(2012年至今):医疗服务价格改革全面深化的关键期。2012年起我国全面推进了公立医院医疗服务价格与医保、医药的政策联动。各省、区不断放开了我国公立医院特需医疗服务与其他个性化医疗服务的价格,涵盖项目数量达到几百项,以不断满足人民的多元化健康需求。2015年6月起,国家取消了2 000多种药品政府定价,仅剩40多种麻醉和第一类精神药品仍实行政府指导价管理,完善了以市场为主导的药品价格形成机制。2017年11月,国家又出台了《关于全面深化价格机制改革的意见》,提出:巩固取消药品加成成果,进一步取消医用耗材加成,优化调整医疗服务价格。2019年改革继续深化,同年5月23日,国务院办公厅印发的《深化医药卫生体制改革2019年重点工作任务》中指出：按照"总量控制、结构调整、有升有降、逐步到位"的原则，动态调整医疗服务价格。即通过规范诊疗行为，降低药品、耗材等费用，腾出空间，逐步提高诊疗、手术、康复、护理等体现医务人员技术劳务价值的医疗服务价格。这一时期是通过调放结合、倒逼公立医院医疗服务价格改革的关键期。

公立口腔医院通过实施医疗服务价格改革，在不增加医疗费用的前提下，优化收入结构，降低运行成本，最大限度降低药品、耗材等费用，规范医务人员诊疗行为，促进各项指标达到要求。不仅在保持医院公益性的基础上提高了经济效益，还有助于实现医务人员技术、劳务价值的提高，建立患者满意、员工满意的和谐医患关系。提高医院的精细化管理，是医院稳定可持续发展的重要保障。

三、民营口腔医院口腔医疗服务价格

区别于公立口腔医院，按照国家规定，营利性医疗机构实行市场调节价，服务价格放开，依法自主经营，照章纳税。部分地区为鼓励和支持营利性医疗机构的发展，制定了3年内免税的优惠。民营口腔医院的财务来源就是口腔医疗服务的收费，对处于市场竞争环境中的民营诊所来说，如何为一项口腔医疗服务项目制定出合理的价格，如何根据口腔诊所的策略和竞争需要管理价格，适时适当地进行价格变动，做出正确的价格决策至关重要。

民营口腔医院的医疗服务收费标准应由以下几个因素组成：诊治过程中消耗的材料成本、口腔医师和辅助人员花费的时间、治疗项目的技术含量和风险、地区的经济发展水平、相应的技工加工费，以及当地政府对营利性口腔诊所的定位。民营口腔医院应该根据市场行情和患者承受能力来确定自己的收费标准，或各项治疗执行国家统一标准收费。

影响民营口腔诊所医疗服务价格制定的主要因素之一是口腔医疗服务成本。一般情况下，口腔医疗服务价格与其价值大体相符。有时由于供求关系、国家卫生政策、营销策略等原因，某些口腔医疗服务项目的价格会有计划地偏离其价值，但无论价格如何偏离价值，一般不应低于口腔医疗服务的实际成本。口腔医疗服务成本本身受到口腔诊所发展规划、固定资产折旧、口腔诊所管理水平等因素的影响。

供求关系变化是影响民营口腔医院医疗服务价格制定的另一个主要因素。民营口腔诊所的口腔医疗服务价格与供求关系相互制约，相互影响。价值决定价格，价格决定供求，供求影响价格，价格又反过来影响供求。在需求不变的情况下，供给变化对价格的影响是反方向的：供给增加，价格下降；供给减少，价格上升。在供给不变的情况下，需求变化对价格的影响是同方向的：需求增加，价格上升；需求减少，价格下降。供求对价格的影响还体现在口腔医疗服务供求的变化促使服务价格同价值趋向一致或偏离价值。当口腔医疗服务供求平衡时，价格同价值趋向一致；当供不应求时，价格向价值以上偏

离;当供过于求时,价格向价值以下偏离。供求之间的不平衡程度,决定着价格偏离价值的程度。从长期趋势看,供求双方会基本一致,市场价格也会接近市场价值。

随着人民生活水平的提高,医疗保险的积极推进,人们对口腔医疗服务的支付能力逐步增强,对口腔医疗服务的需求也在不断上升。需求的增加会引起口腔医疗服务价格的变化,收费标准亦随之变化。当某些口腔医疗服务供不应求时,价格上升,刺激资金等成本的投入,以增加供给量,满足人们的医疗需求;当某些口腔医疗服务供大于求时,口腔医疗服务价格下降促使口腔医疗单位限制这些项目的供给量,从而达到供求平衡。

为合理利用口腔医疗资源,提高其利用效率,减少不必要的消耗,应科学地调整口腔医疗价格,让口腔医疗价格来管理、调节口腔医疗服务的供求关系。当口腔医疗服务供大于求时,口腔医疗价格下跌,从而能刺激口腔医疗消费,同时限制口腔医疗服务的供给,促使供求关系达到平衡;当口腔医疗服务供小于求时,口腔医疗价格上涨,这种市场信号刺激口腔医疗服务的提供,同时限制口腔医疗消费。

第二节 医疗保险

一、基本概念

(一)风险与保险

1. 风险的概念

风险是指意外事故及其某种损失发生的可能性,风险是客观存在的,风险损失的发生具有不确定性。风险度量了一定条件下和一定时期内,实际结果与预期结果的差异程度。风险具有客观性、普遍性、不确定性和可测性的特征。随着科学技术的发展以及人们对客观规律认知能力的增强,人们更加善于预测和避免风险,这有效地减少了某些风险的发生及其可能带来的损失。但由于对客观事物认识的局限性,在社会经济生活中不确定性仍是常态,风险无处不在、无时不在,人们总是想方设法避免风险的发生,或者在风险发生后将自己无法承受的风险损失在一定范围内分散和转移出去。保险就是一种风险转移的措施。

2. 保险的概念

保险是对风险所造成意外损失的经济补偿制度,它以合同的方式集合具有同类风险的众多单位和个人,按合理分担损失的原则收取保险费,建立保险基金,用以对少数成员因风险发生所致意外损失进行经济补偿。风险转移和损失补偿是保险的两个主要职能。保险通过汇聚大量风险单位的行为,将集中在个体的风险所致的经济损失分担给所有成员,起到转移风险的作用;保险通过形成的保险基金补偿由于风险发生给被保险人带来的经济损失,达到损失补偿的目的。

(二) 疾病风险与医疗保险

1. 疾病风险的概念和特点

疾病风险指因患病或意外损伤引起的风险损失。除了风险的共性特征之外,疾病风险具有严重性、复杂性、普遍性、社会性及补偿方式不确定性的特点。

(1) 严重性:疾病风险给人带来的不仅仅是经济损失,更是健康和生命的损失。

(2) 复杂性:疾病种类繁多,每种疾病由于年龄、体质等个体差异所造成的损害千差万别。另外,疾病风险的诱因具有复杂性。比如,意外事故、自然因素等外因或生理、心理因素等内因都可能诱发疾病。

(3) 普遍性:疾病对于个人、家庭来说发生频率之高是其他风险无可比拟的,对于大多数人来说,一生中都将遇到若干次疾病风险。

(4) 社会性:疾病风险不仅直接危害个人健康,有的疾病具有传染性,可能波及整个地区。

(5) 补偿方式不确定性:疾病风险损害的对象是人,不同个体疾病损失不同。不像其他风险(如财产风险)可以采用经济上定额补偿的方式。

2. 医疗保险的概念和作用

医疗保险是为公民提供因疾病所需医疗服务费用补偿的一种保险,是医疗资金筹集的一种渠道。按照保险范围大小可分为广义的医疗保险和狭义的医疗保险。广义的医疗保险不仅补偿疾病造成的直接经济损失(医疗费用),也补偿疾病带来的间接经济损失(如误工工资),对分娩、残疾、死亡进行经济补偿,甚至支持疾病预防、健康维护等,国际上一般将这种医疗保险表述为"health insurance",直译为"健康保险"。我国的医疗保险主要指狭义的医疗保险,表述为"medical insurance",指对医疗费用进行补偿的保险。广义和狭义的医疗保险之间没有严格的界限,只是保险范围和程度的差异。

医疗保险能够起到保障居民健康、维护社会稳定、促进社会生产、增进社会公平、促进社会文明与进步的作用。

二、基本类别

根据保险运营主体的不同,医疗保险可分为社会医疗保险和商业医疗保险两种形式。两者共同之处在于:都是人身疾病或人的生命为保险标的,都具有互助共济、分担风险、保障生产、安定生活的功能。两者不同之处体现在以下四点:

1. 经营主体不同

社会医疗保险一般由政府组织和经营,属于劳动和社会保障范畴;商业医疗保险由私人企业或经营性企业自助经营,属于金融活动。

2. 实施方式不同

社会医疗保险由国家通过立法强制实施,国家法律规定内应该投保的个人或单位均须参保,保险的缴费额度、待遇、项目、偿付标准等由政府法律法规统一制定;商业医疗保险的投保属自愿行为,参保人和保险人的权利义务关系建立在合同关系的基础上,一旦合同期满,当事双方之间的权利义务关系即告终止。

3. 经营目的不同

社会医疗保险以社会效益为目的,商业医疗保险以营利为目的。社会医疗保险是国家和政府为了解决居民医疗保障问题而实施的一项社会政策;商业医疗保险是以营利为目的的企业经营活动。

4. 基金筹集方式不同

社会医疗保险基金由多方筹资形成,基金来自用人单位和职工个人缴纳的保险费及国家补贴,个人缴纳的多少与保险给付多少不呈正相关。商业医疗保险费用完全由投保人自付,个人投保费用的多少与保险给付的多少呈正相关。

三、制度模式

1. 社会保险模式

社会医疗保险是国家通过立法的方式强制实施的一种医疗保险形式,是整个社会保险系统中的一个子系统。它以健全的法律制度为基础,以宏观调控和监督检查为主要手段,采取统一制度、分散管理、鼓励竞争的管理体制,特点是国家通过立法强制公民参加社会医疗保险,医疗保险基金由社会统筹(主要由雇主和雇员缴纳,政府酌情补贴),互助共济。德国是世界上第一个建立医疗保险制度的国家,也是世界上第一个以社会立法形式实施社会保障制度的国家,采取这种保险模式的国家还有法国、日本、韩国等。

2. 商业保险模式

商业医疗保险是将医疗保险作为一种特殊商品,按市场法则自由经营的医疗保险模式。其资金主要来源于参保者个人及其雇主所缴纳的保险费,一般情况下,政府财政不出资或不补贴。实施商业医疗保险的典型代表是美国。美国有着多元化的保险制度,由公共医疗保险和商业医疗保险组成,以商业医疗保险形式为主,参保自由、灵活多样;既有高档的保险,也有低档的保险,适合多层次需求。

3. 全民保险模式

全民医疗保险是指医疗保险基金由国家财政支出,纳入国家预算,通过中央或地方政府实行国民收入再分配,有计划地拨付给有关部门或直接拨付给医疗服务提供方,被保险对象就医时不需要支付费用或仅需支付很少费用。英国是实施此模式的典型代表。

4. 储蓄保险模式

储蓄医疗保险是指政府通过立法,强制企业和职工按比例缴纳保险费用,以职工的名义建立保健储蓄账户,用于支付个人及其家属医疗费用的医疗保险制度。实施此保险模式的典型代表是新加坡,属于公积金制度的一部分。

第三节 口腔医疗保险

一、口腔医疗保险概况

疾病风险的存在是医疗保险存在的前提。口腔疾病被世界卫生组织列为人类重点研究和重点防治的三大非传染性疾病之一,其疾病成本与消费位列所有疾病前3位。口腔疾病虽然很少直接致死,但口腔的健康程度极大影响着人类的生活质量、行为和心理、人口优生素质。口腔疾病有着发病率高、危害性大、病因不明和易早发现等特点,对口腔疾病加以预防可以获得较高的投入效果比,以最大限度地减轻疾病负担。

上一章节中提到,我国口腔疾病存在高患病率、低诊疗率的特点。根据《中国卫生与计划生育统计年鉴》(2017 年)数据显示,我国 2017 年口腔医院的就诊人数为 3 811 万人,仅占口腔疾病患者的 5.50%,与美国、日本等发达国家相比差距甚大。而口腔医疗服务利用的程度与医疗保险的普及程度密切相关。有研究表明,拥有口腔医疗保险的人群的口腔健康状况优于没有口腔医疗保险的人群,口腔医疗保险与口腔健康状况呈正相关。

口腔医疗保险是指为了进行口腔疾病治疗或预防性治疗而偿付一定比例医疗费用的险种,一般包括针对个人的、家庭的以及团体的口腔保险计划。口腔医疗保险对促进口腔卫生服务的利用、降低口腔医疗费用、保障全民口腔医疗保健水平、提高人民生活质量意义重大。口腔医疗保险在发达国家起步较早,主要由私人商业保险和国家社会保险组成,其中涵盖了大多数口腔诊疗项目(种植、正畸、贵金属修复等另行设定了保险条款),同时也建立了相关的口腔医疗责任保险。口腔医疗保险是否应纳入基本医疗保险范围,鉴于社会经济发展水平、口腔医疗的特殊性及其与全身健康的相关性,不同的国家存在着较大的差异。

二、国内口腔医疗保险现状

我国基本医疗保险由城镇职工基本医疗保险、城镇居民基本医疗保险及新型农村合作医疗组成。截至 2017 年末,全国共有 11.764 4 亿人参与了基本医疗保险。基本医疗保险的形式分为门诊个人账户与住院统筹两部分,患者在门诊进行的治疗基本都是由个人账户支付,只有住院治疗才纳入统筹报销。当患者在门诊治疗时,使用的医疗费相当于患者本人事先存入个人账户中的金额,并非统筹基金。因此,使用门诊账户并不是严格意义上的保险支付。在基本医疗保险目录中,门诊治疗的口腔疾病种类较少,只有很少一部分为治疗性质的疾病,如根管充填术、窝沟封闭等项目可以按指定比例进入基本医保目录,其他大部分治疗需要患者自付。但基本医疗保险由于其保障程度较低,保障疾病种类较少,门诊账户金额有限,对于提高我国居民口腔服务的利用率未起到明显作用。

商业口腔医疗保险作为口腔基本医疗保险的有力补充,在我国通常被称为牙科保险或齿科保险。我国商业口腔医疗保险尚在起步阶段,仍未大范围展开。早在 2009 年,我国新医改方案中明确提出:加快建立和完善以基本医疗保障为主体,其他多种形式补充医疗保险和商业健康保险为补充,覆盖城乡居民的多层次医疗保障体系。积极发展商业健康保险,鼓励企业和个人通过参加商业保险及多种形式的补充保险解决基本医疗保障之外的需求。近年来,虽然我国商业健康保险综合实力大幅提升,是全行业增速最快的业务板块,但与发达国家相比,我国健康保险险种主要集中在疾病保险和医疗保险两种业务,疾病保险中以重大疾病保险为主,缺少专科疾病保险,如眼科保险和牙科保险。2010 年,中国人民保险公司在北京、上海推出我国首款主险形态的口腔医疗保险"守护专家牙科医疗保险",标志着口腔医疗保险在我国萌芽。

目前我国设立口腔医疗保险的保险公司较少,多数口腔医疗保险以附加险形式存在。截至 2018 年,在我国设有口腔保险产品(包括"牙科保险"及"齿科保险"字样)的保险公司共有 24 家,仅占所有保险公司(包括人身保险公司和财产保险公司)总数的13.7%,其中,在原中国保险监督管理委员会备案的口腔保险产品共有 59 件,属于附加险的占了大多数,有 38 件,如昆仑健康保险股份有限公司推出的"皓齿牙科医疗保险"。而属于主险的只有 21 件,仅占 35.59%,如安盛保险有限公司的"汇益丰盛高端个人牙科医疗保险"。我国口腔医疗保险的项目包含内容较少,牙齿服务项目罗列不清晰,保险产品提供的保障范围不能完全包含预防、治疗及美容方面,较发达国家仍显不足。

三、国外口腔医疗保险现状

(一)美国

美国民众素来重视口腔健康,作为保险市场较发达的国家,美国牙科保险也形成了较为完善的体系。一方面,美国社会医疗保险,如 Medicaid(医疗补助保险)中包括了牙齿的常规保护和治疗。另一方面,美国商业口腔医疗保险具有很大的市场规模,大多数工会会员、公司雇员通过购买商业保险的方式获得口腔医疗保障。据 IBISWorld 公司统计,截至 2017 年,美国牙科保险市场上大约有 300 家牙科保险公司,其中最大的是 Aetna Inc. , Delta Dental, MetLife Inc. 等。2011 年至 2016 年中,共有 1 444 家企业涉及牙科保险市场的活动,其中共有从业人员81 996 人。

美国牙科保险涉及对牙齿疾病的预防、治疗及牙齿美容,根据补偿水平及每年牙科费用上限的不同可以大致分为两类,即管理式牙科医疗计划和按服务付费计划。管理式牙科医疗计划,是基于医疗成本控制的预付制计划,通过限制医疗的类型、频率、途径的控制报销率等来控制成本。按服务付费计划,是一种后付制计划,保险公司根据牙医在治疗过程中产生的费用,按照一定的比例付费。管理式牙科医疗计划又分为优先提供者组织牙医计划(preferred provider network dental plans,PPO)、牙科健康维护组织(dental health maintenance organization,DMO or DHMO)、或按人头付费计划(capitation plan,CP)。按服务付费计划主要包括:牙科费报销计划、牙科折扣计划和直接报销。美国牙科保险报销额度通常分为三类:第一类是预防性治疗,包括 X 光片、洁牙、窝沟封闭等通常可以 100% 报销;第二类是基础治疗,包括补牙、拔牙、牙周病治疗等一般能报销 70% 以上;第三类则是主要治疗,如根管治疗、假牙冠、种牙等报销一般只有50%,而且很可能会有等待时间限制。美国牙科保险针对年龄不同、投保人数不同制定了不同的费率,投保人可以根据需要自行选择合适的保险产品。

(二)荷兰

荷兰的医疗费用在整个欧洲名列前茅,而其健康医疗体制也被评为欧洲最完善的医疗体系。在荷兰,18 岁以下儿童的就医费用和初级保健费用全免,由国家支付。18 岁以上在荷兰生活或工作的居民,则必须购买基本健康保险,保险费与收入相关联。为了保护低收入群体,荷兰提供低收入群体医疗保险补贴。荷兰居民每月支付一定基础医疗保费之后,将由保险公司支付该保险所涵盖的医疗费用。基础医疗保险满足多数人日常生活中的医疗需求,包括家庭医生、专科医生、产科医生、住院服务、医疗器械等。

但是,荷兰社会医疗保险范围内的口腔医疗保险覆盖范围很少,只包括牙齿的定期检查,口腔保健咨询和洁牙,口腔修复方面只有全口义齿属于社会医疗保险的保险范围。荷兰社会医疗保险从 1997 年起就不再负担口腔治疗的费用,18 岁以下的儿童和青少年以及低收入者(年总收入低于 30 000 欧元)除外。因此,大多数荷兰居民都额外购买了私立的口腔补充医疗险,以规避高昂的口腔治疗费用。80% 左右的荷兰口腔医师拥有自己的牙科诊所或与人合伙经营牙科诊所,患者可以选择一家牙医诊所注册,就诊时带上自己的保险卡和相关个人证件。有些牙科诊所会要求患者先行支付医药费,再由患者自行向保险公司报销。不过也有一些牙医诊所直接将账单发送给保险公司,不需要患者自行支付。

(三)日本

日本是采用社会医疗保险模式的代表,其医疗保险包括一般医疗和口腔保健,口腔医疗保险体系是整个社会医疗保险的重要组成部分,政府负担 70% 的诊疗费用,个人负担 30%,留学生还可由学校报销个人负担部分里的 80%。日本从1961 年实行全民保险制度,所有国民都必须加入某种形式的医疗保险,私人保险公司只允许从事有限的、对一些社会医疗保险没有涵盖到的领域的补充保险。日本的医疗保险制度分为两类,针对雇员的和一般居民的保险计划。雇员计划涵盖了所有工作的人群;一般居民计划由当地政府承保,涵盖了本地区的所有居民,医疗费用由患者与承保组织共同支付。保险范围包括所有的手术和保守治疗以及修复治疗等,假肢、植入物及正畸治疗除外。

参考文献

[1] 陈文. 卫生经济学[M]. 4 版. 北京:人民卫生出版社,2017.

[2] 何伦,王小玲. 医学人文学概论[M]. 南京:东南大学出版社,2002.

[3] 李刚. 口腔医疗市场拓展[M]. 2 版. 北京:人民卫生出版社,2013.

[4] 刘艳瑞. 我国公立医院医疗服务价格形成机制及其改革进程[J]. 价格理论与实践,2019(5):31-34.

[5] 瞿星,王萌,施文元,等. 中国口腔医疗保险发展之分析[J]. 华西口腔医学杂志,2011,29(1):106-110.

[6] 颜子琪. 目前我国口腔保险的不足与优化建议[J]. 现代商贸工业,2018(33):116-117.

口腔医疗经济核算

第十九章 04

经费管理是口腔医院管理的重要环节,直接影响医院的核心竞争力。服务临床、保障临床是医院经费管理的宗旨,全方位、全过程、全要素的实施和落实经费管理对提高医院经费使用效率,推动医院可持续发展,实现医院社会效益和经济效益相协调发挥着至关重要的作用。

第一节 口腔医院经费管理

一、经费管理的作用

预算管理在医院经费管理中起着统领作用。全面预算管理是一项综合性工程,要围绕口腔医院发展的战略目标展开,通过全面筹划、细化管理、突出重点的全面预算工作,医院的长期与短期计划得以沟通与衔接,帮助管理者计划,协调、控制所有人力、物力、财力资源和综合业绩评价,确保医院安全高效运行。

物资管理在经费管理中起调控作用。物资管理是口腔医院为完成医疗、教学、科研、预防等工作,对所需各种物资进行计划、采购、保管、供应等各项组织管理工作。医院必须加强计划预算管理,降低物流成本,提高库存周转率,减少库存资金占用和挤压浪费,优化物资管理流程,加强物资定额管理与信息化管理,通过有效节约和合理使用物资,实现资源共享和资源利用最大化,才能跟上现代医学技术的飞速发展。

医院经费管理的核心就是资金管理。口腔医院对资金来源和使用进行计划、控制、监督、考核等工作,主要目的是组织资金供应,保证医院工作不间断进行;节约资金,提高资金利用效率;提出合理使用资金的建议和措施,促使医院管理水平的提高。医院要在制定资金计划、资金控制、资金监督、资金考核这几个环节加强管理,进一步强化资金管理理在财务管理中的核心作用。

财务风险预警是保证医院资金安全的避雷针。所谓预警指借助风险预警工具,对医院的负债经营、资金使用、资产运营和财务收支运行进行动态检测,在警情扩大或风险发生前及时发出信号使其充分发挥警报器的作用。口腔医院应适应医改政策和内部治理结构的变化,根据各项指标的变化制定负债经营警戒线,及时发现潜在风险,并提出有效的风险防范对策,为医院管理层做出正确的经营决策提供重要参考和政策建议。

二、经费管理的内容

(一)医疗资源配置

医疗资源具有稀缺性的特点,口腔医院要根据自身的发展方向,引导资源的合理流动,加大资源向效益价值较高的机构配置的力度,减少向低效或无效机构的投入,提高医院整体创造价值的能力。同时运用管理会计的相关方法,根据医院的资产关系,提供医疗资源配置方式、配置成本、预期效益等预算材料,并从财务角度对医疗资源配置方案的优劣做出初步的判断,为资源配置方案提供决策依据。

(二)实物资产管控

为增加员工的节约意识,减少资产浪费,避免资产流失,口腔医院应通过资产配置标准化、资产核算动态化、资产处置规范化实现对实物资产的有效管理。资产配置标准化是指医院必须建立一套资产配置标准体系,为确定实物资产的购置、调剂、转让和安排经费预算提供基本依据,从制度上避免医院资产的盲目增加、随意处置、闲置浪费和损毁流失。资产核算动态化指的是医院采用定期资产清查的方式,查找资产管理中的不足,再对资产管理细化到责任人。大型资产分别计入科室成本,与科室效益、人员激励挂钩,增加责任人对资产的使用和保护意识,实现从资产采购、使用、维修、保养、报废整个生命周期的动态核算。资产处置规范化要求医院严格监控和规范处置环节,形成全过程资产动态闭环管理,做到一年度预算为依据,杜绝随意性;按程序逐级报批,提高审批权限;进行性能鉴定,防止资产流失。

(三)运营资金筹措

医院在基础设施改善、医疗设备更新、信息化建设等方面需要大量的资金支持,口腔医院需要通过经费管理中的筹措运营资金实现大规模的发展,资金筹措主要通过以下三个途径:一是争取政策支持,医院应密切关注国家、地方政府和上级主管部门的政策导向及经费投向投量,做好医院顶层设计与规划,并组织专家对项目前瞻性、可行性及未来的发展进行充分阐述说明,力争得到政府或上级部门的认可和批准;二是适度银行贷款,根据医院资金状况,适度考虑向银行申请贷款,按照经营状况和贷款用途,选择资金成本最低的贷款种类;三是实施强强联合,医院发展必须发挥设备、技术、人才等医疗医院的整合优势,积极推进"科科联合、科企联姻、科政联手"的广度和深度,为合作单位提供绿色服务通道,争取外部资金投入,促进临床科研转化,提升医疗服务水平,实现医院与合作伙伴的双赢。

（四）员工薪酬管理

员工薪酬管理是指医院管理者对工作人员报酬的支付水准、发放水平、要素结构进行确定、分配和调整的过程。口腔医院要建立符合医院现状和发展战略要求的薪酬战略，秉承科学的薪酬理念和原则，动态调整薪酬目标，制定合理的薪酬结构，满足多数员工在薪酬方面的不同需求，充分体现员工价值，在激励员工、提升员工士气、吸引和留住人才、提高医院竞争力等方面发挥重要作用。

三、经费管理的发展趋势

（一）管理模式一体化

目前我国很多口腔医院的财务核算、成本核算、预算管理等经费管理系统相互独立，无法实现对大量数据的统一分析，也无法通过某一系统直观便捷地获取医院全部的运行信息。管理模式一体化是指通过建立健全消耗标准，调整优化供应标准、配套完善管理标准，解决经费管理与消耗脱节及管理效果难评价、管理考评缺尺度的深层问题。通过一体化精确预知需求、精细搞好管理、精准核算效益、全程绩效考评，使管理模式由概略管理转变为聚焦管理，管理手段由粗放管理转变为精细管理，发展方式由要素投入型转变为管理投入型，增强医院经费管理精细化水平。口腔医院要通过供应、消耗、管理标准的明晰量化，整体联动，为科学制订标准、严格执行标准、加强绩效考核提供依据，强化责任意识和节约意识，精打细算、精细管控，促进经费管理质量效益提高。

（二）管理手段信息化

管理手段信息化是指通过财务信息化管理系统，以数据为基础，自动化流程为核心，智能辅助决策为导向，减少人力参与，推动对口腔医院原始数据进行科学的加工处理，将会计核算与成本核算、固定资产管理、物流管理、预算管理和绩效管理等综合起来，汇集医院的成本预算、药品设备采购、人力成本为信息化数据源，通过构建智能决策模型，产生相应的管理决策信息，辅助决策者实施事前、事中和事后的控制和分析，实现一个需求入口即掌握全院财务数据的功能，指导医院的经营和决策。医院财务的集中管理，增强了财务管理控制能力和抗风险能力，最终达到权力的集中监控、资源的集中配置、信息的集中共享。

（三）管理资金社会化

要促进口腔医院的建设发展，仅依靠政府的财政性经费投入是不够的，还需调动全社会在医学研究及临床治疗方面投入的积极性。如何筹措经费支持医院的建设和发展成为口腔医院财务管理的重要内容，在当前医疗投融资大的环境下，非营利医院的融资方式多种多样，但是不管采用何种方式，医院就是要在政策许可的条件下，吸纳真正对自己发展有利的优质资本，主要是通过政府有关部门建立多元化、多渠道的经费投入管理机制,加大与口腔医院投资有关的税收优惠政策力度,扩大医院及投资方的政策受益面,提高政策整体对社会经费投入口腔医院的激励程度,形成多元化、多渠道的经费融合新机制。"民办公助"是公立医院社会化资金投入的尝试,指的是公立医院利用非财政经费筹建医院的特许经营方式。民营口腔连锁医院欢乐口腔由五位北大口腔医生以合伙人的方式联合创办,2007年欢乐口腔第一家门诊成立,2016年获得A轮3.5亿元融资,并尝试与公立医院合作。2016年,欢乐口腔注资1 000万元,与烟台市唯一一家三甲公立口腔医院——烟台市口腔医院共建烟台市口腔医院欢乐分院,诊疗面积达2 300平方米,成为烟台市第一家社会资本投资、公立医院管理运营的"民办公助"模式医院,该院由烟台市口腔医院提供医生资源。

第二节　口腔医院的成本核算

一、成本核算的内涵

成本核算一词来源于企业,是指将企业在生产经营活动过程中发生的各项耗费按照一定的对象进行归集和分配,以计算总成本和单位成本。医院成本核算是指医院将其业务活动中所发生的各种耗费按照核算对象进行归集和分配,计算出总成本和单位成本的过程,是医院成本管理的基础内容。目前,成本核算主要运用全成本核算方法。

全成本核算是指医院以医疗活动为核算对象,围绕一定时期内实际发生的医疗活动及科研活动的整个过程,对过程中各个环节、各个项目和各项工作所形成的费用或成本进行完整、系统地记录、归集、计算和分配,根据医院业务活动特点和管理要求,按照医院医疗活动的不同对象、不同阶段、不同项目,做出有关账务处理,计算总成本和单位成本,以确定一定时期内医疗活动及科研教学的成本水平,并加以控制和考核,为成本管理提供客观真实资料的一种经济管理活动,包括医院总成本、科室成本、医疗项目成本、病种成本等内容。随着医疗费用的增长,"看牙贵"已成为当今社会的热门话题,如果口腔医院能从全成本核算着手,加强成本控制力度,有效降低病人的医疗费用,对缓解医患矛盾,构建和谐医患关系会起到积极的作用。

二、成本核算的原则

(一)客观性原则

客观性原则也称为真实性原则,是指成本核算提供的信息,必须以实际发生的交易或事项及证明经济业务发生的合法凭证为依据,做到内容真实、数字准确、项目完整、手续齐备、资料可靠。客观性是成本核算工作的基本要求。

（二）可比性原则

可比性原则是指医院会计核算必须符合国家的统一规定,选择国家统一规定的会计处理方法,按照国家统一规定的会计指标编报,提供相互可比的会计核算资料,以便不同的医院会计信息可以进行相互对比。医院根据相互间的对比分析结果,能够有效地判断经营的优劣,据此做出科学的决策。

（三）一贯性原则

一贯性原则是指医院进行成本核算时采用的各种成本费用的计价方法、固定资产折旧方法、间接费用的分配方法等具体的成本计算方法前后各期必须一致,如非必要,不可以随意变更。这样才有可能统一口径,前后连贯一致,相互关联,具有可比性。

（四）配比性原则

配比性原则是指将医院的收入与其相关的成本、费用在同一演算期间确认;并将取得的收入与所发生的相关成本、费用进行配比、用来正确地计算核算期间的结余。收入必须与付出的成本费用相匹配,如某科室医疗收入必须与该科室取得此医疗收入时付出的成本费用相匹配,某会计期间收入必须与该期间费用成本相匹配等。

（五）应计制原则

应计制原则又称为权责发生制或应收应付制,是指收入、费用的确认应当以收入和费用的实际发生作为确认计量的标准,凡是本期已经决定并应列支的成本,不论本期实际是否已经支付,都应列入本期。本期支付应由本期和以后各期负担的费用按一定标准分配计入本期和以后各期;本期尚未支付,应由本期负担的费用,应当预提计入本期,进入"待摊费用"和"预提费用"两个科目核算。根据权责发生制进行收入与成本费用的核算,能够更加准确地反映特定会计期间真实的成本支出及经营成果。

三、成本核算的方法

（一）建立成本核算组织

为加强医院全体员工的成本管理意识,确保成本核算工作的有序进行,口腔医院应成立成本核算领导小组,作为医院开展成本核算与管理决策和监督机构。由院长担任组长,总会计师或分管财务的副院长任副组长,党办、院办、医务、护理、人事等相关部门负责人为组员。医院应在财务部门设置成本核算办公室,配备 1～2 名会计为专职成本核算操作员,并在医院各职能部门和医疗科室指定兼职科室成本核算员,在财务部门的指导下进行本部门成本核算资料的统计与报送,以此形成全覆盖的成本核算组织体系,开展医院成本核算的日常工作。

（二）划分成本核算单元

医院科室成本核算应当以末级成本核算单元为起点进行，不同层级科室的成本由最小成本核算单元的成本计算生成。成本核算单元是给予医院业务性质及自身管理特点而划分的成本核算基础单位。每个核算单元应是人、财、物相对独立的单元，能单独计量所有收入、归集各项费用。成本核算单元按服务性质分为临床服务类、医疗技术类、医疗辅助类、行政后勤类。根据江苏省卫健委规定的医院成本核算单元分类表，成本核算单元按学科分类设置，口腔专科医院按二级学科分类设置。实现核算单元的最小化，有助于做好医院最末级科室的成本核算工作，保证医院全成本核算的准确实施。

（三）确定成本构成

根据《医院财务制度》和《政府会计制度——行政事业单位会计科目和报表》规定，计入医院成本项目包括：

（1）人员经费；

（2）卫生材料费；

（3）药品费；

（4）固定资产折旧费；

（5）无形资产摊销费；

（6）计提医疗风险基金及其他费用。

不得计入成本范围的支出包括：

（1）为购置和建造固定资产的支出；

（2）购入无形资产和其他资产的资本性支出；

（3）对外投资的支出；

（4）各种罚款、赞助和捐赠支出；

（5）有经费来源的科研教学等项目支出（科教项目支出所形成的固定资产折旧、无形资产摊销除外）；

（6）在各类基金中列支的费用；

（7）国家规定不得列入成本的支出。

（四）成本数据的归集与分摊

成本，按可追溯性可分为直接成本和间接成本。总成本中直接成本的比例越高，成本的准确性就越高。因此，在成本管理过程中应尽量提高直接计入的成本比例。医院应将各项成本费用直接归集到所属核算单元，形成各科室的直接成本。不能直接归集到某一类科室的当期成本先计入公用成本，如水费、电费、燃气费等，对间接成本（公用成本、管理成本、医辅成本等）要通过科学合理的分配方法，按事先确定好的分摊率逐级分摊到临床科室。例如，口腔专科医院的公用成本可先在门诊和住院之间按面积比例等进行分

摊;分摊门诊公用成本时,可采用牙椅数作为主要分摊依据。医院全成本核算流程分为五步(图19-1):

第一步,归集所有科室(成本核算单元)的成本费用形成科室的直接成本。

第二步,按照四类科室三级分摊的步骤,按行政后勤类、医疗辅助类、医疗技术类、临床服务类的顺序分项逐级分步结转分摊,最终将所有成本分摊到临床服务类科室。

在分摊方法上,采用谁受益谁承担的原则,行政后勤类可根据服务对象不同采用不同的人员系数、椅位系数进行分摊。医疗辅助类按各自提供的服务量分摊成本,如挂号收费处定向按门诊人次分摊给门诊科室,住院处、病案室定向分摊给病房,供应室成本在核算时已按内部消毒价格将一部分成本直接计入各科室,应将已计入科室成本的部分先剔除,差额部分再按服务量进行分摊。医疗技术类分摊根据收入比重进行分摊,分摊后形成门诊、住院临床服务类科室的全成本。

第三步,以科室成本归集和分摊为基础计算科室成本、诊次成本、床日成本。

第四步,以科室成本为基础计算医疗服务项目成本。

第五步,以医疗服务项目为基础归集病例成本、病种成本、出院人次成本。

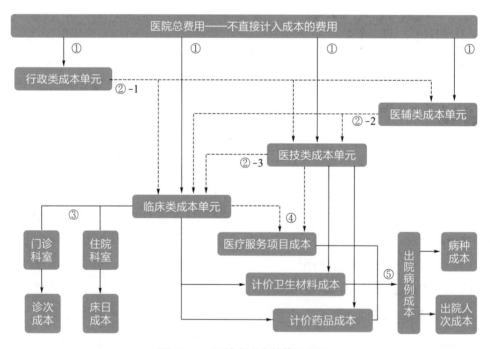

图 19-1 医院全成本核算流程图

引自:《江苏省医院成本核算与管理规范(2019 版)》.

(五)分析核算结果

成本核算后要及时对核算结果进行分析评价,并在此基础上形成核算结论,编写成本核算分析报告,发现医院经营过程中存在的问题,从而使医院领导更好地把握医院经济脉络。

第三节　口腔医院的绩效分配

一、绩效分配的概念和原则

（一）绩效分配的概念

绩效分配中的"绩"指工作业绩，以数量为主，"效"指工作成效，含工作效率、效果和效益等。医院的绩效分配是根据不同岗位技术含量、责任大小、劳动强度和环境优劣确定差异系数，对不同岗位进行业绩考核，通过员工薪酬收入与个人业绩挂钩的方式，将激励机制融入科室目标和个人成长之中。绩效分配向绩优者倾斜，能够有效激发员工工作热情和积极性，提高工作效率，在组织内部形成示范效应，促进医院整体医疗服务质量和效率的提高。

（二）绩效分配的原则

1. 激励性原则

对符合医院战略发展方向的行为业绩进行奖励，其目的是为了激励员工工作积极性。因此，绩效分配要体现员工贡献大小，合理拉开分配差距，鼓励员工通过竞争去获取丰厚的报酬，对于供给有限的稀缺型人才，使其获得的报酬优于同行业的平均水平，这样才能吸引紧缺人才。

2. 公平性原则

员工之间的薪酬结构、考核标准、考评过程及发放形式等要公平，只有在收入分配公平的前提下，员工才可能产生认同感和满足感，医院才能赢得员工的信赖，绩效工资才能发挥其应有的激励作用，体现出不同工作岗位、工作效率的价值，体现出个人劳动的多样性、能动性和劳动效率。

3. 经济性原则

绩效分配虽是激励员工的重要手段，但也是医院的重要成本之一，过低的分配标准对员工没有激励作用，过高的薪酬则会成为医院的负担。因此，绩效分配模式要用尽量小的薪酬成本获得最大的激励效应，实现激励作用的最大化，争取以最少的支出投入获得最大的激励效果产出。

4. 动态性原则

整体社会的经济状况和医院经营业务的不断变化，会导致医院用人政策的调整，从而使得绩效分配在运行一段时期以后与医院的战略发展方向和激励重点不相互适应。因此，需要对医院的绩效分配体系及时进行调整，保证绩效分配模式的适应性。

二、绩效评价指标体系

绩效评价指标体系是根据医院战略规划,将绩效任务细化分解到部门和个人。依据部门职责制订绩效计划及衡量标准,形成各级责任主体的绩效目标,是绩效分配的基础。

(一)科室绩效指标

科室绩效指标主要用于衡量科室建设程度和科室绩效工资分配总额。

1. 指标设计

绩效指标设计采用平衡计分卡原理,从财务指标、患者维度指标、内部流程指标、学习与成长维度指标四个方面,选取符合医院绩效考核原则的指标,对科室进行全面绩效考核。

(1)财务指标:医疗收入、人均医疗收入、床均医疗收入、百元创收、药占比、医疗效益、医疗效益率、人均费用、人均费用增长率、人均药费、人均药费增长率、临床路径执行率。

(2)患者维度指标:医疗赔偿、医保扣款、患者满意率、患者有效医疗投诉例数、医德医风考评、业务科室满意率、员工投诉例数、门诊患者增长率、住院患者增长率。

(3)内部流程指标:病床使用率、工作量增长率、平均住院天数、出入院诊断符合率、甲级病案率、医疗质量综合指标、院感质量综合指标、护理质量综合指标、医保质量综合指标、员工考勤完成评估、水电气空调管理。

(4)学习与成长维度指标:新项目新技术、科研项目、学术论文、继续教育、员工培训参加率。

2. 实施方案

以门诊为例,绩效考核内容主要包括:减轻患者负担(降低药占比)、门诊量(门诊患者增长率)、缺陷度(医疗赔偿、医保扣款)、信任度(患者满意率)、门诊质量综合指标等。考核目的是增强医生责任心,改善工作态度,降低患者费用,减轻患者负担,依靠精湛的医术、较低的费用吸引更多的患者就诊。

(二)员工绩效考评

1. 方法选择

根据不同岗位的工作职责、工作内容的特点和实际情况,灵活选择评价方法。中层干部工作自主权较大,需要统筹安排的工作较多,适合述职评议法;普通员工工作范围和工作自主权均较小,可直接使用工作记录法、关键事件法进行评价,填写统一的个人绩效评价,而后按分配的权重进行累加平均。在个人得分确定之后,还要应用排序评价法、强制分布法以及等级评分法来进一步区分个人绩效的高低。

2. 等级划分

对员工进行考核打分后,根据结果划分不同等级。在划分评价时,既要能够明确区分不同考核对象之间绩效的差异,又要简便可操作。可将绩效等级分为"优秀""良好""合格""不合格"四级,分别用 A、B、C、D 表示。不同绩效评价等级人员的比例分布,良好和合格的人员应占绝大部分。

三、绩效分配模式

医院绩效分配模式是根据财务、患者、内部流程、学习与成长四项指标考核结果建立的,科室和员工绩效分配是根据医院工作效率、经济效益实行总量控制,按照组织架构、人员类别进行考核。

(一)科室绩效分配

医院对科室绩效分配的基本原则是以全成本核算为基础,结合平衡计分卡中的财务指标、患者、内部流程、学习与成长等关键业绩指标考核,确定科室的绩效工资总额。为确保医院的长远发展,在经济核算中对新成立科室及部分特殊项目给予适当扶持。有基础、效益好的业务科室,在核算中全部负担支出项目;基础薄弱的科室及新成立科室,在一定时间内给予适当照顾,确需扶持的科室,医院给予政策倾斜,如减免公摊费、房屋折旧和单价在百万元以下设备折旧,延长单价在百万元以上的固定资产折旧期限。

(二)员工绩效分配

1. 科室主任绩效分配

科室主任是医院担任科室管理职务的技术骨干,对科室发展至关重要。科室主任绩效分配方式不能等同于普通员工,不参与科室内部绩效工资分配,应由医院核发,但与个人绩效考核结果挂钩。

2. 其他员工绩效分配

员工绩效分配既要体现效率、质量、效益的原则,又要兼顾公平,还要正确处理医院、科室、个人三者关系。各科室要成立绩效考核、绩效工资分配小组(不少于 3 人),科室主任、护士长制订科室员工绩效考核标准,经绩效工资分配小组审核通过,对科室绩效工资总额进行二次分配。

3. 核心人才绩效分配

核心人才掌握了医院的核心资源,如诊疗手段、关键技术、患者口碑等,是对医院后续发展具有重要影响的员工。根据管理的"二八法则",在医院创造主要价值的只看 20% 的核心员工,他们创造出医院 80% 的价值。因此,他们决定着医院发展的未来。同时这种核心人才培养的周期长、投入大,具有难以替代性。因此,医院要创建核心人才绩效评价体系,给予这些高技术含量、高风险、高业绩的核心人才高待遇。

参考文献

[1] 秦银河.研究型医院管理学[M].北京:人民军医出版社,2014.

[2] 金千.口腔专科医院全成本核算实践与探讨[J].南京医科大学学报(社会科学版),2016,16(4):308-311.

[3] 慕昕,李旭霞,路振富.全成本核算与绩效考核在口腔专科医院的实践[J].现代医院管理,2012,10(4):27-29.

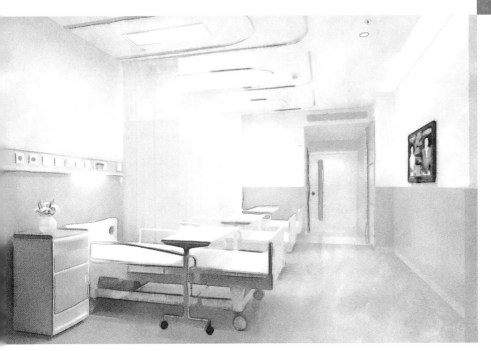

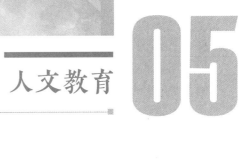

人文教育 **05**

医生形象修养
视频资源

乐海多瑰宝
愿你多采撷

文学艺术教育概论：必要，更需要途径 **05**
第二十章

　　口腔医学生的人文教育越来越受到教育学界的重视。提高医学生的人文修养、促进医学生全面发展不仅是口腔医学人才专业培养的重要方面，而且更是作为人的全面培养的重要内容。口腔医学是临床医学，也是有别于临床医学的特色专业，兼顾医学、生物学、工程学、材料学等多个学科交叉，口腔医学教育在培养上要求学生具有较强的专业实践能力和良好的职业素养，同时，也要具有一定的人文素养和自然科学知识。属于人文学科的文学艺术就是促进医学生的专业素养的重要方面。文学艺术教育与口腔医学关系密切。文学与医学思维、文学与科研文献撰写、文学与论文答辩都在医学人文教育中成为有潜在需求的教学内容。同时，口腔临床诊疗常常直接以美的改善表现出来，因而也成为一种视觉艺术，成为与美术相类似的造型艺术。因此，对于口腔医学生来说，造型艺术培养也就成为专业培养、人文素质培养的内容。由于多方面的原因，我国口腔医学教育中包括人文医学教育中文学艺术教育还不成熟。大量学生在校就读期间没有接受过系统性的人文课程教育或者文学艺术教育。大多数口腔医学院校本科阶段教学的重点在于医学知识和技能训练方面，很少，甚至缺乏医学人文课程设置。究其客观原因，是口腔专业学业任务重，在总学时固定的情况下，临床和口腔专科的课时增多，相应的人文课时安排必然会减少；另一方面，大多数院校在设置医学人文学科课程时，学生多处在基础理论阶段，此时期学生未接触临床，无法对自身职业以及患者有一个整体的感知，即使有专题讲座或选修课也并未引起学生的重视。这说明不管是本科理论教学阶段还是在规培和研究生培养阶段，学校对口腔医学生在医学人文学科的培养相对欠缺，应通过增添对医学人文课程的设置进行弥补。

第一节　口腔医学生人文教育面临的问题

　　精神面貌是青年医生人文素质综合体现。有些青年医生理想平淡，最初选择学医往往是因为"父母之命"，把医疗工作看成是一种谋生的手段，一旦看到职业带来的经济利益，立即只关注其金钱方面价值，再无其他兴趣。所以在其进入临床后，每天只是机械地完成日常工作，一旦获取不到预期的待遇、职称、荣誉等，就很容易产生职业倦怠感；或者久而久之，产生职业疲劳，失去积极性，工作变成单调乏味的重复性劳动。部分青年医生之所以情趣不高，说到底还是教育缺失，尤其是人文教育不够。在人生观、价值观、世界观培养的过程中读书甚少，更容易受到社会上出现的投机取巧、权力腐败、金钱至上等不良现象的影响，思想发生了"变异"，将功利主义作为了自己工作的价值取向，精神上失去依托。

团队意识在临床医疗中非常重要，也是青年个人性格培养、思想素质培养的重要内容。团队意识教育也是青年人文素养的重要方面。医院如同一个大家庭，无论是科室内部，还是临床、医技、护理、行政、后勤之间，都需要树立大局意识，重视团队协作精神，不能过于计较个人利益得失。目前，一些青年医生受不良社会风气影响，以自我为中心，团队意识不足，缺乏合作精神，导致医疗工作效率下降。青年医生毕业不久，感觉已掌握医学知识和临床能力，亟须在临床上证明自己。说话做事过度自信，缺乏涵养。对前辈的长期临床经验产生置疑，引起不良的影响；部分青年医生在工作中自我封闭，不敢承担责任，视野狭窄，发生差错或事故时相互推诿。

人文素质需要积累，更需要主动教学。多数医学生能够认识到人文素质培养的重要性，也有提升能力的愿望与需求，但由于课程教育滞后，导致学生人文知识积累不足。从另一方面说，这也是长期应试教育留下的问题。应试教育除了造成学生视野局限外，还在潜意识中诱导学生一切以考试为目标。学生综合素质培养、文化情趣塑造被忽略。现代医学模式关注"人"而不是"病"，是要综合分析人的生理、心理、社会等诸多因素对健康的影响。医学教育如果仍局限于知识与技能，忽视人文素质和行医素养，这对医学生的价值观、自我认知、学习及研究倾向、职业道德与责任的理解都产生一定负面影响。

院校教育薄弱也是青年医师人文素质欠缺的重要原因。口腔医学人才人文素质欠缺与院校教育不足有很大的关系。总体来说，在各大院校口腔医学都是后起专业。不管是在医科大学还是在综合性大学，客观地说，校方优先从口腔医学专业办学需求进行顶层设计的较少，公共课建设多数是在临床医学办学的基础上分流师资。而根据我国社会发展的客观趋势，社会对口腔医师的需求越来越大，而且就业和创业前景远优于传统临床医学专业。因此，在几乎所有的高校中，口腔医学的办学权重都是在上升。而相对于专业教学来说，人文教育的师资队伍建设才刚起步。在教师队伍配备上人文类专业教师较少。从事医学人文教学的教师，大多为医学院校毕业任教的教师及临床科室医生，从知识结构来看，他们没有深厚的人文知识积淀，不能很好地适应新形势下医学生人文素质培育要求。

第二节　口腔医学与人文课程建设的 SWOT 分析

所谓 SWOT 分析,即态势分析,就是将与研究对象密切相关的各种主要内部优势(strength)、劣势(weakness)和外部的机会(opportunity)和威胁(threat)等,通过调查列举出来,加以系统分析,以得出决策性结论的分析方法。医学人文课程涉及面广,除了医学史、医学伦理、医疗法规、卫生经济等,还包括文学艺术教育。而且从教学来说,医学史、医学伦理、医疗法规、卫生经济还相对建设趋前,而医学生的文学艺术教育则更为滞后。人文课程建设更应该注重对文学艺术教育的分析和思考。

(一) 优势(strength)分析

1. 人文素质课程建设得到重视

口腔医学教育与医学教育一脉相承,具有医学教育的总体特点。但同时,口腔医学教育也有区别于医学教育的特点,包括对人才素质的培养目标定位。社会对于大学生素质要求高。随着时代与经济的发展,口腔医学生面临的就业和发展环境发生了深刻变化。国家与社会对口腔医学生的素养和层次都有了更高的要求。因此,必须改变传授文化知识的教学模式。将塑造灵魂、陶冶心灵、规范行为、完善品格的要求体现到课程建设上。从医学史的回顾中我们知道,不管是西方医学还是中国医学,诊断都处于医学的核心位置,思维训练是医学教育的关键。而口腔医学起于工匠,现代口腔医学面临最主要的任务是提高人的生活品质。因此,提高被教育者的人文品质受到高度的重视。从总体上说,随着国家、社会对大学生培养质量从单纯技能性、专业性转向全面素质的重视,口腔医学院校近年来普遍在人文课程建设方面提出要求,人文课程建设的工作得到普遍重视。领导重视成为整个课程建设最重要的外部条件。

2. 艺术教育实施有客观专业教育需求

口腔医学教育与形态、美学、美术密切相关,有些专业课程与美术的技能培养有相近和相同之处,牙体牙列修复相关课程中也在实施个性化造型训练。因此,从口腔医学生自身素质水平来说,进行造型艺术教学相对容易,学生对于人文教育的接受程度是比较高的。近年来我们组织过多次全国口腔医学专业学生造型艺术夏令营,从我们对参加夏令营学生的问卷调查中发现,98％的学生认为人文素质教育课列入口腔医学的基础课教学"非常必要"。调查问卷给学生列出了几种提高人文素质的途径,供其选择,结果显示100％的学生愿意在专业课教学中加入造型艺术课程。

（二）劣势（weakness）分析

1. 专业教师缺乏

目前大部分高校没有设置口腔医学人文教学教研室和专业教学教师。从全国来看，在人文师资建设方面欠缺很多。尽管规培专业教材已经编写，但是还没有口腔医学人文的教材。针对建设口腔医学人文课程和课堂教学目前没有现成的经验可以采用。医学人文课程分设于基础医学和公共卫生课程中，还没有建立教师团队，更缺乏学科建设的基本条件。美术教育尽管与口腔医学教育关系紧密，但口腔医学教育界还缺乏绘画和雕塑课程专任教师，基本上都是由有业余爱好的口腔专业教师在专业课程之外兼任。开展美术教育总体上是局限于教学活动或者个别行为。专业教师有针对性的备课尚难达到要求。绝大多数口腔医学生在大学期间甚至没有接触过美术教育。

2. 课程设置缺乏科学论证

口腔医学人文课目前在各院校课程中的设置尚缺乏系统论证，也还没有进入口腔医学教育专委会编制的《口腔医学本科教育办学标准》的基本课程建设目录中。从某种概念说，口腔医学教育中的人文教育还没有起步，还谈不上提高质量的问题。对于大多数院校而言，开展文学艺术教育还没有提到课程建设的议事日程上。由于我国高校办学设置的问题，绝大多数医科院校包括综合性大学也没有文学艺术专业，艺术教育总体上仍然局限于大学艺术学院或者更局限的单科艺术院校内部。和国际一流院校的同类专业的课程设置相比，我国高校人文素质教育课程问题非常突出。

3. 课程目标模糊

口腔医学人文课的教学目标目前还不明确。即使是已形成高度共识的、与口腔医学关系密切的美术教育，其相关的口腔医学生的造型艺术课程目标也还不明确，包括素描、雕塑、色彩教学到底应该达到什么水平也没有形成明确的意见，更谈不上与口腔医学课程建设进行接轨的问题。从课程建设来说，一个成熟的课程应该具有阶段性教学目标，有在本科、硕士、博士阶段的教学内容和考核机制，有理论教学和实践教学相应的教学方法。所有这一切都还没有能从办学思路上厘清。目前，受基础教育应试的影响，儿童及青少年阶段的人文教学上不同程度上受到冲击，在我们的调查中，大概只有一半的学生有中小学艺术教育的基础，而且生源地之间的差距非常明显。这造成学生的基础条件差距过大。艺术教育需要长期培养，短期教学后的考核也很难准确反映出教学的真实水平。

（三）机会（opportunity）分析

1. 国家、社会发展进入新时代，人文教育进入国家战略

改革开放以来，特别是党的十八大以来，国家、社会进入高速发展阶段。随着国家即将历史性地整体摆脱贫困，进入全面小康新阶段，人文课程建设将成为国家发展过程中

提出的新要求,相应的政策和制度条件将非常有利。自 20 世纪 90 年代以来,人文素质教育在高等教育界日益受到重视,并引发了新一轮以推进"通识教育"为代表的本科院校课程体系调整的热潮。文学艺术课程是人文教育的重要组成部分,在大力发展医学人文教育的大背景下,文学艺术课程建设与国家推行的大学教育基本思路完全一致。

2. 口腔医学生参与积极性很高

从历次我们主办的全国口腔医学生造型艺术夏令营的招生情况看,各院校学生报名参加夏令营的积极性非常高。许多院系学生整体报名,让学校难以取舍。在目前学生尚有厌学潜流的背景下,这种参与热情成为开展课程教学重要的机遇。进而,在高等教育界,专家学者越来越多地以人文建设为专题进行宣讲,对人文素质教育及其课程体系改革方面进行研究。重视和加强人文素质课程体系的建设已成为当今世界各国高等教育的普遍趋势。

(四)威胁(threat)分析

1. 与发达国家的差距大

20 世纪 90 年代以来,各发达国家和地区对高等学校的人文素质教育给予了高度重视,并在课程体系的安排上进行了全面的结构性调整。与其他发达国家和地区大学的人文素质教育相比较,我国大学人文素质教育的发展还处在一个相对较低的水平上。人文课与思政课有相关性,也有一些内容具有交叉性,但思政课不管是体制还是教师团队都有非常强的支撑。在建设过程中,如果将思政课程与人文课程混为一谈,在人文课尚不成熟甚至建设思路尚不稳定的情况下,加强人文课建设就非常容易流于概念、流于口号、流于思考,最后不了了之。

2. 低水平教学,无果而终

医学院校课程本来就比较多,本科教学倾向实用,专业硕士研究生与口腔医学住院医师规培接轨,须在国家级口腔住院医师住培基地完成为期 30~33 个月的临床实践训练,研究生课程教学安排与临床规培时间安排的重叠。目前,许多临床教学基地对规培基本上没有系统的课程教学,规培就是日常上临床加上科室讲座;而对于专业学位研究生在培养模式上院校也没有形成规范,人文课程很容易被边缘化。传统的研究生教学中课程教学一般由学校集中按学期安排。人文课程如果成为短时间的个别领导的重视,低水平教学很难持久,数年后早期热情退去,没有形成教师梯队,选课学生就会迅速减少,如果再没有强制性建设要求,几年后就会完全放弃。

第三节　口腔医学人文课程建设的策略

SWOT 分析法的最终目的在于将前期对外部发展的机会与威胁分析结果、内部优势与劣势分析结果进行交叉综合分析,并通过分析结果寻找到最佳的发展方向,并利用可供利用的因素,消除威胁因素。一般来说,主要依据内外部各种变量,采取杠杆效应、抑制性、脆弱性和问题性四个基本方法进行分析。口腔医学生进行文学艺术课程教学既有外部机遇与内部优势,也有外部挑战与内部劣势,它们相互交织、整合互动。通过以上各种内外部因素综合分析,得出可供选择的四种组合策略。即优势-机会(SO)、优势-威胁(ST)、劣势-机会(WO)、劣势-威胁(WT)。通过综合组合分析,我们可以提出相应的发展策略。

（一）SO 策略

SO 策略为结合优势与机遇的开拓型策略。一是发挥自身优势,打造学校教学发展的特色。重视人文素质教育不仅是医科院校共同的责任,而且也成为下一轮学科建设的重要抓手。各院校尤其是综合性大学口腔医学专业,无论是在理念上还是在实践中,都有其自身独特的亮点,可进一步研发、形成自身品牌特色;充分抓住机遇,做好人文素质教学的建设工作。文学艺术教学具有独特的影响力,艺术夏令营突破传统和流行的以吸引研究生和博士生生源为目的大学夏令营的固有范式,承接素质教育的理念,与我国当前的教育改革异曲同工。通过抓住当前的契机,适时举办口腔医学生造型艺术夏令营及口腔医学美术论坛、师生培训,充分结合多媒体进行线上线下宣传推广,是口腔医学学科中人文教育影响力扩展的重要机遇。从顶层设计上医学人文需要持续教育,医院不仅要通过直接人文教育提高医生人文修养,还要创设优质人文氛围对其间接教育,在潜移默化中提升青年医生的人文精神修养。在医院人文文化环境建设中,展示中国历代名医的感人事迹与人文医学思想等,帮助青年医生感受人文精神的魅力,提升其人文素养。以生动、活泼的形式,让青年医生亲身体验团队合作的重要性,增进对医院的认同感。

（二）ST 策略

ST 策略为发挥优势和挑战的竞争型发展策略。为了加强医学人文课程教育,加快建立医学人文教育教师梯队。要建立"思政与人文医学教研室",集中思政人员、人文专业毕业生和有人文知识基础的口腔医学专业人员共同组成口腔医学人文课程教学的教学梯队。口腔医学人才培养要求学生具有较强的专业实践能力和良好的职业素养,而具有一定的人文素养、文学素养和自然科学知识会相得益彰,有利于开阔视野,有利于提高研究水平,也有利于培养有涵养的临床医师。造型艺术属于人文学科,抓好美术教育可以促进医学生的专业学习,美术教育与学习的过程也是学生提高口腔医学专业水平的过程,艺术思维和技能能够帮助口腔医学生在进行艺术创作、艺术欣赏与艺术批评的时候按照一定的美学法则去追求真善美,表达个性与美学理念。所以音乐、美术教育能赋予医学生良好的审美心理和创造能力,能培养医学生较好的人文素质,可以提高医学生的专业修养,促进医学生全面发展。

（三）WO 策略

WO 策略为综合对比劣势和机遇的争取型发展策略。扬长避短，有针对性地发展口腔医学人文学科建设。在开设具有口腔临床特色的临床医患沟通课程基础上，拓展教学内容。医患沟通课程包括人际沟通的心理学基础、口腔医务人员的职业素养和口腔临床医患沟通技术三个部分。要把提高医务人员职业素养教育放在加强医患沟通、改善医患关系的核心位置。同时，进一步扩展课程内容，将口腔医学史、科研伦理、卫生经济、美学及文学艺术纳入"口腔医学人文"课程。通过学校相关部门的审核批准，进一步谋划课程理论研究。例如，关于是否建立口腔应用美术的学科及其定义、对象、任务和体系结构的研究；关于口腔造型艺术与通用美术的联系和区别的研究；关于中国美貌人群颜面三维测量的研究；关于面部表情肌的功能解剖学和美学研究；关于面部黄金分割律及其美容重建的研究；关于虚拟现实 VR 貉关系的研究；关于医学美学和口腔医学美学的研究等。这些课题目前还分散在各学科进行点的研究，还缺少从整体上进行艺术理论和技术的研究。它们都能够从不同角度指导口腔医学临床美学处理，特别是口腔医学美容的临床实施，对于拓展口腔医学学科的整体发展起到了一定的促进作用。

（四）WT 策略

WT 策略为面对劣势和挑战的合作型发展策略。基于文学艺术课程在口腔医学专业课程中尚处于起步甚至未起步状况，需要结合学科特点，充分与相应学科进行学术交流，增进学科间的相互了解和师资交流。把口腔医学应用人文教学上升到提高社会整体艺术素质培育的层面。教学改革最终目的在于学生相关职业素质的内化和树立，学生对教学改革的参与、认可与接受是根本，这就要求整个教学改革要以学生发展为导向。教学改革的指导思想是要推行教育与时俱进，也就是要根据社会发展的需要和教育现代化的要求，通过吸收相应学科的内容与本学科进行碰撞和交叉，引导受教育者内在的教育需求，创造积极向上的以学生为主体的主动学习的环境，通过有目的、有计划地组织、规范各种教育活动，从而把他们培养成为自主地、能动地、创造性地进行认识和实践活动的社会主体。把教学改革和课程建设放到促进我国高等教育整体顶层设计的高度去思考。教师要逐渐转变过去单纯课堂教学的思维定式，要成为学生成长的引导者和组织者，并综合运用能够拓展学生思维空间和广泛参与的教学方法，提高学生成为优质公民的内生动力。通过培养专业教师，建立与口腔医学课程培养无缝衔接的文学艺术培养课程。课程教师要成为双学科的专家，就需要对口腔医学有充分的了解和把握，这样才能通过建设好课堂教学这个主渠道，再辅以夏令营、兴趣小组等形式将学有所长的学生再提高，从而使教学效益达到最大化。

总之，医学是自然科学和人文科学的统一体。历史文化、道德伦理、法律法规、经济运营、文学艺术是医学人文五个组成部分。口腔医学教育不仅仅要把培养具有专业知识和技能的人才作为自己的目标,更要把医学人文素养的教育作为重要的教学内容。文学艺术是医学人文不可或缺的组成部分,必须加强对口腔医学生进行医学人文教育,通过环境的熏陶及社会实践,提高口腔医学生有特色的人文素质,使口腔医学教育在社会发展中发挥更大的作用。

参考文献

张震旦,韩欣汝.洪堡的大学理念[J].学海,2011(6):218-220.

美学：重要的是审美情趣 **04**
第二十一章

德国哲学家鲍姆嘉敦在 1750 年首次提出"美学"的含义,研究的是人与世界的审美关系。医学美学是以医学为基础,美学为向导,美学与医学基础理论相结合而形成的一门新兴的医学交叉学科。它既是美学理论在医学领域中,特别是在医学美容领域中的实践应用,又是医学科学中的一门独立学科。

第一节　医学美学的基本概念

一、医学美学的定义与性质

医学美学是以医学为基础,美学为导向,美学与医学基础理论相结合而形成的一门新兴的交叉学科。是运用美学与医学的一般原理,研究医学领域中包括医学美、人体美、医学审美、医学美感及其在医学活动中所体现出来的一切医学美学现象及其发生、发展与变化规律的科学。医学与美学的结合点是人的健康美和生命活力美,其基本目的就是要求医疗卫生事业全面关怀人的健康,从而保证自身与环境的协调一致。

医学美学的这个定义,首先表明了医学美学的理论是源于美学和医学的基本理论,是医学和美学的两个基本原理相互渗透的、有机结合的产物;其次,表明了医学美学的学科性质,它是医学和美学相结合的一个新兴的分支学科,是以美学的一般评论为指导,研究、探索和总结医学领域中的一切美学现象和美学规律;再次,表明医学美学的研究对象是医学人体学和一切医学美学现象以及诸方面发生、发展及其变化的规律。

二、医学美学的研究对象

医学美学的研究对象是关于医学和医学审美的一般规律,最基本的研究对象是医学美、医学审美、医学美感和医学审美教育及其在维护、修复、塑造或改善人体美的创造性活动中所体现出来的一切医学美现象及其发生、发展和变化的规律,以及如何依照这种规律进行医学审美实践。

三、医学美学研究的意义

学习和研究医学美学具有重要的现实意义。进入 21 世纪,医学由传统的生物医学模式向生物—心理—社会医学模式转变。在这种医学发展的新历史背景下,健康的概念不再是满足人的生物需要,而是要努力满足人的全方位需求,即满足在生理上、心理上、社会上都处于完美状态的需求,这是新时期医学发展的需要,也是医学的新的使命,追求医学与美学的"统一"成为社会文明进步的需要和新时代人民健康事业发展的需要。有关医学美学的研究也成为当前医学教育及医学研究的重点。

第二节 口腔医学美学

口腔医学是医学的重要分支,口腔医学美学与传统医学美学既有相同又有不同,口腔位于颜面部的中心,让人一目了然,对于美有着特殊的作用,口腔涵盖牙齿,嘴唇,颏部等,既各有特点,又相互影响,共同组成了口腔之美。

一、牙齿的美学观察

牙齿是口腔的门户,是口腔之美的核心,美丽的牙齿呈弓形,整齐地排列于口腔之中,组成完整的牙列,行使咀嚼、辅助发音等各种功能。俗话说"牙齐三分美"。我国最早的文学作品《诗经》中,就有"齿如瓠犀"等赞美女子牙齿洁白整齐的描述。

人一生有两副牙齿,即乳牙和恒牙,乳牙的萌出时间是 6 个月左右,2 岁出齐,乳牙共有 20 颗,上下各 10 颗。6～13 岁为替牙期,在此期间,恒牙依一定顺序萌出,换掉相应的乳牙。恒牙有 32 颗,上下各 16 颗。

(一)牙齿的形态及牙列的分型

牙齿的形态与牙列形态、脸型有一致的协调关系,如长脸形的人,牙齿也偏长;而圆脸型者,牙齿形态也较短小、圆润。

人的容貌在一定程度上取决于脸型,而脸型又与颌骨发育密切相关,上颌骨发育是否正常对面部是否对称影响很大。不同颌骨形态、牙弓形态构成不同的脸型,一般可将脸型分为方形、圆形、三角形三类。若颌骨较宽,其牙弓发育必定是宽的,面部形态可能是方形;若颌骨较窄,其牙弓必然是窄的,面部形态可能是卵圆形或三角形。

颌骨的大小不仅影响整个颜面的形象,而且直接影响到牙列的形态及其排列。因为较宽的牙弓适宜于较宽的牙齿排列,较窄的牙弓适宜于较窄的牙齿排列,而牙弓的形态取决于颌骨发育的形态,所以牙体、牙弓和整个颜面部形态有一定的相关性。

根据六个前牙的排列形态,可分三种基本类型:

（1）方圆形:四个牙齿切缘连线略直,从尖牙的远中才弯曲向后,下倾前牙也有相同的特征。

（2）尖圆形:自上颌侧切牙缘即明显弯曲向后,使前牙段的弓形呈尖圆形排列。

（3）椭圆形:介于方圆型与尖圆形之间,自上颌侧切牙的远中逐段弯曲向后,使前牙段的弓形较圆。

传统观念认为,个体的牙型、牙列型一般与面部外形是协调的,面型宽大者其牙及牙列型多呈方圆形,面型尖削者其牙及牙列型多为尖圆形,面型较圆者其牙形及牙列型则为椭圆型。但实际上,这三者之间不协调的现象也在一定范围内存在。根据我国对维吾尔族、哈萨克族、锡伯族及汉族的调查,牙型与牙列型一致者一般占调查总人数的18.90%,牙型与面型一致者占 3.31%,牙型、牙列型、面型一致者仅占调查总人数的5.15%,而牙型、牙列型、面型不一致的比例高达 45.28%,牙型、牙列型、面型之间的相关性显而易见。

（二）理想牙齿的美学特征

（1）牙列完整:牙齿无先天性或后天性的缺牙,无多生牙。

（2）排列整齐:整个牙列排列适宜、不拥挤、不稀疏,牙齿无扭转、移位、异位等,牙量与骨量相符。

（3）咬合关系良好:上下前牙超覆𬌗关系正常,后牙为中性𬌗(即正中咬合时上颌第一磨牙的近颊尖与下颌第一磨牙的颊沟相对),无任何咬合畸形,如反𬌗、开𬌗、深覆𬌗等。

（4）形态适宜:结构清晰,牙齿形态与面形协调,无畸形牙(如过小牙,锥形牙、融合牙等)牙体组织完整无缺损,无牙折、龋齿及牙体组织过度磨损等。

（5）色泽正常:牙齿颜色晶莹洁白或微黄,富有光泽,无变色牙、着色牙及牙结石等,牙周组织健康无炎症,牙龈及嘴唇色泽红润。

二、唇的美学观察

（一）唇的形态及分型

唇的形态可依据高度、厚度、前突度、口裂宽度等不同的标准进行多种分类。大致有下面几类:

（1）理想型:口唇轮廓线清晰,下唇略厚于上唇,大小与鼻型、眼型、脸型相适宜,唇结节明显,口角微翘,整个口唇有立体感。

（2）厚唇型:口轮匝肌与疏松结缔组织发达,使上下唇肥厚,上唇的唇峰高,如果超过一定的厚度,唇型就有外翻倾向。

（3）薄唇型:口唇的唇红部单薄。

（4）口角上翘型:两侧口角向上翘,可产生微笑的感觉。

（5）口角下垂型:口裂两端呈弧线向下垂,给人愁苦的感觉。

（6）尖突型:薄而尖突的口唇,唇峰高,唇珠小、前突,唇轮廓线不圆滑,尖突口唇常伴狭小鼻子影响脸型。

（7）瘪上唇型:正常上唇位于下唇前,反𬌗患者,就会形成上唇后退、下唇突出的形态,这种口唇一般是上唇薄下唇厚。

口唇外形有种族差异,如白种人唇较薄,黄种人稍厚,黑种人最厚。同种族之间也有群体和个体差异。

（二）理想唇的美学特征

唇不仅具有说话、进食、吐出、吹吸气、亲吻和辅助吞咽等功能,而且具有高度特性化的表情功能。理想唇应该具有:

（1）形态美:唇的高度、突度、厚度、口裂宽度适宜,厚薄适中。

（2）色彩美:唇的移行部—红唇皮肤极薄,能透过血管中血液的颜色,该处血运丰富,美丽的唇应该色泽红润,与牙齿、皮肤相得益彰。

（3）动态美:唇是面部器官中活动能力最大的软组织结构,与面部表情肌密切相连,唇在运动时应左右对称,动度正常。

三、颏的美学观察

颏,俗称下巴,位于面下,上部通过颏唇沟与下唇皮肤相延续,下部为颏下点,也是颜面的最下端。颏与鼻、唇一起决定面部侧貌突度及轮廓。颏的高度、突度及大小对面下1/3高度、宽度乃至整个面型都有重要影响作用,被誉为容貌美的黄金部位。在一定程度上,颏部的外形轮廓还可反映出人的性格特征和气质。一些公认漂亮的面庞,就是以微微突出的颏为其鲜明特征之一,有人称之为"现代人类的美容特征"。

传统的中国人审美意识,更看重眼睛而忽视了鼻唇颏关系的协调。但是,近年来,越来越多的美学专家关注到颏部的形态。鼻唇颏关系的不协调将破坏颜面整体结构的协调和统一,给人以不美的感觉。因此,颏是现代人类面容的特征。西方人甚至把颏的形态与突度同个体特征相联系,后缩的、发育不足的颏看作是胆怯、优柔寡断的象征,而发育良好、微微上翘的颏则被看作是勇敢、刚毅、果断的象征。

（一）颏的形态及分型

颏部上部通过颏唇沟与下唇皮肤相延续,下部为颏下点,左右两侧皮肤与颏部相延续形成唇颊部。下唇、颏唇沟和颏构成颏唇复合体,决定颏的轮廓。下唇突起,颏唇沟处内凹,从而衬托出微向前翘起的颏部。

（1）从正面观察,颏可分为以下五种类型:

① 圆颏:颏部圆钝,显得快活、明朗、有孩子气。

② 鼓颏：颏部丰满鼓胀，高贵、宽容，但显得迟钝、呆滞。

③ 长颏：颏部过长，冷静、稳重、大方，但显老，有迟钝感。

④ 尖颏：颏部尖细，敏感、活跃，但不够稳重。

⑤ 方颏：颏部两侧突出，显得活泼、坚强，但较固执。

（2）侧面观察，颏可以分为以下六种类型：

① 标准理想颏：颏前点位于瑞氏审美平面上，上唇高与下唇颏高度比为1∶2，颏唇沟较深，颏轮廓清晰，微微上翘，鼻唇颏关系协调，鼻根点与颏前点的连线垂直于眶耳平面。

② 凹型颏：颏部弧度过大，艳丽但略显轻佻。

③ 小颏：颏部细，显得稚气。

④ 平颏：颏部弧度过小，显得沉着，但冷漠，缺乏女性美。

⑤ 圆颏：颏部膨胀，显得稳重大方，但稍迟钝。

⑥ 重颏：呈双重颏形，虽丰满圆润，但觉得迟钝、呆板。

（二）理想颏的美学特征

颏的美学特征包括颏高度、颏突度、颏唇沟深度、鼻唇颏三者的关系等。将正常人群与容貌美人群作比较，发现容貌美人群具有发育良好、突度丰满的面下1/3，呈相对较直的面型结构。理想颏主要包括以下内容：

（1）颏高度。若在鼻根部和鼻小柱根部作两条横向水平线，可将脸分成上、中、下三等份；在面下1/3经口裂再划分三等份，上唇（包括上唇皮肤、唇红）占1/3，下唇到颏缘占2/3。面下部的上唇高与下唇颏高之比为1∶2（女性略小），即面下部上、下唇（包括唇红向下至颏唇沟软组织最低点）及颏部仍为三等份。

（2）颏突度。先于耳屏上和眶下缘作一水平线，再从软组织鼻根部引垂线下延至颏部，另从眶下缘前也引出一条同样的垂线，据此可分：正常，颏部在两垂线之间；前突，颏超过鼻根垂线；后缩，颏后缩超过眶下线。理想则为颏前点轻贴于鼻根点垂线。也有人将颏突度分为五级：1级，微向后缩；2级，垂直；3级，微向前突；4级，明显前突；5级，极向前突。

（3）颏唇沟深度。指侧面观下唇皮肤与颏部皮肤相交处软组织最低点至颏前点的水平距离。据张震康报告所述中国美貌人群颏唇沟较深，男女分别向前13 mm和7 mm。男性表现出更为明显的轮廓。

（4）鼻唇颏三者关系。鼻唇颏协调关系在中国人容貌上的表现，是双唇均位于审美平面之后（无论是瑞氏平面还是斯氏平面），上唇相对于审美平面靠前，下唇相对靠后。

第三节　医学审美修养

在临床医学实践中,医务工作者既要重视医疗技术的精益求精,也应重视医学审美,按照审美原则与要求,提高医学审美修养,让医学审美意识牢牢植根于自己的医疗实践之中。知道什么是美,如何评价美。培养对美和医学美的感知力、鉴赏力和创造力,主要包括:

一、树立正确审美观

审美观是人们从审美角度对事物正确与错误、高尚与低贱、先进与落后、美与丑的一种基本判断。是世界观、人生观的重要组成部分。只有树立了正确的审美观,才能确立科学、客观的审美标准,自觉按照"美的规律"去改造主观世界和客观世界。

二、提高审美素质

审美素质是指人所具有的审美经验、审美情趣、审美能力、审美理想等各种因素的总和。审美素质体现为对美的接收和欣赏的能力,并转化为对审美文化的鉴别能力和审美文化的创造能力。自觉培养健康的审美情趣即把对美的需要作为动机,逐渐形成主观审美的积极的情感和兴趣。

三、提高医学审美能力

医学审美能力是医务人员的审美能力在医疗卫生实践中的体现,主要表现为医学审美感受力、医学审美鉴赏力和医学审美创造力。

四、口腔医学的审美要求

口腔医学作为医学的重要分支,要求口腔医务工作者在遵循审美原则的基础上,具备以下审美要求:

(一)美学理念贯穿诊疗全过程

口腔医学与临床医学相比较有其明显特点,口腔医学的诊疗多在面部,无论是牙齿的治疗还是唇腭裂的修补,功能的恢复只是诊疗目的的一部分,术后疗效是否美观往往决定诊疗成败。因此,从治疗方案的设计开始就应考虑患者的美观需求。充分考虑患者美学方面的要求,提高治疗的效果。

（二）治疗的创伤最小化

口腔科手术在面部进行，对人体结构的缺陷或一些损害性疾病，在保证功能完整的基础上，进行手术修复和重塑人体的形态美。选择手术治疗应注意：尽量减少组织损伤，应特别注意面部、颈项等暴露部位的损伤，尽量选取在非暴露部位进行手术。注意手术切口大小、缝合角度，严格无菌操作，这些均是手术审美目标得以实现的有力保证。

（三）重视心理治疗

医务工作者的工作对象不仅指疾病，而且还有患者。当一个人成为患者角色后，会表现有许多身心不适，多数患者会出现焦虑、恐惧、抑郁、烦躁等情绪变化。口腔科的治疗多在清醒状态下进行，广大口腔医务工作者在医疗活动中，更应重视应用心理治疗的手段，减轻和消除患者躯体和心理上的痛苦和不适。

参考文献

[1] 韩英红. 医学美学[M]. 2 版. 北京：人民卫生出版社，2002.

[2] 于海洋，胡荣党. 口腔医学美学[M]. 3 版. 北京：人民卫生出版社，2018.

[3] 王峰. 医学美学导论[M]. 2 版. 北京：高等教育出版社，2005.

[4] 宗白华. 美学与艺术[M]. 上海：华东师范大学出版社，2013.

[5] 徐流亮，叶文忠. 口腔医学美学[M]. 南京：江苏凤凰科学技术出版社，2019.

[6] 曹志明，王丽. 医学美学概论[M]. 武汉：华中科技大学出版社，2018.

05 文学：是修养也是工具
第二十二章

医学和文学，就学科分类而言，无疑是不同的学科，文学关注人类情感，其主观、感性、模糊，充满象征和隐喻；医学治疗人类身体，其客观、冷静、准确，唯数据马首是瞻。但如果从文化层面进行分析，这两种学科都是将人作为研究对象，"以人为本"是两种学科的共同本质。医学治疗人体痛苦，文学帮助人类探索心灵归宿。

高尔基曾说："文学是人学，其实医学也是人学，都是为人服务的。"医学需要人文滋养，人文必须渗入临床。一个医生不仅应该是文学的读者，也应该是文学的作者。

第一节 文学是一味"药"

一、文学的内涵和社会作用

文学是以语言文字为载体，形象化地反映客观现实、表现作家心灵世界的艺术，以不同的形式（称作体裁）表达内心情感，再现一定时期和一定地域的社会生活。即文学是呈现在话语蕴藉中审美的意识形态，是文化的重要表现形式，

文学随着社会生活的发展而发展，受文学内部和外部各种因素共同影响。文学的社会作用主要有三个方面：审美作用、认识作用、教育作用。其中，审美作用是最基本功能，教育作用、认识作用都是以审美作用为前提的，寓于文学的审美作用之中。三种作用同时发生，构成文学的社会作用。

此外，文学的意义还在于记录这个时代，以各种形式向同时代、未来的人展示作家、文学家对生活的理解：他们赞美、批判、怨恨、希望……文学帮助人们理解这个时代，从而让他们看清时代的本质，更加渴望一种符合人性的生活。这也是作家最重要的任务。

二、文学体裁及文体常识

通常意义上的文体，可分为有塑造形象的文学体裁和没有塑造形象的文章体裁。

1. 文学体裁

文学体裁是指文学作品的具体样式，是文学形式的因素之一。常见的有诗歌、散文、

戏剧、小说四大文学体裁。

（1）诗歌：是历史最悠久的文学体裁，以高度凝练的语言，形象地表达作者丰富的思想和感情，集中地反映社会生活，并具有一定节奏韵律。我国是诗歌最发达的国家之一，从《诗经》到《楚辞》，从汉乐府到唐诗宋词，再到明清诗歌、现代诗，这些构成了中国庞大的诗歌体系。

（2）散文：是抒发作者真情实感、写作方式灵活的记叙类文学体裁。其主要特点是"形散神不散"，取材十分广泛自由，不受时间空间的限制，但表达的主题必须明确集中。常用的艺术手法有寓情于景，即景抒情；寓情于物，托物言志等。

（3）戏剧：是一种综合的舞台艺术，这里的戏剧实际是指剧本这一文学体裁。包括人物语言（即台词）和舞台说明。

（4）小说：是以刻画人物形象为中心，通过完整的故事情境和环境描写来反映社会生活的文学体裁。小说三要素为人物、情节和环境，其情节主要包括开端、发展、高潮、结局等四部分，有的还有序幕和尾声。

2. 文章体裁

（1）记叙文：是以记叙、描写为主要表达方式，以记人、叙事、写景、状物为主要内容的一种体裁，如消息、通讯、特写、人物专访、传记等。记叙文包含六要素，即时间、地点、人物、起因、经过、结果，以写人记事挖掘深刻意义或象征意义并展开丰富联想以揭示主题。

（2）说明文：以说明为主要表达方式，用来介绍或解释事物的状态、性质、构造、功能、制作方法、发展过程和事理成因等的一种体裁。通常采用分类别、下定义、列数字、举例子、作比较、打比喻、配插图等方式，来展示说明对象的特征或本质。

（3）议论文：是以议论为主要表达方式，通过讲事实、摆道理，直接表达作者观点和主张的一种文体，如时评、社论、按语、杂文及观后感、读后感等。议论文的写作需要具有论点、论据、论证三要素，通过例证法、引证法、对比论证法、比喻论证法等论证方法，提出问题、分析问题并解决问题。

（4）应用文：是一种切合日常生活、工作学习的实际需要，具有一定格式、篇幅短小、简明通俗的实用文体，如书信、通知、启事、调查报告、申请书等。

第二节　医学与文学的关系

一、医学与文学，文学与医学

流传于世的中医古籍，无论是《黄帝内经》《伤寒论》，还是《备急千金要方》《本草纲目》等，一部部医书，就是一部部皇皇巨著。我们可以看到其中的很多文字之美、文学之功和文化之妙。我们也可以从经典的文学名著中体会到，它们散发的医药之仁、医药之善和医药之味。《黄帝内经》讲人的生理，女子讲"七七"：二七而天癸至（14 岁左右月经来潮）；七七，任脉虚，太冲脉衰少，天癸竭（49 岁左右绝经）。男子讲"八八"：四八，而筋骨隆盛，肌肉满壮（32 岁左右身体最强壮）；六八，阳气衰竭于上，面焦，发鬓斑白（48 岁左右体力衰退，表现为表情疲倦、头发斑白）。这是医学，同时也是文学。

在中国古典文学作品中，与医学相关的著作很多，包括《左传》《庄子》《吕氏春秋》等，都汇集了大量医药寓言故事。《三国演义》《红楼梦》《醒世姻缘传》《老残游记》等名著中的医学思想更是丰富。以《三国演义》为例，书中对疾病的描述颇多，曾借书中人物之口，论述过曹操的头痛、司马昭的中风、姜维的心绞痛、刘备的痢疾等。读《红楼梦》，不仅可以出一本红楼梦的食谱，还可以编一本红楼梦的药方，"茉莉粉替去蔷薇硝，玫瑰露引来茯苓霜"，制剂的用语准确而美俏。显见，曹雪芹对医学的理解、对医学语言之运用功底深厚。医学有了文学的风韵，意味无穷；文学有了医学的内涵，神情温润。

医学和文学相互交融的情况在国外也是同样。在莫斯科库德林花园大街 6 号契诃夫故居博物馆门前的铜牌上，刻着"安·巴·契诃夫医生"字样，不知有多少人知道"世界三大短篇小说家"之一的契诃夫，也是莫斯科大学医学系毕业的医生。医学不仅丰富了契诃夫的头脑，开阔了他的视野，而且直接提供了他大量的文学创作素材，体现契诃夫创作中医学与文学相结合的另一个方面是"医生"形象的塑造。世界上恐怕没有哪位作家像契诃夫那样，在那么多小说和戏剧作品中创造了那么多医生形象，如《乡村医生》（1882）、《Mania Grandiosa 病例》（1883）、《外科手术》（1884）、《神经》（1885）、《假病人》（1885）、《伤寒》（1887）等，都是以人体解剖学、生理学、病理学、心理学知识为基础，或者描写医生给病人看病闹出的笑话，或者描写病人遭受疾病折磨的情景，写得形象逼真，栩栩如生。

二、叙事的医学和医学的叙事

"叙事医学"（narrative medicine），就是具有叙事能力的医学实践，或由叙事能力所实践的医学。是由美国哥伦比亚大学长老会医院的内科医生、文学学者丽塔·卡伦在 2001 年提出的名词。她提出医者可采用文学的语言记录技术性病历之外的患者的心理过程乃至家属的感受。从叙事医学的观点来看，疾病是一个故事，有悲欢离合，病人除了身体的病痛更重要的是内心的痛苦，每个病人都有故事要讲，有无尽的痛苦情绪要宣泄，有心理负担要解脱，恢复生理上的紊乱、解除心理上的负担就是临床治疗。病人期望医生能够理解并见证他们的苦难，更渴望医生能够化解他们的苦难。但现实中医学不再是人与人的故事，而是个人与数据、人与设备、人与金钱的简单关系。叙事医学的价值就在于纠正这种偏差，寻找新的出路，将"找证据"与"讲故事"结合起来。叙事医学病历，又称"平行病历"或"影子病历"。医生在书写临床标准病历之外，还要用非技术性语言书写病人的疾苦和体验，类似于"临床札记"。

语言作为临床医学中的重要工具，这早在希波克拉底时代就被广泛认可，在古代医学中，无论古希腊医学还是我们的中医，都认为医学是"融入情感的科学"，有情才有温度，有温度才会情暖人心。叙事医学有让我们能够吸收、解释、回应，并被病痛的故事所感动的能力，这应该是一个医生要掌握的。这需要关注、再现和归属。叙事医学更人道，更人性，更人文；更有理，更有情，更有效。我们避免了乏情化、碎片化、冷漠化、技术化、机械化和沙漠化。应该说叙事医学在一定程度上减少了医患之间的分歧，填充了医患之间的沟壑，它是一座桥，我们可以和患者共同来决策。

叙事医学是叙事文学与医学的结合，主要是通过文学叙事来丰富医学认知生命、疾苦、死亡的意义，用叙事能力来实践医学的人文关爱，聆听被科学话语所排斥的病人的声音。简单来说，就是讲故事。小时候，我们喜欢听父母讲童话故事；长大后，我们喜欢听老师讲科普历史；成年后，我们还是喜欢听新闻、看传记。因为故事里不仅有知识，还有情感、味道、欢笑，让我们感到自己不孤单，而归属于"人类"的群体。医学中的每个病历都如同一个故事，具有时间性、独特性、人物（主客体）、疾病状态（因果/偶然性）、伦理性……而这些，和每部文学作品拥有的元素如出一辙。

所以，在医学中融入叙事，就避免了冰冷的仪器和数字在医者和病人之间划开的鸿沟。发生在医院里的故事，无论你想不想，都一定是有情感互动的。而叙事医学，就是让医方不要忘记"人"的属性，对患者的病情发生、发展和转归故事，进行阐述并为之感动。

三、医生和作家，作家和医生

中国古人说，文士通医知药。可以说，这是我们历来的一个传统，在现当代的文学领域，作家群中也不乏医生出身的人。我们都知道，鲁迅和郭沫若两位，都曾受过正规的医学教育，但后来都没有当医生。鲁迅1904年考入了日本仙台医学专门学校，但后来，他"觉得医学并非一件紧要事，凡是愚弱的国民，即使体格如何健全，如何茁壮，也只能做毫无意义的示众的材料和看客，病死多少是不必以为不幸的。所以我们的第一要着，是在改变他们的精神，而善于改变精神的是，我那时以为当然要推文艺，于是想提倡文艺运动了"。郭沫若也是如此，虽然在日本学过医，但毕业之后却投身到新文化运动之中，终其一生也未拿过手术刀。

我们前面说过俄国作家契诃夫，他有关"医学是我的发妻，文学是我的情妇"的言论很是有名。此外，著有《大师与玛格丽特》的俄国作家布尔加科夫，也有着在基辅大学医疗系学习、农村医院工作过的经历。日本文学大师，著有《失乐园》的著名作家渡边淳一，曾经是一名外科医生，写了一辈子的医学科普，被称为"医生作家"。他说："其实这两样工作都是研究人的，只是研究的角度不同、方法不同。所谓医学，是从生理上剖析人，而文学是从精神上研究人，用感性描写那些人们从常理上无法说清楚的东西。"他的话，很好地诠释了由医而文的自然转换和二者之间的相辅相成。

我国当代医生作家有毕淑敏、冯唐、池莉等，著有《许三观卖血记》《活着》的余华曾经还是口腔医生，也就是说医生和作家是可以联合起来的。作家，是把感动与崇拜积累，专门收获我们眼泪和鼓励共鸣的智者；医生，是把仁爱与慈悲奉献，专门慰藉我们心灵和擦拭眼泪的善人。（郎景和《一个医生的读书札记》三联书店）虽然由医而文不是必由之路，但其中有思想、有激情、有想象力的医生，在看到病人机体病变的同时，自然会去洞察人们灵魂上的变迁，思索人生的苦难和艰辛，从而实现了由医学到文学的切换。听诊器不仅听到患者的心脏搏动，更能从心跳感受到心灵的悸动。把手术刀换成书写笔。"医者仁心""大爱无疆"，由医而文，正是从肉体的救死扶伤到心灵的关爱和拯救，是一个爱的方式的转换。

四、医生应该是文学的读者，也应该是文学的作者

法国作家雨果说："其实，每个人都有文学的一面。"大家愿意看文艺作品，也是一样的。医学是科学，更是人文。熟悉历史不仅能知晓社会发展规律，也更能洞察人的存在规律，因为"历史上常常有惊人的相似之处"。而学习伦理和法律可以界定各种人际关系、语言和行为，这些都是一个医生修养之必须，也是与许多疾病发生发展息息相关。一个医生应该有哲学的理念、文学的情感、音乐的梦幻、诗歌的意境……阅读文学可以弥补人生的不足，学习艺术可以激发人的想象、心境，用以发现和谐与美。这些一定让人从疲惫及枯燥的生活看到灵性和愉悦、智慧和美妙。叙事医学的魅力和生命力就在如此。从最基本的现象说，一个医生除了看病，还要写病历、课题、报告、讲稿和书著，我们能和文字、和文学脱离关系吗？当然不能！所以，一个医生应该是文学和文字的作者。

首先要阅读。一个医生，或者一个人，应该阅读的东西很多，对于医生来讲，不仅是医学的读者，还应该是文学的读者、哲学的读者、人性的读者、生活的读者。通过阅读文学作品，我们可以意识到，慢性病、残疾、死亡、抑郁和苦难不是科学和技术可以轻易降服的，这是人类生存状况的问题，需要技术以外的力量和智慧来面对；文学有助于培养想象力，而想象力是作出伦理决策的重要基础。

同样，一个医生也应该是一个作者，写作实际上是必须的、必备的能力，写作是与自己的对白，写作是自我感验的程序，包括写病历，就是对这个病人的诊治或手术进行的重新谈话。写作也是一种考验，是对思维的自我检验。把思想用文字记录下来本身就是一种思考的过程，是一种技术历练。写作是思维的自我评判、自我检阅，写作是一种庄严的仪式。在写作中我们认识自己，反省自己。所以，当医生要会想、要会写、要会说，当然也更要会做。

第三节　文学在医学中的应用

当科学走在传播的路上，是避不开文学的。文学是科学的载体，要借助文字才能让别人知晓。

一、病历书写

北京协和医院有"三宝"：病案、教授、图书馆。正因这"三宝"，北京协和医院才能成为医学大师的摇篮，薪火相传。其中第一宝"病案"就是病历，是每位医生在临床工作中都必须面对的一件事。病历，特别是那些具有深厚文学素养的医生书写的病历，是医生对每位病人从疾病的发生、发展、转归、辅助检查、诊断、治疗方案等一系列医疗活动过程的记录，既是病人患病过程真实场景的呈现，又是医生思维的具体显现，更是今后临床经验和科研的凭证，其重要性显而易见。协和医院作为"宝"的病历是建立在大量前辈深厚的文学功底的基础之上的，如果没有文学做保障，协和不会称其为"宝"，至多是"档案"。

格式化病历有一定之规，顺序不能颠倒，就事论事不能引申，不要猜测，只要把病说清楚、讲明白，顺理成章地推出临床诊断，就算完成了使命。写格式化病历时，医生是客观的，态度是冷静的，有确定的模板，不得随意突破。从主诉、现病史、既往史、个人史，无论在字数、顺序、用词，还是对症状的描述上都不能主观发挥，体现的是医生缜密的思维。格式化病历有利于信息总结，但是缺点是由于格式化，也就限制了许多信息的记录，包括个性化的分析。

严复说，翻译要做到"信、达、雅"，就是准确、通顺、优美。书写病历也是一样。一份合格的病历，就是一个病人患病的史料，从中能看到病人在疾病中的点点滴滴，读出写病历的医生的临床思维，也是为日后研究和回顾所需的临床证据做准备。

当然症状、检查、治疗等记录得准确、通顺，能符合"信""达"的标准，也是作为临床常见病历的最低标准。"雅"如何实现？传统的格式化病历发挥的空间较小，但也能反映记录者的文字表达能力，而叙事医学中的"平行病历"给文学表达以更大的发挥空间。平行病历是从"非技术性"方面书写的人文记录，既记录疾病带给患者的主观感受，也描摹诊治过程中医患双方的所思所悟。

提高叙事能力，可以从"细读—关注—共情"三步做起。第一步，细读。就是多读经典，把读书养成习惯，不仅限医学书。读书是提高人文修养的捷径，特别是阅读有关死亡、心理等进行阐述与分析的书籍。第二步，关注。就是在医疗实践中，不仅关注病人的病情变化，更应积极关注病人及家属的心理状态及情感诉求，把病人"当人看"。关注病情考验的是医生的智商，重视病人的心情是检验医生的情商。第三步，共情。通过前两步了解了病人的心理需求,就知道如何实施有效的沟通,就可以和病人的情感融合在一起,想病人之所想,急病人之所急,双方同甘共苦,共同承担治疗的成功与失败。这不是虚情假意,而是融在骨子里的关爱。

一本优秀的病历,就是一位医生执业的见证。病历是我们从医者工作的平台,也可以是文学和表达成长的平台。你不熟悉写平行病历或你不写平行病历,当然也能继续当医生,但总有一天你会觉得自己与病人之间隔着一堵墙,这个隔阂无论你怎么努力都无法逾越,怎么悉心照顾都仿佛缺少真凭实感。而用心的书写,就会豁然开悟,就能撕开这层与病人心中的隔膜。

二、科研设计书

医学是人类探索与疾病作斗争的科学,医学永远有探索性,从事科学研究是医学工作永远的主题。做科研首要的就是撰写科研设计书。科研设计书是做科学研究的基础。课题能否立项,与课题设计有重要关系,所以科研工作者写好设计书十分重要。

一份科研设计书,包括选题、摘要、立项依据、研究内容、研究方法、预期目标、成果形式、研究条件等。如果说病历书写要求准确反映,那么科研设计书就更注重逻辑表达了。

在写科研设计书时,首先面临的就是科研选题。评审者对课题的兴趣首先来自题目所反映的问题。因此,题目的表述应能抓住人、吸引人,并力求全面反映研究对象、内容和方法,使人一看题目就知道要研究什么、怎么研究,甚至透过题目还能看出其假说的科学性。拟定题目时要简明,即用最简洁的语言表达所要研究问题的实质,忌用冗长、概念罗列的题目。这和讲故事一样,要有一个"既熟悉又陌生"的主题,讲清楚你的故事基本要素,还要表现出故事的独特性、创新性。

其次是摘要。它是科研设计书的门户,评审者也许没有时间研读你的科研设计书全书,但题目和摘要是一定会读的。摘要讲求精炼,在几百字的空间里,将设计书最重要的信息编辑成文字,成为浓缩的设计书。至于如何表述,相较西方论文摘要中"研究背景、材料与方法、结果、结论",文学写作中的"起承转合"也是一个不错的结构。"起"即立意,就是要开明宗义,直接告诉评审者"这个项目很重要";"承"即承上启下,从容申诉,表明已有工作基础;"转"即转折变化,围绕目标阐述解决问题的路线图;"合"就是回到文章主题并凝练升华。

所谓立项依据,就是要回答"为什么要研究这个课题",应该着重说明选定此课题的出发点以及主观与客观的条件是什么,选题的独创性、完成的可能性及其实际意义(实用性)如何,也就是是否值得投资。科研设计书的立项依据要像拥有开头、高潮、结尾三幕结构的完整故事一样,分开篇、发展和解决三个阶段,交代清楚研究的学科背景、研究基调、研究价值。第三阶段展示解决问题的方案,是立项依据的最大亮点,也最能体现申报者逻辑推演的能力。

在研究内容部分,要精心设计,科研设计书既是项目申请书,也是科学研究思维的实践平台。科研设计书显示的是申报者的科学素养,逻辑思维就是重要的指标。

还要强调的是,创新是科研设计书的命脉,"创新不够"也是申报失败的致命弱点。创新的要求并不是"以前从来没有",也不仅是简单重复的"模仿"。回顾前人的方法,尊重前人的成果,在别人工作的基础上继续前行,在这期间,发现一些不同,寻到一些方法,调整一些角度,得出一些结论,这就是在创新。希望医生们写出的科研设计书也能像充满悬念的小说一样,引人入胜。

文学是医生的必修课。读文学作品、学文学方法,不是让医生成为作家,去写小说、创作诗歌。而是希望医生能够用文学思维、文学的语言更好地了解患者,了解疾病,进而更加地尊重生命。这才是文学在医学中的价值,才是医学人文精神应有的期许。

参考文献

[1] 孟红旗.医学科研设计与论文写作[M].北京:人民军医出版社,2010.

[2] 孙卫斌.借剑:文理之间舞一回[M].北京:北京时代华文书局,2019.

[3] 郭莉萍,王一方.叙事医学在我国的在地化发展[J].中国医学伦理学,2019,32(2):147-152.

[4] 郭莉萍.为什么是"文学与医学"[J].中国医学人文评论,2008,00:90-91.

[5] 赵美娟.医学与文学融合意味着什么[J].中国医学人文,2019,2:5-6.

05 美术：追寻思想者的足迹
第二十三章

　　美术，很大比例上是指绘画。而绘画艺术中外均有，也均有悠久的历史和灿烂的成就。从字面上说，美术是"制造美的技术"，似乎表现美是其首要任务。但事实上，坦率地说，许多绘画作品，不管是国外作品还是中国作品，时常实在看不出有什么美。但也有许多绘画作品，似乎看不出什么美，但通过作品介绍，可以发现其蕴含深邃的思想。名家之作，价值连城并不让人感到不可思议；绵绵千年，中外美术都出现过万人倾倒的佳作。绘画，这个在当今文明社会已经是渗透在社会生活方方面面的艺术，走过了什么发展道路，具有什么简明的优劣规律，值得我们去了解，并思考其在医学中的意义。目前，一贯以人文人道为中心的医学教育面临的是医学生观念的物化。医学教育存在着重理论轻实践、重数据轻个性、重实验轻沟通、重结果轻过程、重科学轻人文的倾向。有人说，艺术家总是社会思潮最先锋的部分。我们通过复习中西两大重要绘画流派——印象派和中国文人画的发展历程，对促进口腔医学生的人文意识做出努力。

第一节　印象派绘画及其特点

　　印象派（impressionism）美术或者说印象派绘画。起源于19世纪中期的法国。1874年，青年画家莫奈（Claude Monet）及其30位同伴举办小型画展，其中有他的风景画《日出·印象》，画面描绘的是太阳刚刚升起时的港口清晨。与当时风景画非常不同的是，画家似乎是用油画表现速写的题材。因而画面物象稀松模糊，甚至扭曲变形。巴黎当时汇聚了无数的才华横溢的画家和艺术鉴赏家，各种画展也会被媒体传播和评价。于是乎，在高手林立的巴黎展示这样一种"很不专业"而显得过于"粗糙"的绘画招来甚多批评。许多人针对如此"不认真"甚至"随便"的绘画发表看法，痛斥青年叛逆和艺术水准下降。更有许多人对这样的画作及其"质量"嘲讽讥笑。其中包括《巴黎时报》艺术记者勒罗伊（Louis Leroy），他在报纸上讥讽这批住在廉价乡村巴比松群租房的青年是"巴比松派画家"，意思是说这是一群根本就不懂绘画且技术低劣的青年，以《日出·印象》为代表的这些作品完全就是凭印象胡乱画出来的"印象主义"。

莫奈及其伙伴们的画真的如此不堪吗？也许吧，青年人的画作水平可以见仁见智。但是，勒罗伊们至少忽视了"巴比松派"两个基本事实。首先，巴比松们笔下的题材是走在社会前端的。事实上，西方绘画早期来源于宫廷和教堂，典型的有拉斐尔的"雅典学院"。12—16 世纪的文艺复兴的一个重要的标志就是宗教的人性化。从黑暗的中世纪走出来的欧洲能够把原本冷酷的宗教演变成充满爱心、拯救心灵的"课堂"，很大程度上就是依靠教堂绘画。达·芬奇、米开朗琪罗和拉斐尔这三位文艺复兴时期的杰出画家"凭空"塑造了美丽贤淑的圣母。同时，用一幅幅精美壁画"讲述"了圣经故事。从某种概念上说，绘画在那个时期是传播基督教的"专用工具"，画面上不管是"人物"还是"风景"都是虚幻的。如果说这就是"印象"，那也许这也是"印象派"，但这些是画家头脑中主观构建的"印象"，而没有客观依据。

到了 19 世纪，科技革命在欧洲展开，细胞学说、能量守恒学说和进化论三大科学发现，极大地推进了社会发展，在这个过程中人们对人类自己的力量更加充满信心。艺术家慢慢地关注自然，关注自然人。画家突破宗教、神话、宫廷肖像，不再安于充当皇家、教会御用者的角色，把视角转向自然和平民。具有代表性的包括库尔贝的现实主义和以画农民为特色的米勒。可以这样说，19 世纪中叶被贬为"巴比松派"的"莫奈"们并不是横空出世的，而是在社会发展的滚滚洪流中充满着积累而形成的。勒罗伊嘲笑他们，却忽视了一个重要的视点，这批看似粗糙的画作其主题都是以自然为中心，是关注大自然，关注自然人的生命的，这个大方向决定了他们是知道顺应历史发展潮流的，嘲笑他们就可能存在"落伍"的风险。

从这一点出发我们可以说，正因为这批青年画家是"师法自然"的，无论你如何认为画面模糊不清，色彩"扎眼"，却很可能这是"真实的景象"。可以想象的是，在晨曦中，炽热的太阳照射在海港码头，红日拖着海水中一缕的波光冉冉升起。海水、天空、景物经过晨雾折射也许会渐渐变得模糊不清。当你在此时凝望远处的建筑、港口、船舶、桅杆，也许会因阳光在海水中折射产生的淡紫、微红、蓝灰和橙黄等色组成的色调而目眩，阳光照在海面让海水中一缕橙黄色也都在晨曦中朦胧隐现，多种色彩赋予了水面无限的光辉。水光相映，烟波浩渺，这也许是画家的"印象"，也更可能就是人看到的真实的自然。如果硬要说此时此地必须形成清晰的画面，要么根本就没有接触大自然，要么就是无知和荒谬。

更加重要的是，这批青年画家并非无准备而来，展览的画作并非是朴素的简单的个人观察，他们的"印象"是建立在那个时代刚刚兴起的"科学"原理的基础之上的。这就是所谓的光色效应。看上去莫奈们在画布上点缀了各式"毫无章法"的色块，但他们受到的是达·芬奇时代以来牛顿、切弗鲁尔(M. E. Chevreul)对色彩原理的认识。更进一步地说，是在光学原理的启发下开始了对光、色的探究，是把光学和色彩学进一步结合而产生的科学应用。在光与色的关系上，他们相信科学原理，认为物体本无固定的表现，色彩是因光波在物体表面折射程度不同所造成的。在绘画创作中，他们致力于捕捉物体色彩瞬间的变化，主张到大自然中去观察光与色的变化。因而，与其说他们在画"印象"不如说他们在验证和展示"科学原理"。

莫奈、雷诺阿、毕沙罗、西斯莱、德加、塞尚和莫里索，这些当年被嘲讽的青年，直至今天仍然享誉世界。他们大多不再在意"印象"，欣然接受这一带有嘲笑意味的称号——"印象派"，他们认为这个名字恰如其分地反映了他们的艺术特征和追求。因此，印象派这个名称也许可以说是"勒罗伊"们的"赐予"。

回眸历史，印象派在欧洲美术有着非常丰富的内涵和外延。它在绘画精神和形式、历史与现实、传统与当代的相互交锋中熠熠生辉。从19世纪中叶开始，印象派的产生与演化至少从三个方向对艺术、审美乃至社会思潮产生了重大影响，直接或间接影响和推动着人类社会变革。全新艺术形态的诞生所体现出的强烈自我意识和探索精神，不仅逆袭了艺术史，也永久地改变了我们看待世界的方式。

第一，从现实主义发展而来的对自然色彩的精准追求。印象派起源于对古典学院派画风的反对，后者尤其是宗教绘画完全是建立在唯心主义基础之上的主观臆造。而印象派主张在户外的自然光线下描绘身边的真实生活场景。印象派推崇"自然的搬运工"，他们依据光谱的赤橙黄绿青蓝紫七色来调配颜色。由于光是瞬息万变的，他们认为只有捕捉瞬息间光的照耀才能揭示自然界的奥妙。因此，在绘画中他们注重对户外光的研究和表现，主张到户外去，在阳光下依据眼睛的观察和现场的直感作画。作为印象派创始人，莫奈本人对光的变化十分敏锐，同时，他常常长时间地在室外观察和写生，同一处场景画出十几幅作品，画出不同时段阳光变化下物体的变化。光色效应是印象派的基本理念和特质。这种追求同时也来源于欧洲自古希腊时期就形成的几何透视基础。物体在某个视角条件下形成某种形态，而这种形态受到光在物体表面产生不同的折射的重要影响。不管是建筑还是人体，物体的表面均衡是相对的，不均衡是绝对的。不同的光在不同的物体表面就会形成无限的折射色彩改变，艺术家的敏感度就决定了其追求的无止境。这不仅是早期许多印象派绘画看上去密集得让人"不知所云"的不同色点，也成为后世点彩派以点描的方式来表现物体材质细部的勾勒画面的基础。画家用其敏锐的视觉和精准的技术记录了我们观者也许不能感受的某种光条件下物体的表现，需要的是"退后一步"观察，这就是我们时常欣赏油画作品的办法。对自然的追求，对光色效应科学原理的追求，成为艺术家、也成为社会尊重科学、崇尚自然的基本点。它彻底打破了早期宗教绘画凭空作画的思维，也找到了现实主义、人本主义的创作基础。可以这样说，从此美术尤其是色彩美术走上了科学道路。

第二，从追求绘画到追求色彩本身。对光色效应的认识和追求是印象派绘画最主要的立脚点。值得讨论的是，在绘画艺术中，到底绘画的"故事"重要还是色彩表现更重要，这演变成印象派绘画的一个重要流派。塞尚就是其中具有典型意义的画家。如果说莫奈、雷诺阿、德加是将运动事物的暂时瞬间印象固定在油画布上的话，塞尚则是在探索以一种永恒不变的形式去表现自然。塞尚的画具有鲜明的特色，他强调绘画的纯粹性，突出绘画的线条和色块的形式构成。通过绘画，排斥事物的外表，去洞察那永不改变的真实色彩变化。他认为"一只苹果还是一张面孔，对于画家那是一种凭借，为的是一场线与色的演出"。由于更重视对色彩本身的研究和表达，而简化物象主题，物象仅作为色彩的载体，甚至根本就忽视西方绘画长期坚守的透视原理，绘画更像是色彩的实验室。塞尚们将物象的远近简化为平面感的叠加，孕育了现代的"立体主义"艺术。这种艺术的纯粹成为对学院派的彻底颠覆，今天我们看到大量的无主题的色块装饰也许就来源于印象派的这种对纯粹色彩美感的不懈探索。

第三，印象派发展中更具有意义的是，印象派从自然客观入手对人的主观情绪的探索和把握。实际上，不管是莫奈还是雷诺阿，不管是对自然景色瞬间表现的采撷还是人物动作瞬间的绘画转换，都加入了绘画者本人的感受，最后的画作都是自然物象与主观感受的混合"印象"。甚至可以说，主观感受一点也不比"客观真实"对最后"印象"的影响小。只是，这种"主观感受"是基于客观事实的，这是与早期宗教画凭空塑造"印象"截然不同的。再进一步说，画家要表现的不过是经过自身整理的客观"印象"，在这里，人是主动的，是最具有创造性的因素，而物不过是形成"印象"的载体罢了。印象派绘画经过画家在更高层次的思考和探索，从纯粹印象成为能够自己主宰的感情印象。在这里，客观物体的原来色彩已经不重要了，更重要的是用这种物象来表达人类自身内心的一种主观情感，所以印象派画家更多的是认为不能简单地模仿世界，而是要表达画家对客观世界的主观感受。从后印象派凡·高、高更到 20 世纪的野兽派马蒂斯，到现代艺术毕加索，印象派从绘画成为扎扎实实的思维方法。同样的物象通过不同的人在不同的时空环境下表现是不同的，绘画能激发他人内心潜在的情感，用看似变形和不合常理的线条和色彩恰恰能表达出人类共性的感受。这对人类认识观的影响远远超出美术本身。

从追求自然物象的光色效应印象，到追求色彩的纯粹印象，再到追求人的内心印象，印象派绘画走得如此之远，也许是当初 30 位青年画家所始料未及的。但艺术家遵从科学、勤于思考、大胆实践，艺术家最终实现的是用智慧、用思想对社会发展做出的贡献，这是符合自然规律的。

第二节　中国文人画及其特征

相对于西方美术，中国绘画艺术似乎走了完全不同的演变之路。中国古代绘画艺术最具有代表意义的是文人画。文人画是画中带有文人情趣、画外流露着文人思想的绘画。这个概念由元代画家赵孟頫提出。泛指中国封建社会中文人、士大夫所作的一类画。也称"士大夫甲意画""士夫画"。

　　一般认为，中国文人画萌芽于唐，兴盛于宋元。但更久远可以追溯到汉代张衡、蔡邕。张衡是发明浑天仪的天文学家，也是汉赋的大家之一；而蔡邕是才女蔡文姬之父，著名文学家，也就是擅长文章表达的"文学工作者"。这也许是中国文字本身是象形文字的缘故（当采用文字抒发情感达到一定层次时，绘画延伸了文字表达，也补充了文字表达。甚至起到"不可言传，只可意会"的作用）。事实上，中国历史自秦始皇焚书坑儒开始，似乎读书人与当官权势就形成了一种世代纠葛、欲罢不能的复杂关系。秦亡汉兴，独尊儒术，固权治世，察举征辟，这让读书人产生许多梦想和憧憬，但农耕社会毕竟只能是极少数人达到理想而多数人还是失意。这种失意半是幽怨半是期待，文人多半不能用文字直抒胸臆，便寄托于比文字更深或更高层次的图画。因此可以说，中国文人画与西方印象派起源很不同，前者从开始就因"表达思想"而生。

　　如果说文人画起源于文人的幽怨尚为戏言，那么在悠久的中国古代历史中，读书人总体上与统治阶级不即不离、统治者总体打压却也依靠社会精英、读书人遵从遴选但时时希望精神独立。因此，文人时常有抒发情怀、聊以自娱的客观需要。魏晋南北朝时期，"不学为人，自娱而已"就显为文人作画的论创。以山水明志"澄怀观道，卧以游之"，这充分体现了文人自娱的心态。至唐代，大诗人王维以诗入画，诗中有画，诗与画相得益彰，蔚然成风。不过，总的来说，主流文人是清高的，对权贵在思想上是疏离的。因而，文人画在潜意识地与官方艺术有所区隔。

　　时间到了宋朝，当时欧洲还没进入在文艺复兴时期，宋朝第八位皇帝宋徽宗，是位高水平的书画家。他亲自建立和主管宫廷画院，自己的创作也倡导以写实、形似为主导，以精工细刻为目标的画风成就一代"东方写实艺术的巅峰"。皇帝不仅掌握政权，事实上也掌握着社会审美权。但与之对应的，知识阶层加快形成了独立的艺术思想，崇尚文化修养的文人画与皇家画院那种精致细腻的画风相比形同另类，其崇尚"取其意气所到"的风范。此时，在官场屡遭贬损的苏轼在词学提出"自是一家"，也进一步提出了文人画的独立理论，"士人"的诗情画意与"画工"追求形似立见高低。可以说，文人画真正独立"自是一家"是起于宋，也起于这种与皇家画院的分庭抗礼。

　　自蒙古入侵建立元朝后，这整个时期，从整体上说，文人地位相当卑贱。统治阶级对文化的践踏使那个时代的文人放弃仕途，文人画更多地体现当时读书人的精神苦闷。画家心中的山水寄寓了远离尘世的理想，融入了忘情于大自然的自由心境，也渗入了无可奈何的萧条淡泊之趣。但从另外一个角度说，更大的压迫也激发更多的思考，文人通过绘画传递的精神世界反而更深刻，也更促进文人画的思想性。作为元代文人画的领袖赵孟頫在唐宋的基础上，首先明确提出了"文人画"概念，他认为"书画同源"，意在画为书之延伸，"书"是表达的工具（不是今天书法纯粹艺术品的概念），画不过是"书"的另一种表达形式而已，两者在工具、方法和理念上是相同的，那所表达的内容就是核心。赵孟頫用

"作画贵有古意"倡复古,也就是复唐宋文化,从本质上是对民族压迫和对元朝腐朽政治的愤懑表达。他们标举"士气""逸品",讲求笔墨情趣;轻视形似,强调神韵,倡导的是中华文化、书法修养和画中意境的缔造。这些与元统治阶级格格不入,也一直到明朝才得到进一步发扬光大。

文人画再一次走向巅峰是在清朝。满清入关,剃发易服,在野蛮屠杀之下,读书人更觉国破家亡之痛。身为明末遗民,八大山人、石涛用书画寄寓故国情怀,石涛主张"笔墨当随时代""法自我立",面向生活"搜尽奇峰打草稿"。八大山人笔墨凝练沉毅、风格雄奇隽永、意境冷寂,他与世俗渐行渐远直至遁迹空门,潜居山野。清中期,在明清交替中曾经发生过激烈冲突的扬州,出现了一批反主流文化的书画家,俗称八怪(不一定是8个人),其中多数是考场、官场失意、痛恨腐朽政治者。郑板桥就是其中最具典型的人物。郑板桥饱尝人生酸甜苦辣,看透官场世态炎凉。他性情孤洁,秉性清高,在书画上蔑视常规,书法隶楷行掺杂,绘画中更以题画诗著称,诗画映照,"诗发难画之意"。郑板桥题诗抨击时弊,赋予文人画亘古不变的题材以全新的思想内容和深邃意境,特别是面临统治阶级大兴文字狱的时代,却敢于与众不同,标新立异,把文人画的批判性推上的顶峰。

纵观文人画的发展历程,可以发现,文人画是以文人士大夫的绘画为主体的绘画。文人画从历史上看实际上是对官办绘画的反对。但十分有趣的是,标榜主流也占据社会主导地位的皇家院体画最终由于朝代更迭并没有成为主流,而处于"业余爱好"自由发挥的文人画却占据中华艺术史的主流地位,成为中国古代绘画艺术的真正代表,这也许与中华千百年合分无常理文化一脉相承有关。总的来说,文人画起于表达,发于独立表达,巅峰于批判性表达,表达思想是文人画最重要的特征。尽管表达的形式各有不同,但有一点是肯定的,文人画是以表达心迹为基本特征的。

文人画一定蕴含义理。文人画从开始就是文人士大夫将想说的个人理想、圣人教诲用绘画的形式表现出来的。因此,文人画不同于院体画、也不同于农民画,承载的是真性实情。一般来说,典型的文人画没有"无主题"绘画。不管是山水、花鸟、人物,还是梅、兰、松、竹、菊、高山、渔隐,都是有寓意的,而且无一例外的是托物言志,抒发情怀。从这个意义上说,文人画不是装饰品,也不是特定"故事"的载体,它通过寓意,来寻找知音。

文人画一定是情趣高雅的。翰墨丹青素为"雅好",是"雅"人之"好",这就是格调。受孔孟之道的影响,文人可自责四体不勤、五谷不分,但根深蒂固于"万般皆下品,唯有读书高"。同时,社会发展水平决定了大多数读书人处于满腹经纶、怀才不遇的境地,而有幸入仕者,由于各种原因落入宫廷内斗者众,受责负刑者多,理想与现实的差距愈见显现。所以,造就了士大夫阶层既自视甚高有别于黎民百姓,与民间画工格格不入,也对权贵疏离,酸楚于宫廷画院职业画家之蹉来之食。2000年来,文人作画从未有青菜红薯静物,没有耕牛田坝森林,但也的确没有士大夫画皇宫威威以歌功颂德,从未有人匍匐下跪为皇帝王妃塑像。

文人画特色是"逸笔草草，不求形似"。也许是由于早期文人画首先是文人，其次才是作画，甚至文人作画，不过是辞赋文章的延伸罢了，用的同样是写字的毛笔，画法与书法无异。加上从北宋开始即与以写实为特征的宫廷画水火不容，所以文人画的传统就是不在画里考究技术下功夫。甚至刻意以笔法古拙随意反求传达胸臆。文人画自王维倡导"墨分五色"，便摒弃了院体画"随类赋彩"的技法，仅用墨与水的调和及控制，墨在宣纸上的渗透，通过所谓万变墨韵表现大自然和人物的千变万化。不能不说其具有高度的技术难度，绘画者的确需要相当的自信和经验积累，而单一用墨更体现了书画同源性。文人画对彩色放弃而注重用笔的写意性，在画面表象和内在寓意中，将轻视事物表象而重视内涵作为最高的艺术追求。因此，文人画摒弃华艳、唯取真朴，讲究大巧若拙、返璞归真。最终要义是绘画的物象不重要，重要的是格调、是意境、是思想。

第三节　中外美术比较及对口腔医学的启示

印象派绘画与中国文人画从完全不同的地域文化发端，不管是形式内容、技术方法还是训练途径都具有明显的差异性。从不同点来说，印象派的基础是科学的光色效应，不管是自然色彩的还原还是画家表达的色彩意义，其基础都在于光作为一种可选择的周围环境，物象的色彩是周围环境的反映。而中国文人画并非由"专业画家"操作，是"文（化）人"的自由发挥，完全不讲光色原理，它的成像起于文字。由于中国文字本身是象形文字，加之早期文字记录方法复杂，从简练文字到图像表达只是方法转变，因此文人用以表达的思想是绘画的关键，绘画本身就是从象形文字向图像表达的过渡。其次，印象派绘画的材料是油彩，而文人画只用墨，甚至鄙视色彩，更没有油彩这种欧洲材料。印象派是现代美术的基础，还原自然"景色"是印象派的基本理念，写生尤其是户外写生在学习和创作中都具有重要的意义。但文人画则不同，文人画是寓意表达，画出来的是"所思所想"，并不以写生为基础。需要的是"学养"，学养有多深，所思的画面就有多少"意境"，这里表达的是思想。中国传统观念中，思想首先就是来源于传承，正像儿童启蒙阶段是通过背诵经典来传承文化一样，学习中国绘画甚至作画最重要的途径都是临摹，就是把前人所思所想的结果先照搬下来，面壁思考，揣摩精神内涵。通过这个过程，提高自己的"学养"，再去作画。

但印象派绘画与文人画也有其共性或者说发展的相似性。首先，印象派和文人画同样都始于物发于心，不管是印象派还是文人画都有强烈的表达主观意识的趋势。只是稍微有些时间差。印象派起始阶段一般并不赋予物象某种含义，但到后印象派乃至现代主义，则是追求主观感受为主。即使塞尚倡导发展起来的立体主义，表达的也是"纯粹的"色彩，包括现代艺术的纯色彩构图都概莫能外。因为无主题不代表无主观意识，"无主题"就是表达的"主观意识"。而文人画从一开始就是以表达主观意识形成的。至于主观意识对客观事物的"印象",印象派和文人画也殊途同归。文人画发端时期就崇尚神似,把追求形似贬为画匠,印象派早期孜孜不倦于"自然的搬运工",但后印象派着意于情感的再现,也就是说表现的是自身对事物的感受,而不是简单的视觉形象。完全放弃透视原理使画面平面化,同样也是放弃形似而追求抽象变形,显然是在形似的基础上质的飞跃。因此,从追求客观表现到追求主观感受,是印象派也是文人画的共同规律。

印象派和文人画实际上都走过了从追求主流认同到追求独立思考的历程。印象派形成的早期,正值法国经济大萧条时期,30位青年画家在巴黎举办画展,尽管是突破传统,反对经典,但客观上还是为了得到艺术世界的共鸣、承认和推崇。它是以现实主义绘画为焦点,广义上它是现实主义和自然主义相结合的产物,并且顺应了19世纪蓬勃发展的资本主义的需要,但最终随着19世纪后期到20世纪资本主义走向帝国主义,艺术家们在社会发展的思潮中还是走向了独立思考。大多数印象派画家在有生之年都没有体验到自己的艺术创造给自己带来的物质利益,甚至如凡·高以一种癫狂的状态对色彩进行创造性的发现和表现,极大地丰富了人类的艺术财富,但自己却陷于疾病、贫困的极度痛苦之中,直至最终在痛苦中结束了自己的生命。立体派毕加索是当代西方最有创造性和影响最深远的艺术家之一,在第二次世界大战西班牙内战和纳粹占领法国期间,毕加索坚定地站在民主和进步势力一边,积极参与反法西斯斗争。他以绘画为武器,抨击法西斯发动的侵略战争给世界和平和人类生命带来的摧残,成为一位真正的反法西斯战士。

可以说,中国古代士大夫对权贵的批判一点也不比印象派画家差。文人画更是素以体现文人的独立人格为特征。纵观历史,但凡留名于史册的文人画家,多半是痛恨封建统治阶级的腐败、不愿同流合污者。所谓独立人格在古代文化中就是这种不与腐败政治同流合污的品质,就是"富贵不能淫,威武不能屈",这种人格精神亦是儒家文化称道的正人君子理念。所谓独立不惧,群而不党;先天下之忧而忧,后天下之乐而乐;达则兼济天下,穷则独善其身。从苏轼到赵孟頫到郑板桥,独立人格精神都是文人画"意境"要表达的永恒主题。从时空上说,文人画走在印象派的前面,在理念上与印象派趋同。

事实上,尽管我们可以说,不管是欧洲的印象派还是中国的文人画,由于历史、文化、传统、社会、个人品质等等多方面的原因,印象派和文人画都有消极甚至阴暗的一面。对当代和后世也都有不良影响的内容。但从总体上说,印象派和文人画都是正能量的艺术,或者说我们应该肯定它们对社会发展起到的正面作用,应该推崇、学习、甚至膜拜前辈们对艺术的孜孜不倦和对社会发展强烈的责任感。同时,了解、欣赏、研究中外艺术不仅对提高人文素养起到积极的意义,而且也对各学科具有一定的启示作用,当然对口腔医学也同样有启示。

口腔医学是医学、生物学、工程学等学科相互交叉的学科。同时,作为临床医学的一部分，生物—心理—社会模式在口腔医学发展中越来越发挥着重要的作用。口腔医学大量涉及美学概念，口腔诊疗技术大量涉及美学重建。因此，不管是从造型艺术角度还是从思想方法考虑，中西美术发展史都对口腔医学有积极的启示。

首先，作为口腔医生，不能呆板地追求临床目标。牙体修复尤其是前牙牙体缺损或牙体缺失的修复都涉及修复材料的配色。材料的色泽是光条件下的折反效应结果。选色配色时要注意诊室光源与自然光源对材料色泽的影响。尽管多数牙科椅照明光源都注意到牙科配色的特殊要求，但还是要注意诊室照明光源有可能是非专业设计。同时，对于特殊人群，比如演员、电视主持人其工作环境是在特殊光照下，特殊光照以及摄影摄像条件下修复材料表现可能有异，需慎重选择。另外，牙体修复的形态和色泽设计都要有整体观。同样的光源对牙齿和对皮肤会产生不同的色泽反映。色泽设计既要与肤色相协调，还要充分考虑患者整体的色泽需求。有些口腔科医师在修复配色时一味地关注"皓齿"，忽视患者的个性化需要，认为雪白的牙齿是美的象征。但对于肤色较暗者、老年患者，亮白的前牙修复显得非常不自然，反而还会让患者修复后形成一定的心理障碍。

从另一方面说，从事口腔临床医学更要关注患者的"人"，而不能仅仅局限于"牙"。医学人文教育的一个重要任务是提高未来医生的素养，提高其考虑问题的层次和角度。我们从中西美术发展过程中得到的启示是，读一点艺术发展史、欣赏高质量的美术作品不仅能提高我们的专业素养，更能让我们从思想方法上得到启示。任何美术艺术都具有形式美感和思想性两个方面。印象派绘画在前期追求形式美感多一些，思想性弱一些；但随着艺术的发展，对形式美感和思想性的探索和发展并驾齐驱甚至更多地追求思想性。而中国文人画以追求思想性为第一要务，感受其形式美感也许需要更深层的中华文化"学养"。对称、留白、平衡、流畅这些美感追求与中华文化一脉相承，更多需要的是"悟"。由于不像印象派艺术基于科学原理，文人画的这些美学原则也许无法"检测"、不可"验证"。但品味高尚、格调高雅的思想追求始终是中华文化的目标。追求形式美感和思想性的高度统一是艺术家不懈的追求，也是我们欣赏美术作品的两大基本指针。

在欣赏和评价任何艺术品时，我们也应该时刻从形式美感和思想性两方面去衡量。许多现代艺术作品过分张扬个人感受而置形式美感于不顾，包括许多行为艺术作品甚至出现血腥场面，即使作者真的有良好的"思想性"也难以被大众所接受。反过来说，形式美使观者乐于接受也是其作品传递思想性的前提。而中国水墨画如果能适应现代世界东西文化深度交融、现代社会时间空间传媒特点，在形式美感上直接一点、丰富一点，也许更有利于中华文化的传播和被现代青年所接受。

说到底，印象派绘画和中国文人画最可贵之处在于艺术家能从"人"的需要出发，善于思考，敢于探索。他们不仅是艺术家中的精英，他们的精神也值得所有后人继承和发扬光大。作为医学生，更应该从中受益，成为一个有人文精神的临床医生。

参考文献

［1］金翠翠.莫奈与印象派[J].北方文学(中旬刊),2017,(1):72.

［2］Marek H Dominiczak. The Impressionists:Painting at the Time of Change［J］. Clinical Chemistry,2011,57(3):534－536.

［3］赖海鹏.浅谈中国文人画的历史[J].青春岁月,2015,(10):128.

(承台湾师范大学美术系杨永源教授本章对多处史实和观点指正,特此致谢)

05 摄影：艺术与技术
第二十四章

摄影最初的意思是"以光线绘图"，就是将图的光摄取下来。其是指用器材进行影像记录的过程，一般来说，摄影时采用机械照相机或者数码照相机。有时摄影也会被称为照相，也就是通过物体所反射的光线使感光介质曝光的过程。有人说摄影就是把稍纵即逝的物象采集下来转化为固定的图像。摄影的作品就是图像，就有造型艺术的一般特征。因此，摄影不仅是物象的记录，更是艺术创造。摄影与美术所不同的是摄影用相机进行"绘图"，也同样具有技术的一面。

第一节　摄影艺术

一、摄影术的历史与发展

1826 年，法国发明家尼埃普斯（Joseph Nièpce）将一种沥青融化后涂在金属板上，经暗箱曝光后得到一张从他自家屋顶往外拍摄的照片——世界摄影史上第一张照片《窗外》。这种摄影方法称为"日光蚀刻法"。1837 年，法国人达盖尔在尼埃普斯的基础上发明了"银版摄影法"。1839 年，法国政府买下该发明的专利权，并于同年 8 月 19 日正式公布。因此，这一天被定为摄影术的诞生日。当时，用这一方法拍摄一张照片需要 20～30 分钟的曝光。1851 年，英国人阿切尔发明了"火棉胶摄影法"，使人像摄影缩短至只需几秒钟，从而成为现代摄影术的开端。

摄影术在中国的应用首先出现于清政府的外交活动中。1844 年 10 月，法国摄影师于勒·埃吉尔作为法国海关总检察官随同赴中国进行贸易谈判的法国外交使团，乘坐法国"西来纳号"三桅战舰带着达盖尔摄影机抵达澳门，并拍下了一批澳门最早的照片。其后，又换乘"阿基米德号"赴广州黄埔港，拍下了一批中国内地最早的照片，包括现在收藏在巴黎法国摄影博物馆的两广总督耆英的半身像。1870 年，香港、上海出现照相馆。1875 年，天津第一家照相馆"梁时泰照相馆"开业。

二、摄影的艺术性

摄影从诞生的时候开始,就与艺术有着较为激烈的冲突。摄影艺术理念的提出说明摄影不单单是一门简单的技术,更是以一种艺术形式的存在,并且在不断发展完善。大多数人认为,摄影艺术具有艺术的美学思想,更具有艺术在社会生活中的意义。但一直有人认为,摄影不具备艺术审美价值,摄影只是普通具体的事务,与艺术没法挂钩。这种观念以固有艺术审美理念为阵地,在很大程度上阻止了摄影与艺术进行融合,认为摄影与艺术之间本不该存在着关联。因此,在艺术领域,没有摄影的一席之地,摄影无法作为一门艺术而存在。在摄影与艺术的长期抗衡中,前者逐步地取得了优势与胜利,在艺术领域占据了合法地位。摄影是瞬间的艺术,这已成定论。但无论怎样创造想象,如何自由发挥,摄影的技术特征决定了它瞬间曝光产生影像这一时间限定,使摄影这门艺术有了它自身的局限性,而不像其他艺术种类如音乐、绘画、戏剧等可以进行时空的主观意识艺术创造。但无论如何,摄影仍然是人创造的艺术,人是决定最终成功与否的决定因素。摄影具有自己的风格,反映了摄影者的人生观、世界观和价值观。因此,观念是摄影风格的前提,也就是说,尽管摄影是瞬间的艺术创造,但反映的是摄影者长期的思想观念,当然,技术的娴熟使得摄影者能够驾驭照相机在瞬间形成自己的画面设计。摄影就是平面设计,在现代数字化技术条件下,修图技术更能够"二次"创作形成图像拼接。摄影就是在思维条件下换个角度看世界,一切的艺术都源于生活,要想更好地了解拍摄艺术,要有艺术的眼光、有艺术的技法,能够在平实的生活中找到能够反映作者思想本意的画面,甚至是多个画面的结合。正像所有的绘画都追求美感和思想性一样,摄影既要有画面构图美感,更要有健康向上的思想性。

三、口腔摄影的特点

口腔摄影是服务于医学领域的摄影门类,客观真实地记录了医疗科学活动全过程,是重要的医疗图像信息资源。其具有以下特点:

(一) 客观性

客观性是口腔摄影的最重要的特性,即真实性。记录整个医疗科学的活动的影像必须客观真实,尽量减少后期的精修,后期的图像处理也只能是对影像应用的一个补充,不能违背原始影像的真实性。

(二) 对比性

口腔摄影影像可做治疗前后的对比观察,帮助医生积累经验。同时也具有一定的法律意义,在解决医疗纠纷、处理医疗事故中可以作为证据。

（三）知识性

口腔摄影影像以图像为载体，传播医学信息。

四、口腔临床摄影的意义

口腔内摄影能够客观地、具体地显示肉眼看不清的症状或变化。对医生而言，能提高观察者的观察力，帮助医生及时评估患者的治疗过程、确认治疗效果、把握不利因素。同时，通过图像资料的规范管理，保留了大量的病例影像资料，有助于医务人员之间的交流，提高自己的专业水平。

对患者而言，任何人都是无法直接看到自己口腔内状况的。将系统拍摄的口内照片展示给患者，使其能够了解自己的病情，客观地掌握自己的口腔状态，从而提高患者的依从性。展示治疗前后的对比照，使患者再一次了解治疗的必要性和有效性，并且对医生的治疗水平有了更清晰的认识。使患者更好地理解问题点和改善点，从而增强患者的治疗信心和对医生的信任。

第二节　摄影基本要素

如上节所述，口腔内摄影的目的是为了口腔内的检查、诊断、治疗过程的确认以及向患者解释说明等。所以，为了口腔内影像拍摄的准确性、科学性和真实性，不论摄影者是谁，患者是什么状况，拍摄什么部位，统一的拍摄标准很重要，作为摄影者必须掌握标准的操作方法。当然，在学习拍摄技巧之前，摄影者应对临床摄影的一些基本概念有所了解。

一、构图

构图，是一个造型艺术术语，即绘画时根据题材和主题思想的要求，把要表现的形象适当地组织起来，构成一个协调、完整的画面。

构图的名称，来源于西方的美术，称为构图学。而在我国国画中构图这个名称，不叫构图，而叫布局。也就是说，摄影构图是从美术的构图转化而来，我们也可以简单地称它为取景。不论是国画中的布局，还是摄影中的取景，都只涉及构图的部分内容，并不能包括构图的全部含义。因此，统一用构图这个称呼是较科学准确的。

古人云，不以规矩，不成方圆。构图的基本原理就是规矩，也就是均衡与对称、对比和视点。但由于摄影者的艺术修养不同，观察事物的角度不同，创作出来的作品也是变化不一的。客观法则是不能违背的，但懂得法则的人却不会被法则所束缚。不受约束、凸显自我风格、张扬艺术风格的创作摄影，讲究的是"应从有法求无法"。而与之截然相反的临床口腔摄影,遵循的原则是真实与准确。因此在临床摄影过程中画面要简洁,线条要稳定,主体要突出,视角要客观。这样才能够客观、准确、真实地呈现口腔内的状况。

二、景深

景深,是指在摄影机镜头或其他成像器前沿能够取得清晰图像的成像所测定的被摄物体前后距离范围。即在聚焦完成后,焦点前后的范围内所呈现的清晰图像,这一前一后的距离范围,便叫作景深。

光圈、镜头以及拍摄物的距离是影响景深的重要因素:

1. 光圈越大(光圈值 F 越小)景深越浅,光圈越小(光圈值 F 越大)景深越深。

2. 镜头焦距越长景深越浅、反之景深越深。

3. 主体越近,景深越浅,主体越远,景深越深。

口腔摄影过程中,被拍摄界面的深度具有以下特征:

被拍摄界面深度大时,聚焦误差的许可范围变大,可以修正聚焦不良带来的误差。被拍摄界面深度小时,聚焦误差的许可范围变小,焦点不良产生的概率变大。故为了防止聚焦不良,我们在拍摄口内像时需要高精度地调整焦点,即调节 F 值时,建议数值为22~32。

三、曝光

“摄影是用光的艺术”。摄影,就是使用相机来试图取得画面。当相机快门按钮按下时,镜头外的世界和机身内部感光元件之间的“闸门”就会打开,过一段时间再关上。就在这一小段时间之内,光线会从镜头钻进来,照在长方形的感光元件上边,感光元件上几千万的感光点就会记录照到它上边的光的色彩。于是,就得到一张照片了。

曝光就是光圈、快门和感光度 ISO 的组合。其中光圈和速度联合决定进光量,ISO决定 ISO CCD/CMOS 的感光速度。如果进光量不够,我们可以开大光圈或者降低快门速度,还是不够的话就提高感光度 ISO。大光圈的缺点是解像度不如中等光圈,快门速度降低则图像不清晰,提高 ISO 后图片质量也会下降。没有完美的方案,如何取舍要灵活。

四、白平衡

白平衡,字面上的理解是白色的平衡。白平衡是描述显示器中红、绿、蓝三基色混合生成后白色精确度的一项指标。在使用数码摄像机拍摄的时候都会遇到这样的问题:在日光灯的房间里拍摄的影像会显得发绿,在室内白炽灯光下拍摄出来的景物就会偏黄,而在日光阴影处拍摄到的照片则莫名其妙地偏蓝,其原因就在于白平衡的设置上。口腔摄影过程中,不同型号的相机白平衡的设置也有所不同,为了更加真实地呈现口腔组织的色彩,需正确选择白平衡的设置,一般推荐使用闪光灯白平衡。

第三节　设备与器材

一、口腔摄影器材的选择

由于口腔临床摄影的特殊性,口腔内摄影属于微距摄影,需要使用专门的拍摄设备。因此,在器材的选择上也具有明显的特殊性。除了照相机本身,还需要组装微距镜头和环形闪光灯。

(一)数码相机

目前市场上的手机数码照相功能越来越强大,但在临床上我们一般仍然使用能换镜头的单反相机。

(二)镜头

按照焦点距离不同,摄影镜头一般有广角镜头、标准镜头、长焦镜头等。根据拍摄的需要,口内摄影推荐使用焦距为 100 mm 左右的微距镜头。

(三)闪光灯

由于口内摄影需要拍摄较大景深的影像,在临床上一般选择外接型闪光灯,以提供适合的辅助光源,从而达到适宜的曝光度。外接型闪光灯类型一般有两种:环形闪光灯和双头闪光灯。

二、辅助器材介绍及使用

(一)背景布

用于术前面部肖像的拍摄,一般选择蓝色或灰色,直接悬挂于墙上

(二)口角拉钩

用于牵拉唇颊组织,暴露口内软硬组织。口内摄影常用的口角拉钩有:小口角拉钩、W 型双头口角拉钩、圆形口角拉钩。不同部位的拍摄使用不同型号的口角拉钩。

小口角拉钩,适用于上下牙弓咬合面拍摄,能够更好地牵拉暴露,使患者尽可能放松并张大口,同时避免拉钩进入摄影区。其使用方法是:

1. 小口角拉钩或 W 型双头口角拉钩的小钩插入口唇后向左右尽可能大地打开。

2. 打开幅度以略大于咬合面摄影用反光板宽度为佳。

圆形口角拉钩适用于正面、侧面咬合和后牙舌侧面摄影,充分暴露牙体组织,便于反光板伸入口内。口腔内摄影通常使用圆形口角拉钩,但咬合面观摄影时,使用叉子形口角拉钩(小口角拉钩或 W 型双头口角拉钩的小钩)比较方便。圆形口角拉钩使用方

法是:

1. 半开口。

2. 口角拉钩前端贴在下唇中央,沿着下唇向上方回转。

3. 向侧方拉开口角拉钩,并将其交给患者把持。

4. 用同样的手法安置另一侧。

5. 安装完毕后,让患者闭嘴(拍摄舌侧面和腭侧面像时张口)。

(三)反光板

根据拍摄部位不同,常常需要更换不同形状的反光板。常用反光板有如下三种类型:

颌面反光板:用于拍摄上下牙弓咬合面及上下前牙腭/舌侧面。

颊侧反光板:用于拍摄颊侧咬合像。

舌腭侧反光板:用于拍摄后牙舌腭侧像。

(四)背景板

为了避免拍摄背景的混乱,尤其在拍摄前牙时,临床上常使用背景板来辅助摄影。背景板一般是黑背景和灰背景两种。黑背景常用于拍摄前牙。灰色是一种自然色,可以创造一种相对中性的环境,灰背景故常用来进行调节白平衡。

(五)辅助工具的消毒

临床使用的辅助工具均可进行高温高压灭菌或等离子灭菌。

操作步骤:

(1)预处理,冲洗擦干。

(2)反光板单独存放,避免利器刮花表面,必要时使用纸巾包裹隔离。

(3)浸泡消毒,擦干,封塑,高温高压灭菌。

第四节　口腔临床摄影基本技术

能否拍摄出优秀的口内影像,需要摄影者具备一定的摄影基本技术,同时也需要患者的良好配合。故想要拍摄工作有条不紊地进行下去,摄影者必须按照一定的操作规范进行。

一、摄影基本流程

(1)与患者交流,讲解配合流程,消除紧张情绪。

(2)准备用物,按照拍摄内容选取正确的辅助用物。

（3）数码相机处于正常工作状态，选择适宜的拍摄比例、景深、快门速度及闪光灯强度。

二、摄影基本方法

（一）口腔摄影构图

与日常摄影不同，医学影像基本要求是真实性、准确性和科学性。为防止图像失真变形，摄影者在摄影过程中须遵循"平、直、正"基本原则。即：相机的镜头水平位上与拍摄平面平行；焦点置于恰当位置，尽可能在直视状态下拍摄；正中在画面的中央位置，以咬合平面为基轴，图像上下左右对称。

（二）摄影基本体位

摄影者基本姿势：摄影者双手握住相机，右手把持机身，左手托住镜头。摄影者上身前倾，左脚向前迈出，双腿分开前后站立，以便稳定对焦，同时通过弯曲膝盖调节对焦。

患者体位：拍摄面部肖像时，患者端坐椅子上，保持头、肩、背部正直，面向水平垂直对称度参照"瞳孔连线"与"眶耳平面"。

拍摄口内影像时，座椅靠背底部的高度置于摄影者腿的中央附近，靠背向摄影者方向抬约 30°角。患者面部抬起约 30°角为宜。摄影者以座椅的右侧为原则。

（三）摄影要点

（1）按照拍摄部位选择适宜的放大倍率。

（2）正中在画面的中央位置，上下牙龈暴露幅度、左右牙齿数目均等。

（3）咬合平面置于画面中央水平位置，不可偏斜。牙颈缘线在画面中央水平位置。

（4）按照拍摄部位要求，确定适宜焦点位置。

（5）去除唾液。

（6）避免多余实物进入画面中，如拉钩、反光板边缘、手指、口唇、雾气等。

（7）反光板拍摄时，实像和镜像不可共存。

口腔内照片是重要的临床资料，学会和掌握这些照片的整理、加工、编排及保存，对提高医疗团队的工作水平具有重要的意义。有时拍摄者不能拍摄到最规范的影像，这时就需要后期进行一些相应的微调。故拍摄者需要选择一款合适的软件将照片进行编辑整理，以便日后查阅对照。但是，后期的图像处理只能是对影像应用的一个补充，不能违背原始影像的真实性。

参考文献

［1］宿志刚,林黎,刘宁.中国摄影史略［M］.北京:中国文联出版社,2009.

［2］顾铮.世界摄影史［M］.杭州:浙江摄影出版社,2006.

［3］刘峰.口腔数码摄影［M］.北京:人民卫生出版社,2011.

［4］［日］熊谷崇,熊谷子,铃木升一.新口腔摄影方法与技巧［M］.包扬,译.沈阳:辽宁科学技术出版社,2010.

05 音乐：人文精神的熏陶
第二十五章

医学生大都听过老师这样的教诲：有时治愈，常常帮助，总是安慰。这其实是 19 世纪末 20 世纪初美国的特鲁多医生的墓志铭——To cure sometimes, to relieve often, to comfort always。医学是面向人而生的，这句名言诠释了医学的真谛，明确了医学是包含人文精神的科学。医生除了应该追求高超的技术治疗疾病，还需争取做个能帮助、安慰患者的人。这就是医学的人文性。

人文精神是个比较宽泛的概念，它可以指以人为本，人道主义精神，完善、提升文化生命，是对自由、对做人尊严的尊重，是理想、价值观、审美情趣等等。从广义理解，医学生包括口腔医学生在学习医疗技术的同时，也应关注人文精神，这将对其毕业后执业生涯的社会效用起到广泛而深远的影响。

从某种意义上来说，古典音乐修养也属于人文精神的范畴。说到古典音乐，很多人都会感觉很艰深，很有距离感，就像隔着重重迷雾无法了解透彻。这里期望能用浅显的语言介绍古典音乐，并分析口腔医学生提高古典音乐修养的意义。

第一节　漫步古典音乐史

一、古典音乐的含义

古典音乐属于西方音乐。一般意义的古典音乐仅限于 18 世纪（巴洛克后期）到 20 世纪初期这 200 年间出现的音乐。而这 200 年，是西方音乐最璀璨的时代，也是西方音乐史上最重要、最光彩夺目的时期。

古典音乐发源地以意大利、德国、法国一带为中心，但也不限于此，从南欧的西班牙到东欧的捷克、匈牙利，从俄罗斯到北欧，范围相当广。

古典音乐的实践和理论、形式和内涵、表现和技巧等等，都形成了相对完整的体系，经久不衰。

古典音乐有快有慢、有长有短、有闹有静、有硬有柔，风格迥异。加之乐派及曲式多样，有交响曲、室内乐、独奏曲、协奏曲、歌剧等等，难免让门外汉无从选择。

下面，我们不妨沿着古典音乐发展的脉络回顾一下巴洛克音乐、古典主义音乐和浪漫主义音乐，并了解一下几种主要的曲式及名曲和几位重要的音乐家。

二、巴洛克音乐

巴洛克源于葡萄牙语(barroco)，原意是形状不规则的珍珠。巴洛克时期是西方艺术史上的一个时代，其具有的艺术风格的盛行被后人称之为巴洛克时期。这个时期出产的音乐作品就称为巴洛克音乐。

巴洛克时期的称呼与14—16世纪的文艺复兴有一定的关系。文艺复兴前是所谓"中世纪的黑暗"时期。到了15世纪，严酷的宗教日益受到人文主义的冲击，本来代表性的音乐体裁是严肃而乏味的无伴奏宗教合唱曲。到了16世纪，被意大利继承，意大利的作曲家占据了主导权，意大利成了欧洲音乐的中心，其中威尼斯又是意大利(也可以说是欧洲)的音乐之都。这一时期也是文艺复兴的后期，从此往后，威尼斯给了大批作曲家比如蒙特威尔第、维瓦尔第、罗西尼等以创作灵感，音乐内容越发丰富。从技法上，15世纪的合唱等是单声平滑的，而16世纪威尼斯乐派的音乐是立体声的。这里最主要的就是和声和半音阶的应用，使音乐更有表现力。

17—18世纪中叶，即巴赫去世前的一两百年称为巴洛克音乐时期，音乐的特点是节奏强烈、跳跃，采用多旋律、复音音乐的复调法，比较强调曲子的起伏，所以很看重力度、速度的变化。这一时期正好和君主专制时代重合。所以宫廷音乐是巴洛克音乐最主要的特色。它起初就是为王公贵族的宫殿庆典而创作的背景音乐，比如沙龙音乐、舞蹈音乐、宴会音乐等，它的巅峰即歌剧。巴洛克音乐有了对喜怒哀乐等情感的表达，音乐变得戏剧化了。而表现手法则基本遵从固定的音乐语法，显得生硬。巴洛克是由低音主导和声的时代，由管风琴等演奏的通奏低音支撑整首曲子。除了通奏低音，协奏曲(有乐器伴奏的宗教合唱作品)也是巴洛克音乐的样式特征。

由于巴洛克音乐的主流背景是天主教文化圈和华美的宫廷文化，而那个时代"最伟大的作曲家"巴赫偏又诞生于新教文化中心——德国东北部，新教圈的重要音乐文化中心是教堂，所以，巴赫的音乐大量是以基督教为背景的教堂音乐，音乐是献给神的礼物，它表达宗教情感。巴赫的音乐使用过度的技巧，具有复古风格。可以说，巴赫的音乐与蓬勃向上的文艺复兴格格不入，与巴洛克时代似乎也有明显的区隔。但另一方面，巴赫无疑也有着超越时代的伟大之处，他的许多作品又带有那个时代鲜明的浪漫主义色彩特征，音乐淋漓尽致地表达出戏剧性苦痛感的特质，使他的管风琴式的鸣响，得以在19世纪被许多演奏家用浪漫主义的手法演绎，巴洛克时期从而掀起了巴赫热潮，他的超凡出众也因此凸显。

所以，既不能简单地认为巴赫的音乐不能代表巴洛克主流音乐，也不能粗暴地认为巴洛克音乐等于巴赫的宗教音乐与赋格。而应在宗教、政治、文化等发展的大背景下，全面了解巴洛克音乐的绚烂繁盛，它们是无法用同一的印象来理解的。

三、古典主义音乐

不同于巴洛克音乐，古典主义音乐的起止时间没有统一的划分线。不管怎样，古典主义音乐是伴随18世纪中期市民阶级的兴起开始的，与"启蒙运动"同属一个时代。它与巴洛克严肃的对位法或通奏低音无关、是让人倍感亲切的简单音乐样式。事实上巴洛克末期，已经有了新精神新音乐的萌芽，人们的启蒙意识觉醒，渴望从神权或王权的束缚中解放出来，更喜欢细腻精巧、自然优美的作品。新音乐基本定型于"前古典主义"的时代，形象的描述是——巴赫的儿子们生活的时代。

古典主义音乐的作曲技法的特征是：对位法的废止，通奏低音的废止。古典主义音乐是只有旋律与和声伴奏的简单音乐；以旋律、而不是以低音引导音乐。巴洛克音乐的旋律是被支配的附属品，而古典主义音乐则自由律动，旋律易咏唱、有魅力，旋律表露自由意志或情感。

古典主义音乐的萌芽与美术上进入洛可可时期相对应。而后期，音乐公共空间的确立也推动了古典主义音乐的发展。巴洛克音乐多在王公贵族的礼拜堂中演奏，到了启蒙时代，音乐向市民开放，公开音乐会逐渐普及。此外，乐谱出版业的发展，还带动了业余音乐爱好者，使他们不仅能够聆听音乐，更可以演奏喜欢的音乐。

海顿、莫扎特和贝多芬被称为古典音乐"三巨头"。交响曲是最能展现这一时代精神的典型音乐体裁。海顿确立了交响曲的体裁。古典主义交响曲的最大魅力，是在公众性的盛大繁华与私人性的亲密之间取得平衡。古典主义音乐时代诞生的最重要的体裁是奏鸣曲。从古典主义开始诞生的交响曲、弦乐四重奏等，一般由三或四个乐章组成，其中第一乐章使用的曲式就是奏鸣曲式。奏鸣曲的形式基本是由呈示部、展开部和再现部三部分组成，是用声音制造"对话"，经过对立达成调和的形式，是启蒙时代最光辉灿烂的音乐样式。

不同于巴洛克时代的正歌剧，古典主义时代产生了喜歌剧，其间最重要的作曲家是莫扎特。他的喜歌剧是集结了咏叹调和二重奏的名作。作曲家让迥异的主题自然地统一于一个整体，恢宏精彩。贝多芬是古典乐派三大巨匠之一，他的音乐与18世纪的贵族世界彻底绝缘，交响曲的第三乐章不再有小步舞曲，而是冲锋般的谐谑曲，满是激扬效果的力量型作曲方式。不过他晚期作品又拒绝狂热，沉浸于孤独之中。贝多芬自由想象，尽情谱写，他是古典主义音乐最优秀的继承者，广受市民崇拜。

维也纳是古典主义音乐之都。莫扎特、贝多芬、舒伯特等许多作曲家都曾居住并活跃于此。

四、浪漫主义音乐

19世纪在西方音乐史上是颇具魅力的。一大批大家熟悉的大作曲家如舒伯特、舒曼等相继涌现,他们个性张扬,风格迥异,呈现百家争鸣的特征。何以如此蓬勃?与新听众阶层的出现不无关系。18世纪后期,音乐已不仅是贵族和教会的私有物,其市民化潮流已渐明显,到19世纪则更臻成熟,一个崭新美好的时代来临了。相应地,音乐家不再被贵族等的品位束缚,具有独创性和个性是使其受广大公众尊敬喜爱的前提。因此,19世纪音乐史的一大趋势就是——从"匠人的精湛技艺"转向"艺术家的独创性"。

公开音乐会的普及、乐谱的出版、音乐杂志的创刊、音乐家传记的出炉、许多作曲家身兼音乐评论家等等,都促进了音乐的推广和发展。此外,民主亲民的音乐学院的建立也让有才之人得以接受系统性教育。音乐学院的起点高,都是学习过去的优秀曲目的演奏,所以19世纪是以"名曲"为核心的音乐时代,演奏会也是展示不朽杰作的窗口。同时,这也促进了作曲家努力写出名作,以便作品与巴赫或贝多芬作品同场演奏时不至逊色许多。

当然,由于听众阶层广泛,品味素养良莠不齐,作曲家要兜售作品积攒人气,作曲原理也难免虚张声势,运用大音量和高超的演奏技巧,这直接导致管弦乐的规模日渐壮大。演奏家和作曲家互相影响,竞相开发演奏新技术,小提琴演奏家帕格尼尼登峰造极的演奏技艺即为一例。从某种意义上说,19世纪的音乐史,是一部技术开发的竞争史。另一方面,19世纪开始有大量的钢琴练习曲创作出来,这也飞速提升了钢琴演奏者的技术。很多音乐教材抛却了音乐理论和美学的论述,开始专攻技术,这也许是在工业革命时代背景下的一种讽刺吧。

19世纪的音乐之都巴黎制度完善、技术发达、教育先进、听众广泛,音乐家也对它趋之若鹜,期望在巴黎获得成功。巴黎的音乐生活主要包括大歌剧和沙龙音乐。大歌剧最辉煌的时期是19世纪三四十年代,恰是肖邦、李斯特等人活跃的时期。其次是沙龙音乐,一类称为艺术性沙龙音乐,指的是名气次于李斯特、肖邦的器乐演奏家在上流社会派对上演奏的名家作品,它又有两个发展方向:一以俄罗斯乐派为代表(拉赫马尼诺夫等),追求超凡技巧;二以近代法国乐派为代表(德彪西、福雷等),具有小资风格。与艺术性沙龙音乐相对的,还有称之为简易版沙龙音乐,它是适应上流家庭学习钢琴的女子的需求诞生的,主要是各种练习曲。19世纪这些音乐大量涌现,所以19世纪是音乐大众化的时代。但这种通俗化的、不太需要专业技巧的音乐类型,却被德意志音乐文化所抗拒,被认为太媚俗。

与此同时,严肃的德语文化圈的特点却截然相反,他们追求的是有深度的、内在的音乐,它的代表是交响曲(中心体裁)、弦乐四重奏曲和钢琴奏鸣曲。19世纪德国浪漫主义诗人的浪漫主义运动起了推动作用,他们认为只有器乐才是"终极之诗"。德国器乐文化有三条分支：无词歌、标题音乐、绝对音乐。无词歌是只用器乐演奏的、深刻的艺术诗；后两者则与世界文学和哲学互有关联和影响。

因此，19 世纪音乐史并存两块丰碑：巴黎的世俗化社交音乐和德国的严肃艺术音乐。它们在 19 世纪渐渐泾渭分明。这两种音乐文化在表面确实对立，但它们也有共性——让广大听众感动和沉醉。浪漫主义音乐并非浪漫时代的浪漫音乐，而是在渐渐变得枯燥乏味的时代中诞生的浪漫音乐。浪漫主义音乐的旋律特征是从内心深处发出的叹息，和声则是音乐表现的焦点，作曲家的技法不同于古典主义的固定形式，而是用半音阶和乐器音色给予和声各自独有的蜿蜒回转与色调。瓦格纳是表达浪漫主义特有的旋律与和声的高手，他将最微妙的精神震颤都表现了出来，十九世纪音乐史的所有要素经瓦格纳的整合达到了接近宗教体验的高度。

事实上，从 1883 年瓦格纳去世到 1914 年第一次世界大战爆发前的 30 年，被称为"浪漫主义晚期"，马勒、普契尼、德彪西、拉威尔等等作曲家创作了他们的主要作品，很值得介绍。但篇幅所限，本章从略了。

第二节　换个角度走进古典音乐

200 年的古典音乐史产生了海量的音乐和众多的音乐家。初入门的同学也许会感到无从开始、选择困难。上一节我们大致复习了古典音乐的发展历史，这一节，我们将换一个角度，再深入地了解古典音乐——拟从曲式及名曲、音乐家两大部分探讨，这里举的例子，就像在浩瀚星空里摘取的闪亮星星，期望能让同学们对古典音乐燃起兴趣。

一、曲式及名曲

1. 交响曲

交响曲（symphony）原指以管弦乐团演奏的纯器乐序曲等合奏曲，几乎都是 30 分钟以上的大型曲子，有些曲子还会加入合唱曲。交响曲通常没有标题，而是以作品的调性（Key）或作品编号（Op）来识别，例如，C 大调第一交响曲，Op.23。各个乐章通常也没有标题，而是以快（快板）、普通（中板）、慢（慢板）等表示曲子速度的速度记号来称呼。

交响乐团的历史是一个增强和增色的进化过程。从海顿、莫扎特时代的弦乐与管乐器十人左右合奏编制，到贝多芬时代的几十人规模，乐器的种类也更为丰富。到了近代的交响乐团，加入了钢片琴、竖琴、打击乐器，加之弦乐器扩编，更显庞大。交响乐团犹如一部握有巨型声音调色盘的超级乐器，既能表现巨大的宇宙力量，又能描绘纤细的内心世界。

说到交响曲,首先必须提及古典乐派。确立四个乐章的纯器乐(instrumental)乐曲形式的是海顿,他为专业管弦乐团创作了 104 首交响曲,出名的有 G 大调第九十四交响曲《惊愕》。莫扎特追随海顿确立的交响曲形式,并使其更为精进,他留下了 41 首交响曲作品。而贝多芬将人类的情感、大自然的美好、宇宙的和谐等,巧妙地融入以管弦乐团演奏的纯器乐音乐中,他的九大交响曲如雷贯耳,被誉为不可逾越的高山。贝多芬之后的交响乐作曲家则属于浪漫乐派。例如,法国浪漫乐派的代表人物柏辽兹,他做了一年医学生后转行音乐,代表作《幻想交响曲》充满想象力、壮丽并极具个人特色;中规中矩的勃拉姆斯、德系的舒伯特、门德尔松、舒曼等也留下诸多著名的交响曲。勃拉姆斯之后、德系作曲家之外的交响曲作曲家被归为民族乐派,他们将自己国家的民族性表现在交响曲的创作上,如俄国的柴可夫斯基、捷克的德沃夏克、芬兰的西贝柳斯等等。值得一提的是柴可夫斯基的 b 小调第六交响曲《悲怆》充满悲伤壮烈的丰富情感。此外,还有其他国家的交响曲,如法国圣-桑的 c 小调第三交响曲《管风琴》,俄国的拉赫马尼诺夫的 e 小调第二交响曲,等等,此节不一一列举。

2. 协奏曲

协奏曲(concerto)为独奏乐器(钢琴或小提琴等)与交响乐团对奏的音乐形式。以能够表现独奏者技巧的华丽曲子居多,一般是由"快—慢—快"三个乐章构成。钢琴协奏曲(concerto for piano and orchestra),即钢琴在与交响乐的交谈、竞争、对抗之中,进行华丽的演出,可以说是交响乐演奏会中目光的焦点。在古典乐派中,通常是作曲家本人弹钢琴演奏自己的曲子。莫扎特的钢琴协奏曲轻快而优美,如同飞翔一般。他的 C 大调第21 号钢琴协奏曲、A 大调第 23 号钢琴协奏曲等都很悦耳。贝多芬时代的钢琴比较接近现在的平台钢琴了,所以终于可以与交响乐团进行大音量的对抗。他的代表作有降 E 大调第五钢琴协奏曲《皇帝》、c 小调第三钢琴协奏曲等。进入浪漫主义音乐时期,华丽的名曲争先恐后地涌来,如柴可夫斯基的降 b 小调第一钢琴协奏曲、舒曼的 a 小调钢琴协奏曲、肖邦的 e 小调第一钢琴协奏曲等。

小提琴协奏曲(concerto for violin and orchestra)其实在巴洛克时代就有,但是还是在帕格尼尼出现之后,展现小提琴华丽技巧的曲子比较让人印象深刻。比如,门德尔松的 e 小调小提琴协奏曲旋律优美、柴可夫斯基的 D 大调小提琴协奏曲则有着俄罗斯式的哀愁。

当然,除了钢琴和小提琴,还有其他独奏乐器的协奏曲。其中大提琴协奏曲中最有名的是德沃夏克的 b 小调大提琴协奏曲,它的旋律既激昂又充满乡愁,带有波希米亚风味。罗德里格的吉他协奏曲《阿兰胡埃斯协奏曲》的第二乐章,旋律充满诗意,又带着淡淡的忧伤,经常被单独拿出来演奏。莫扎特的单簧管协奏曲,流畅的旋律依然是典型的莫扎特风格。

3. 奏鸣曲

奏鸣曲(sonata)为钢琴独奏或有钢琴伴奏的弦乐器、管乐器乐曲，它可以用一件乐器独奏(钢琴奏鸣曲)，或一件乐器与钢琴合奏(如小提琴与钢琴合奏的小提琴奏鸣曲，长笛与钢琴合奏的长笛奏鸣曲)，基本上就是以一架钢琴营造的小小交响曲。奏鸣曲属于纯器乐的音乐，一般由三个乐章构成，第一乐章多为奏鸣曲式，故而得名。奏鸣曲式是写作乐曲的一种格律。即比较固定的框架，这样乐曲比较规整，聆听者也容易理解和欣赏。它的结构由"呈示部""展开部"与"再现部"三大段依序组成。奏鸣曲的第一乐章常用快板速度。

很多知名作曲家都写过钢琴奏鸣曲，有意思的是，它们既有严肃的大作，也有轻松的练习曲。莫扎特的 A 大调第 11 号钢琴奏鸣曲的第三乐章，可以说是莫扎特最著名的旋律之一，它就是大名鼎鼎的"土耳其进行曲"，速度为快板，旋律流畅连贯，层层递进，很容易让听者融入其中。贝多芬的三大奏鸣曲也不容忽略，它们分别是：c 小调第 8 号钢琴奏鸣曲《悲怆》，升 c 小调第 14 号钢琴奏鸣曲《月光》和 f 小调第 23 号钢琴奏鸣曲《热情》。肖邦的降 b 小调第 2 号钢琴奏鸣曲最著名的是第三乐章"送葬进行曲"，它是为哀悼失去祖国而作的(当时波兰被俄沙皇帝国统辖)。速度为慢板，第一、第三段都压抑而悲伤，第二段则宁静而温暖。其他浪漫派的奏鸣曲还有：李斯特 b 小调钢琴奏鸣曲，勃拉姆斯 f 小调第 3 号钢琴奏鸣曲，等等。

4. 歌剧

歌剧(opera)是由歌手演唱并扮演故事角色的舞台艺术作品。管弦乐团坐在舞台前正下方的"乐池"(orchestra pit)里负责伴奏。有悲剧的、历史的、喜剧的各种主题。歌剧将戏剧中所有的对白用歌唱表现，将剧情与音乐(还有美术)合为一体，是了不起的舞台艺术。歌剧发源于意大利，歌剧的重地也是意大利，以往歌剧全部都是用意大利文唱的。即便是像莫扎特等德语圈的作曲家，如果不用意大利文写歌剧，就会被认为不是一流的作曲家。

古典派的莫扎特出名的歌剧有《费加罗的婚礼》《唐璜》《魔笛》等，其中《魔笛》是唯一用德语写的歌剧。意大利歌剧作曲家可谓三足鼎立——罗西尼、威尔第和普契尼。天才罗西尼的代表作是喜剧《塞尔维亚的理发师》。威尔第的作品比较多，最著名的是《茶花女》，里面很多旋律优美的选段，令人印象深刻，《阿依达》中的《凯旋进行曲》值得欣赏，而《弄臣》则因《女人善变》而出名。普契尼的歌剧包括《托斯卡》《蝴蝶夫人》和《图兰朵》，值得一提的是：《蝴蝶夫人》是以日本为背景，其中咏叹调《美好的一天》很悦耳；而《图兰朵》则是以中国为背景的，经典唱段《今夜无人入睡》在国内比较深入人心。此外，马斯卡尼的《乡村骑士》以乡下为背景，间奏曲非常优美。

德国的瓦格纳让歌剧进化成融合音乐、戏剧与思想的"综合艺术"；俄国的柴可夫斯基也有歌剧作品，俄国最著名的作品是穆索尔斯基的历史剧《鲍里斯·戈都诺夫》。近现代的一批作曲家如德彪西、格什温、拉威尔、勋伯格、肖斯塔科维奇等也都有各自的歌剧作品。

以上介绍的都是大型的歌剧，包括严肃的正歌剧（opera seria）和喜谐歌剧（opera buffa），主要观众是贵族或有钱人，与之相对的，还有小型歌剧，供一般平民的轻松娱乐，通常被称为"轻歌剧"或者"喜歌剧"，如小约翰·施特劳斯的《蝙蝠》，舞台华丽欢乐；雷哈尔的《风流寡妇》，圆舞曲悦耳美好，知名度很高。

5. 室内乐

由两三个人、最多七八个人演奏的小编制音乐。有钢琴三重奏、弦乐四重奏、单簧管五重奏、弦乐六重奏等各种组合。最早的起源是：普通人没条件去大的演奏厅开演奏会，也不是贵族、没有豪宅，但可以在家里（室内）自己演奏乐器当作娱乐。最单纯的是"歌唱"与钢琴（吉他）伴奏。而纯音乐演奏（器乐）的话，基本是从钢琴三重奏（piano trio）开始，乐器包括钢琴、小提琴、大提琴。如果想要更协调的效果，那就要弦乐四重奏（string quartet），乐器包括小提琴（两把）、中提琴和大提琴。它的音量规模无法和交响乐团相比，但是人们可以享受柔和音乐的私人乐趣。

贝多芬的弦乐四重奏作品有 16 首之多。德沃夏克的《美国》是弦乐四重奏中流传最广的名作，是作曲家在美国所写，旋律优美，将乡愁融入有点爵士风格的节奏。还有一些曲子，因为其中的片段而出名。比如，海顿的第七十七弦乐四重奏曲《皇帝》，变成了奥地利国歌；柴可夫斯基的第一弦乐四重奏第二乐章《如歌的行板》耳熟能详；鲍罗丁的第二弦乐四重奏第三乐章《夜曲》的旋律非常有名。四重奏之外，还有舒伯特的钢琴五重奏《鳟鱼》，旋律轻快，很受欢迎；莫扎特的《A 大调单簧管五重奏》，单簧管的主旋律与弦乐四重奏的搭配很棒；勃拉姆斯《第一弦乐六重奏》第二乐章浪漫曲，旋律深沉优美。

6. 其他

其他的曲式也门类繁多。例如，舞蹈用的艺术音乐芭蕾舞曲，著名的有柴可夫斯基的三大芭蕾舞曲——《天鹅湖》（其中的《四小天鹅舞曲》极受欢迎）、《睡美人》和《胡桃夹子》，拉威尔的《波莱罗》舞曲和亚当的《吉赛尔》芭蕾舞剧的音乐等；配合舞台剧的音乐，如格里格为易卜生的戏剧《培尔·金特》写的配乐，其中描绘天亮的《晨景》和悲伤的《索尔维格之歌》都是名曲，门德尔松为莎士比亚名剧《仲夏夜之梦》谱写的音乐，其中的《婚礼进行曲》也许是婚礼上播的最多的曲子。

钢琴独奏曲的作品非常多，大师肖邦的作品旋律华丽流畅；而李斯特则是炫技派；浪漫派的舒伯特和舒曼的曲子都颇受欢迎。吉他曲里泰雷加的《阿尔罕布拉宫的回忆》是名曲，而《爱的罗曼史》则几乎是每个初学者必弹曲目，只是作曲者不详。

宗教曲也要书上一笔，因为古典音乐原本就是由基督教音乐的形式诞生、进化而来的。福雷的《安魂曲》的终曲《在天堂》真的如天堂般清澈透明。《哈利路亚》大合唱选自亨德尔的清唱剧《弥赛亚》，非常出名。舒伯特和古诺的《圣母颂》都好听，虽然严格来说它不属于宗教曲，但有关联。

文艺复兴与巴赫之前的巴洛克时期似乎很久远了，但是依然有如雷贯耳的名曲：维瓦尔第的《四季》、阿尔比诺尼的《慢板》和帕赫贝尔的《卡农》，它们都有着美妙和令人感动的旋律。

二、音乐家

1. 巴赫

巴赫（Johann Sebastian Bach），伟大的古典音乐之父，他是管风琴演奏家、指挥家、作曲家和音乐改革家。他的音乐集巴洛克时期以前的意大利、法国等欧洲音乐之大成，并奠定后来的古典音乐基础。巴赫的音乐创作极为丰富，作品从宗教曲（弥撒及清唱剧）到管风琴曲、各种乐器的合奏及独奏曲等，除了歌剧，无所不包。代表作品：《马太受难曲》《G 弦上的咏叹调》《赋格的艺术》《哥德堡变奏曲》《十二平均律钢琴曲集》……

2. 莫扎特

莫扎特（Wolfgang Amadeus Mozart），古典音乐代表者之一的天才作曲家。幼年莫扎特即表现出非凡的创作和演奏才华，他不断在欧洲各地演奏和旅行，后定居维也纳。在其短暂的音乐生命之旅中，莫扎特学习、继承、发扬了比他大的海顿的艺术，他们又为比他们小的贝多芬开拓了思想和空间，海顿和莫扎特共同走出了巴洛克音乐风格，创造了充满清新气息的维也纳古典主义乐派。他于 35 岁英年早逝，却创作了大量优秀作品，如果用他的寿命与作品相比，几乎每一分钟都在创作。早期的音乐轻快开朗、悠然自得，而后期，则也有作品带点阴沉味道。代表作品：《小夜曲》《魔笛》《钢琴协奏曲》《第四十交响曲》《安魂曲》……

3. 贝多芬

贝多芬（Ludwig van Beethoven）是古典音乐界首屈一指的大作曲家。他创作音乐绝不讨好贵族和大众，确立了被誉为"艺术音乐"的纯音乐（交响曲及弦乐四重奏曲）的地位。他从 26 岁开始听力下降，至 49 岁时完全失聪。尽管遭遇不幸，他仍以不屈不挠的斗志奉献毕生心力于音乐。他认为他心里发出的回响，比任何乐器演奏的都美，他作的曲子是心中的旋律。他也曾悲观彷徨，但最终走了出来，要与"永恒为伴"，他的永恒即他心中的音乐。他失聪后创作了《第九交响曲》，其中有一首合唱曲《欢乐颂》，听了之后，你就会感动于他收起个人的痛苦，让全世界所有人都能开心快乐。代表作品：9 首交响曲、16 首弦乐四重奏、32 首钢琴奏鸣曲，《献给爱丽丝》……

4. 舒伯特

舒伯特（Franz Schubert）是浪漫乐派著名的奥地利作曲家。他天赋异禀，精通乐理，对巴赫、亨德尔的作品透彻研究，对海顿、莫扎特及贝多芬的作品更是无一不晓；同时，对创作乐曲有无比的热情和积极性，对他而言，作曲就是生命。舒伯特的作品有丰富的旋律和乐感,更有新鲜而浪漫的和声。他的艺术歌曲使德国艺术歌曲发展到前所未有的顶峰。舒伯特 31 岁的生命虽然短暂,然而他才华横溢,作品繁多,优美的旋律与和声是人类宝贵的精神财富。代表作品:《c 小调第四交响曲》(悲剧)、《b 小调第八交响曲》(未完成交响曲)、艺术歌曲《野玫瑰》《圣母颂》《鳟鱼》……

5. 柴可夫斯基

柴可夫斯基(Peter Ilyich Tchaikovsky)是古典音乐界最伟大的旋律创作家。甜美的旋律与戏剧般的管弦乐编制的绝妙组合,使他成为古典音乐界最受大众喜好的音乐家。柴可夫斯基自幼即对音乐非常敏感,却被父母安排学了法律,至 22 岁才正式开始系统学习音乐。他并未忽视俄罗斯传统音乐,但他更主张吸收欧洲其他国家音乐的精华,他一生崇拜莫扎特。他的作品有古典主义的宏伟和严谨、有浪漫主义的诗意和激情、有俄罗斯民族乐派的质朴和亲切。他是配器天才,创意十足。作品体裁多样,数量可观。代表作品:《天鹅湖》《如歌的行板》《第一钢琴协奏曲》《第六交响曲》(悲怆)……

6. 其他

200 年古典音乐史上如雷贯耳的著名音乐家如此之多。比如,钢琴界的肖邦和李斯特。肖邦的钢琴曲浪漫、优美又孤寂,如《离别》练习曲。李斯特的很多作品融入了他对祖国人民和大自然的热爱,如《匈牙利狂想曲》。帕格尼尼是最伟大的小提琴大师之一,他演奏技巧高超,无与伦比,引人入迷,代表作有《二十四首随想曲》。比才是法国最具才华、风格鲜明的歌剧作曲家。他在最著名作品《卡门》中,把吉卜赛、西班牙文化和包括法国文化在内的欧洲文化完美融合,使其成为全欧型歌剧,其中的《序曲》《哈巴涅拉舞曲》《斗牛士之歌》都广为流传。

第三节 欣赏古典音乐与口腔医学的关系

一、欣赏古典音乐的意义

音乐是超越语言的艺术表达形式,音乐是声音的艺术、听觉的艺术、情绪的艺术。古典音乐是人类文明的结晶,掌握一定的古典音乐知识,有助于更好地欣赏古典音乐。

从音乐美学原理的角度来看,古典音乐作为一种听觉的艺术,可以通过联觉现象,引起视觉、触觉、味觉等的感觉,从而引发相应的情绪,产生相关的概念。因此,可以更深入地理解音乐。这样古典音乐就从纯听觉美,衍生为多角度的、更饱满的美。人们可以在欣赏音乐、享受听觉美的同时,发挥想象力,来感受作曲家通过音乐表现的初衷。

随着你的音乐知识的渐长,以及欣赏的古典音乐数量的增多,你对音乐的认识也更加深入,同时,你也会有一些深层次的思考。例如,你会感受到时间相对论在音乐欣赏中的体现——音乐也是时间的艺术,音乐是玩弄时间、把时间拉长或压扁的魔法师。以莫扎特代表作 g 小调第四十交响曲第 4 乐章(快板)来说,它时长也就 5 分钟多一点,但是那么多的音符、旋律、段落等起伏变化,丰富饱满,让你觉得时间的质地变得浓稠了,这 5 分钟比你平时坐沙发上看电视的 5 分钟长不少。而贝多芬的 F 大调第六交响曲《田园》是描写田园风光的自然派名作,有小河流水,有鸟儿鸣叫,有山雨欲来等丰富的意象,画面感十足。这音乐像是在引领听众向某个令人期待的目的地前行,在一直制造方向的音乐中,时间被遗忘了。音乐终止的一瞬,听众心中不免感慨:真希望这样的时光不要那么快消逝! 时间被压缩了。

心理学家研究发现巴洛克时期的音乐能有效地让大脑脑电波进入 α 波,一般当人身体放松,情绪比较稳定、愉快,人处于舒适的休息或冥想的时候,大脑比较活跃、灵感不断的时候,脑电图检查就能导出 α 波,频率在 8～12 Hz 之间。学生的大脑如果能调整到 α 波状态,那么在课堂上注意力就会非常集中,记忆力也处在最佳状态,易于理解老师讲的每一个问题,且容易记住,思维也会非常敏捷,反应非常迅速,同时经常有灵感出现。故 α 波又被称为大脑学习之波。也就是说,聆听巴洛克时期的音乐有助于提高学生的学习能力。

音乐引发我们对生命的思考,或平静或激昂;不同的音乐引发不同的思考,带来不同的感受。徜徉在音乐中,我们回忆过去,凝视当下,盼望未来。古典音乐看似没有实质的作用,但欣赏古典音乐却能给人潜移默化的良性影响,古典音乐可以成为人类灵魂的避难所,有助于人们深入理解社会和人生。

二、探讨口腔医学与古典音乐的关联

口腔医学生同样需要提升自己的艺术修养,欣赏古典音乐是途径之一。口腔医学是现代医学的分支,现代医学主要指西方医学,西方医学和西方文化(包括音乐文化)有着千丝万缕的联系。现代生物医学从最早 14 世纪诞生萌芽到发展成长,经历了漫长的过程,它的蓬勃发展阶段恰好与古典音乐史的大部分时段重合(19 世纪初到 20 世纪),相同时间不同领域的发展很难说没有微妙的渗透和影响。

历史上有很多科学家包括医学方面的专家喜爱甚至通晓古典音乐,如牛顿就曾经先后学习小提琴和钢琴。其中最著名的例子是犹太裔物理学家爱因斯坦擅长拉小提琴,而德国的理论物理学家普朗克则会钢琴、管风琴和大提琴,他尤其是钢琴的发烧友,于是就有了一段两位物理学家一起演奏莫扎特奏鸣曲的佳话。同样,医学生(将来的医生)也可以跨界学习古典音乐乐器的演奏,这将给自己音乐修养以一个大的提升。此外,想象一下,如果医生能在工作间隔演奏一曲,那将会给医院注入生气,给患者带去阳光,是很特别温馨的一幅场景。所以,医生如果懂古典音乐,那既可以治愈自己,又可以治愈他人。

科学(science)一词来自拉丁文 scientia(科学),表达的是希腊文 episteme(知识)的意思。而艺术、技术等词统统来自希腊文 techne(艺术)一词。罗马人继承古希腊思想,对古希腊的学问进行了简单的概括，称之为"自由七艺"，包括数学四艺和文科三艺。数学四艺是算术、几何、音乐、天文；文科三艺是文法、修辞、逻辑。所以科学和人文原本就是在一起的。物理学家爱因斯坦一辈子都尊崇古希腊先哲对科学的理解，认为科学家的工作是充分运用人类的想象力、创造力对宇宙进行探索，是人类精神的自由创造和自由发明。从文艺复兴时期开始，艺术和科学就是相互结合、相互提升的，科学史是艺术史，艺术史也是科学史。一旦进入自由境界，科学就能呈现为艺术。18世纪，夏尔·巴托神父把艺术分为雕塑、绘画、音乐、诗歌、舞蹈5大门类。艺术家(artist)这个词也是18世纪出现的。在向自然科学顶峰攀登的过程中，一定需要人文光辉去浇灌。

口腔医学属于科学范畴，科学工作者包括口腔医生如果懂一些人文知识，能潜移默化地使自己在日常诊疗过程中多一份善的关怀。现代口腔医学也是现代文明社会的标志之一，学习口腔专业知识的同时再适当知晓西方古典音乐，可以锻炼自己触类旁通的能力，有助于提高学习者学科技术的水平，也有助于对外交流。例如，学校安排你接待来自英国的交换生，或者工作之后你去德国某大学做访问学者，如果你能与对方提及他们国家的知名音乐家的名字及其著名作品，对方很可能更愿意与你进行学术及其他方面的交流。

古典音乐也是具有疗愈意义的。音乐治疗是一门新兴发展的学科，是用音乐对于疾病进行医治、缓解或刺激。音乐对情绪的影响力很大，适当的音乐如果能和情绪同步，则可以辅助精神减压。从某种意义上讲，音乐治疗属于心理治疗的范畴。在口腔医学领域，音乐对疼痛和焦虑的缓解具有辅助治疗意义。例如，颞下颌关节紊乱、三叉神经痛等疾病的辅助治疗。

此外，口腔诊疗环境也可以选择合适的背景音乐。口腔各科虽然操作各不相同，但总的来说患者都是因为口腔颌面部的病痛来寻求帮助治疗的，背景音乐更适宜选用舒缓一些的音乐。不管是牙体牙髓科的各种急、慢性炎性疼痛，还是口腔颌面外科智齿拔除前的紧张，抑或是口腔种植科种植义齿手术前的焦虑，还有正畸科患者等待医生宣布减数(拔牙)方案时的忐忑，等等，都可以通过背景音乐得到不同程度的缓解。诸如，巴赫《G弦上的咏叹调》，宁静、优雅，绝对是抚慰人心的佳作；贝多芬《第五钢琴协奏曲第二乐章(慢板)》，大气、流畅，宛如在宽广优雅的欧洲庄园里发生的故事；莫扎特降《E大调第二号钢琴四重奏第二乐章(广板)》，亲切细腻，既活泼又深沉，典型的莫扎特作品风格；勃拉姆斯《降A大调圆舞曲》，不疾不徐，沁人心脾；柴可夫斯基的《第一弦乐四重奏第二乐章如歌的行板》，旋律甜美温馨，极适合给患者聆听；肖斯塔科维奇的《第二号爵士组曲第二圆舞曲》，有点跳跃、有点忧郁，还有西班牙作曲家华金·罗德里戈的《阿兰胡埃斯协奏曲》，曲调忧伤、也很浪漫，这两首曲子比较特别，也属于给人以心灵按摩的音乐。

作为儿童口腔科的背景音乐的曲子包括法国作曲家福莱的钢琴四手联弹洋娃娃组曲之 *Berceuse*，作品第56号，小快板富有感染力和童趣；莫扎特的爸爸 Leopold Mozart

的《玩具交响曲》之 Menuetto，有多个惟妙惟肖的声响模仿，可以让孩童为之着迷；美国作曲家普莱亚的《口哨与小狗》(The whistle and his dog)，轻快活泼俏皮；德国作曲家奥尔特 Charles J. Orth 的《在钟表店里》(In a clock store)，曲中有多种钟表声响的模仿，让听者有身临其境的感觉，活泼跳跃的音乐可以转移小朋友的注意力，消除他们对治疗的恐惧。而匈牙利作曲家李斯特 Franz Liszt 的《爱之梦》(Liebestraum)，则旋律无比优美，传递了医护的善意，足以使患儿安静下来。

总之，欣赏古典音乐，提升口腔医学生的综合素养，可以帮助将来的口腔医生更具人文情怀地治愈、帮助、安慰患者。

参考文献

[1] 吉松隆.古典音乐一下就听懂！[M].吕雅昕，游蕾蕾，译.北京：北京联合出版公司，2017.

[2] 冈田晓生.极简音乐史[M].海口：南海出版公司，2017.

[3] 李岚清.音乐笔谈：欧洲经典音乐部分[M].北京：高等教育出版社，2004.